LOW CARB HIGH FAT

Schlank & glücklich
ohne Kalorienzählen

Jane Faerber

CHRISTIAN

INHALT

SIND SIE BEREIT FÜR EIN GUTES LEBEN?

Sind Sie bereit für ein gutes Leben?
Vorwort von Jane Faerber 8
Vorwort der Ärztin Dr. Annika Dahlqvist 10

WAS IST LCHF?

Was ist LCHF? 13
Das erreichen Sie mit LCHF 14
Was isst man bei LCHF? 18
Neuer Brennstoff: Von Kohlenhydraten zu Fett 22
Übergangsprobleme 22

DIE DREI MAKRONÄHRSTOFFE

Die drei Makronährstoffe 23
Kohlenhydrate, Eiweiß und Fett 23
Wie viele Kohlenhydrate sollte ich denn essen? 25
Die Kohlenhydrate-Treppe 27
Was passiert im Körper, wenn man zu viele Kohlenhydrate isst? 28
Aber das Gehirn braucht doch Kohlenhydrate 28

ERNÄHRUNGSEMPFEHLUNGEN IM WANDEL DER ZEIT

Empfehlungen im Wandel der Zeit 29
Der Vater der Fettangst 29
Die Entwicklung in Deutschland 30
Die Ernährungsempfehlung heute 31

DARUM ESSE ICH LCHF

Darum esse ich LCHF 34
1. Station: Glutenintoleranz 34
2. Station: Der Blutzucker 35
3. Station: Von High Carb-Low Fat zu Low Carb-High Fat 36

FAMILIENLEBEN UND LCHF

Familienleben und LCHF 37
Man kann Menschen nicht ändern 37
Die sichere Wahl 37
Das zuckerfreie Kinderleben 39

EINSTIEG IN DIE LCHF-ERNÄHRUNG

Einstieg in die LCHF-Ernährung 41
Von Anfang an erfolgreich 41
Die Grundlebensmittel der LCHF-Küche 42
Luxusprodukte 43
Über die Produkte 44
Tipps zur Ernährungsumstellung 46
Wenn das Gewicht stillsteht 50

GESUNDHEIT IST MEHR ALS ESSEN

Bewegung 51
Stress 51
Liebe dich selbst 53

REZEPTE

Frühstück 54
Mittagessen 74
Abendessen 96
Dips und Tipps für zusätzliches Fett 154
Brot 164
Desserts, Kuchen und andere Leckereien 178
Grüne Säfte und Smoothies 202

Rezeptübersicht 206
Sachregister 208
Rezeptregister 209

SIND SIE BEREIT FÜR EIN GUTES LEBEN?

Dies ist ein Buch für alle, die genug haben von Stimmungsschwankungen, Heißhunger auf Süßes, Gewichtsschwankungen, schlechter Appetitregulation und dem Gefühl, charakterschwach zu sein. Es wendet sich an Leute, die abnehmen wollen, aber auch an Normalgewichtige, die mit unerklärlicher Müdigkeit, innerer Unruhe und fehlender Energie im Alltag zu kämpfen haben. Es ist auch für alle, die genug vom Kalorienzählen haben und sich nach einem Leben sehnen, bei dem nicht ständig das Essen im Mittelpunkt steht. Das Buch ist für alle geschrieben, die sich ohne schlechtes Gewissen an gutem Essen satt essen wollen.

Hier geht es vor allem um Gesundheit und um die Rückkehr zu einer Ernährung, die unser Körper versteht. Viele Jahre sind wir aufgefordert worden, Fett zu vermeiden und dafür unsere Teller mit fettfreien Kohlenhydraten wie Brot, Reis, Teigwaren und Kartoffeln zu füllen. Wir haben gelernt, immer das Lebensmittel mit dem niedrigsten Fettgehalt zu wählen, und nie daran gedacht, dass wir damit oft ein Produkt wählen, das mehr Zeit in einer Fabrik verbringt, als draußen in der Natur. Denn was fügt ein Lebensmittelhersteller, der den Fettgehalt seines Produkts reduzieren soll, dann hinzu? Im besten Fall Wasser, im schlimmsten Zucker oder künstliche Füllstoffe oder Lebensmittelzusatzstoffe (E-Nummern), auf die unser Körper negativ reagiert.

Seit den 1980er-Jahren haben sowohl Übergewicht als auch Diabetes epidemieartige Ausmaße angenommen. Das war in etwa der Zeitpunkt, als eine Ernährung mit weniger Fett und mehr Kohlenhydraten empfohlen wurde. Könnte es da einen Zusammenhang geben? Ich meine, ja.

Das Buch gibt Ihnen eine Einführung in die LCHF-Ernährung – Low Carb-High Fat. Diese vier Buchstaben bedeuten eine Ernährung mit weniger Kohlenhydraten und mehr Fett. Natürlich ist mehr Fett eine umstrittene Sache, aber wie Sie selbst erleben werden, erhalten Sie durch das Fett ein befriedigendes Sättigungsgefühl, das Ihnen ein Nudelsalat mit Light-Dressing niemals geben kann. Ich möchte Sie zu einer Ernährung mit natürlicheren Lebensmitteln inspirieren, die Ihr Körper auch als Essen erkennen und aus denen er Nährstoffe und Energie gewinnen kann.

Ich selbst habe den größten Teil meines Erwachsenenlebens »gesund« gegessen, d. h. fettarm und nach den Ernährungsempfehlungen, mit viel Vollkornbrot, braunem Reis und Vollkornnudeln, magerer Wurst und Fleisch, Gemüse und Kartoffeln, am besten ohne Sauce. Ich habe meine drei Hauptmahlzeiten und 2–3 Zwischenmahlzeiten am Tag gegessen, so wie ich es gelernt habe, um mein Energieniveau hoch und die Fettverbrennung in Gang zu halten. Ich war schlank, aber mein Gewicht schwankte oft. Ich war müde, schlecht gelaunt und hungrig und hatte ziemliche Stimmungsschwankungen. Wenn ich hungrig war, ging es mir sofort schlecht, ich bekam Magenschmerzen,

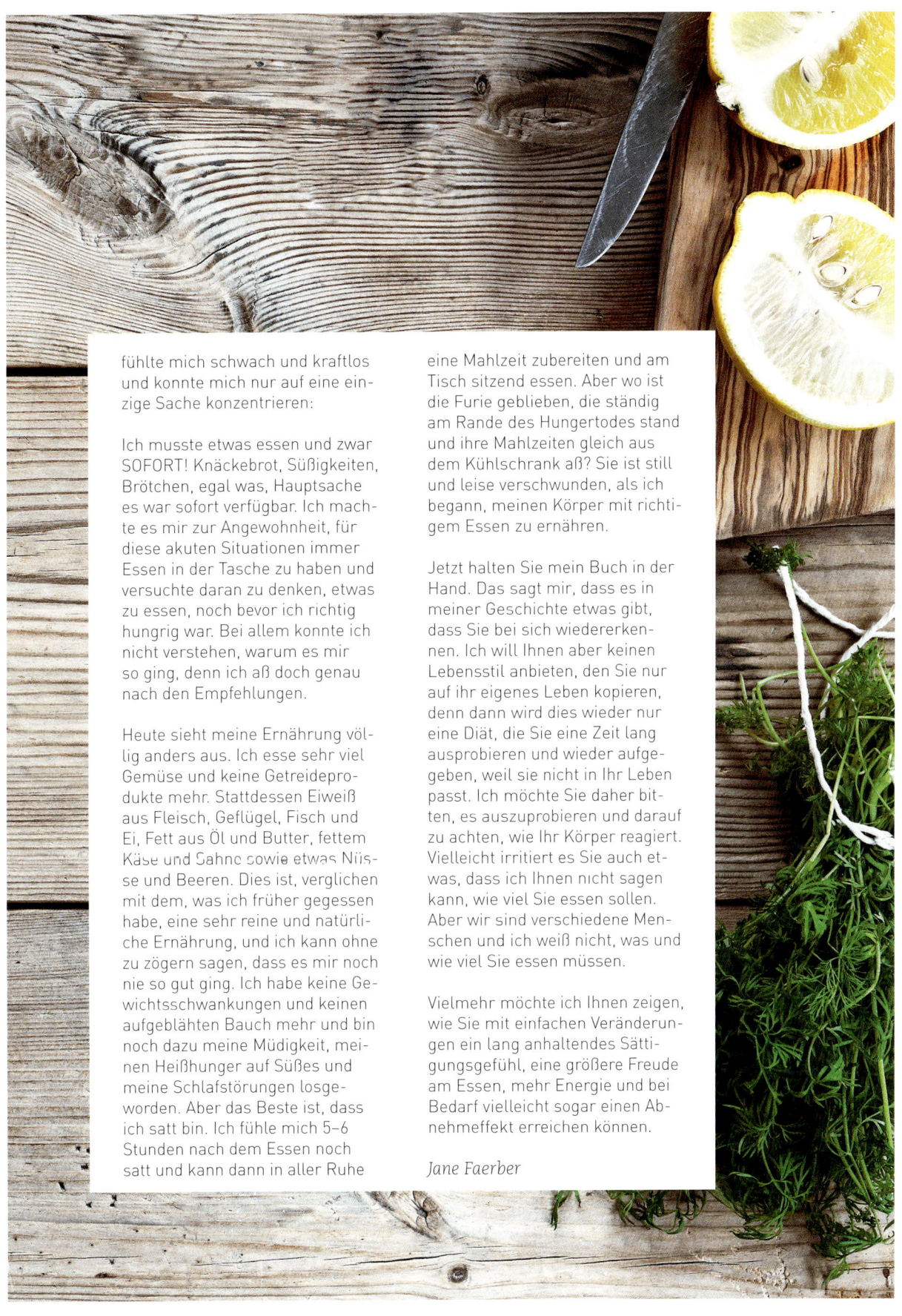

fühlte mich schwach und kraftlos und konnte mich nur auf eine einzige Sache konzentrieren:

Ich musste etwas essen und zwar SOFORT! Knäckebrot, Süßigkeiten, Brötchen, egal was, Hauptsache es war sofort verfügbar. Ich machte es mir zur Angewohnheit, für diese akuten Situationen immer Essen in der Tasche zu haben und versuchte daran zu denken, etwas zu essen, noch bevor ich richtig hungrig war. Bei allem konnte ich nicht verstehen, warum es mir so ging, denn ich aß doch genau nach den Empfehlungen.

Heute sieht meine Ernährung völlig anders aus. Ich esse sehr viel Gemüse und keine Getreideprodukte mehr. Stattdessen Eiweiß aus Fleisch, Geflügel, Fisch und Ei, Fett aus Öl und Butter, fettem Käse und Sahne sowie etwas Nüsse und Beeren. Dies ist, verglichen mit dem, was ich früher gegessen habe, eine sehr reine und natürliche Ernährung, und ich kann ohne zu zögern sagen, dass es mir noch nie so gut ging. Ich habe keine Gewichtsschwankungen und keinen aufgeblähten Bauch mehr und bin noch dazu meine Müdigkeit, meinen Heißhunger auf Süßes und meine Schlafstörungen losgeworden. Aber das Beste ist, dass ich satt bin. Ich fühle mich 5–6 Stunden nach dem Essen noch satt und kann dann in aller Ruhe eine Mahlzeit zubereiten und am Tisch sitzend essen. Aber wo ist die Furie geblieben, die ständig am Rande des Hungertodes stand und ihre Mahlzeiten gleich aus dem Kühlschrank aß? Sie ist still und leise verschwunden, als ich begann, meinen Körper mit richtigem Essen zu ernähren.

Jetzt halten Sie mein Buch in der Hand. Das sagt mir, dass es in meiner Geschichte etwas gibt, dass Sie bei sich wiedererkennen. Ich will Ihnen aber keinen Lebensstil anbieten, den Sie nur auf ihr eigenes Leben kopieren, denn dann wird dies wieder nur eine Diät, die Sie eine Zeit lang ausprobieren und wieder aufgeben, weil sie nicht in Ihr Leben passt. Ich möchte Sie daher bitten, es auszuprobieren und darauf zu achten, wie Ihr Körper reagiert. Vielleicht irritiert es Sie auch etwas, dass ich Ihnen nicht sagen kann, wie viel Sie essen sollen. Aber wir sind verschiedene Menschen und ich weiß nicht, was und wie viel Sie essen müssen.

Vielmehr möchte ich Ihnen zeigen, wie Sie mit einfachen Veränderungen ein lang anhaltendes Sättigungsgefühl, eine größere Freude am Essen, mehr Energie und bei Bedarf vielleicht sogar einen Abnehmeffekt erreichen können.

Jane Faerber

VORWORT EINER ÄRZTIN

LCHF ist in den letzten Jahren in Schweden zu einer der populärsten Alternativen zum fettarmen, kohlenhydratreichen Ernährungsmodell der Gesundheitsbehörden geworden. Das gilt auch für Norwegen und Finnland. In Schweden habe ich wesentlich zur Einführung von LCHF beigetragen.

LCHF RUHT AUF DREI SÄULEN:

1. Ein niedriger Anteil von Kohlenhydraten (Zucker und Stärke) in der Ernährung.
2. Ein höherer Anteil an natürlichen Fetten (keine Margarine und industriell hergestellte Öle, wie Mais- oder Sonnenblumenöl).
3. Ein minimaler Anteil an den industriell hergestellten Lebensmitteln.

Mitte der 1980er-Jahre las ich in »Läkartidningen«, der wissenschaftlichen Zeitschrift des schwedischen Ärzteverbandes, dass Kohlenhydrate im Körper nicht in Fett umgewandelt werden könnten. Nur Fett in der Nahrung könnte als Fett im Körper gespeichert werden. Das erschien mir logisch und damit begann meine Periode der fettarmen Ernährung, die fast 20 Jahre andauerte. Ich verwendete keine Streichfette mehr auf meinem Brot und vermied auch so weit wie möglich Fett in der übrigen Nahrung. Seitdem verlor ich jegliche Kontrolle über mein Gewicht und je strenger ich diese Diät einhielt, desto mehr nahm ich zu.

In den 1990er-Jahren wurde ich krank und bekam u. a. RDS (Reizdarmsyndrom), Gastroenteritis (Magen-Darm-Entzündung) und Refluxösophagitis (ständiges Sodbrennen). Ich litt an Schlaflosigkeit, depressiver Verstimmung und hatte unerklärliche Muskel- und Gelenkschmerzen (Fibromyalgie). Meine Arbeit wuchs mir über den Kopf und ich hatte nicht genug Energie. Ich fühlte mich ganz einfach elend, als ob etwas in meinem Leben nicht stimmte, von dem ich aber nicht genau sagen konnte, was es war.

Im Laufe der Jahre versuchte ich, mit allen Mitteln und Methoden abzunehmen. Ich testete Pulverdiäten, die grässlich schmeckten und von denen ich nur noch mehr Hunger bekam. Dann probierte ich die GI-Methode mit vielen langsamen Kohlenhydraten aus. Im Jahr 2000 kam dann die Steinzeiternährung, bei der man keinen Zucker und Stärke und auch keine Milchprodukte essen sollte. Ich testete alles, aber ohne Erfolg.

Zuletzt war ich dann so weit aufzugeben. Ich hatte alles ausprobiert und nichts hatte geholfen. Ich fühlte mich zu einem Leben mit Übergewicht verdammt.

2004 kam meine Tochter, die Medizin studierte, nach Hause und erzählte mir von einem Versuch, den sie mit kohlenhydratreduzierter Ernährung durchgeführt hatten. Zu ihrer Überraschung hatten die Versuchspersonen, die sich kohlenhydratarm ernährten, am meisten Gewicht verloren. Ich beschloss, das auszuprobieren und aß kohlenhydratreduziert, fettarm und kalorienreduziert. Ich war dabei ständig hungrig, hielt aber durch und nahm etwa 1 kg in der Woche ab. Etwa zur gleichen Zeit stieß ich auf ein Buch von Dr. Uffe Ravnskov, der schrieb, dass die Berichte über die Gefährlichkeit von gesättigten Fetten, mit denen wir seit den 1980er-Jahren bombardiert worden waren, eine einzige Lüge waren. So begann ich, mehr natürliche Fette zu essen, und merkte bald, dass mein Körper zur Ruhe kam und ich weniger Hunger hatte. Nach einigen Monaten waren alle meine gesundheitlichen Probleme verschwunden. Ich nahm weiterhin 1 kg pro Woche ab und es war wie ein Wunder. Gleichzeitig wurde der erste Bericht der Karlshamn-Studie veröffentlicht, einer Pilotstudie, bei der die Hälfte einer Gruppe übergewichtiger Typ 2-Diabetiker eine kohlenhydratreduzierte Ernährung erhielt, während die andere Hälfte die normale, fettarme Kost aß. Bereits nach ein paar Monaten war ein großer Unterschied zwischen den Gruppen zu erkennen. Die Versuchspersonen aus der Gruppe, die sich kohlenhydratarm ernährte, waren schlanker und gesünder. Außerdem hatten sich die Blutzucker-, Blutdruck- und Blutfettwerte verbessert.

Danach begann ich, meinen an Übergewicht oder Diabetes leidenden Patienten eine kohlenhydratarme Ernährung zu empfehlen. Insbesondere die Diabetiker erlebten eine markante Verbesserung. Sie konnten ihre Medikamente reduzieren und fühlten sich wesentlich besser. Allerdings war man in der Privatklinik, bei der ich angestellt war, nicht begeistert, dass ich eine Ernährung empfahl, die nicht den Empfehlungen der staatlichen Gesundheitsbehörden entsprach. So wurde ich schließlich vor die Wahl gestellt, meine Empfehlungen zu ändern oder meine Arbeit bei ihnen zu beenden. Ich wählte Letzteres.

In der darauffolgenden Zeit reiste ich durch Schweden und hielt Vorlesungen über LCHF.

2005 zeigten mich zwei Ernährungsberaterinnen bei der schwedischen Gesundheitsbehörde an, da ich durch die Empfehlung dieser »falschen« Ernährung angeblich die Gesundheit meiner Patienten gefährdete.

Erst 2008 fällte die Gesundheitsbehörde ihr Urteil, in dem es hieß, dass meine Ernährungsempfehlungen mit den Erkenntnissen der Wissenschaft übereinstimmten und zudem erfolgreich getestet worden seien. Das erregte große Aufmerksamkeit in den Medien, die berichteten, dass die Behörden der »Fettärztin« recht gegeben hatten.

Heute habe ich meine Arbeit als Ärztin wieder aufgenommen und arbeite am Gesundheitszentrum in Sundsvall. Darüber hinaus verbreite ich nach wie vor die Botschaft über LCHF über mein Blog, Dr. Annika Dahlqvists LCHF-Blog, http://annikadahlqvist.com.

LCHF hat sich in Schweden sehr stark verbreitet trotz zahlreicher Diskreditierungsversuche und Katastrophenszenarien seitens der Medien und der etablierten Ernährungswissenschaft. Der Grund ist ganz einfach der, dass es funktioniert. LCHF wirkt sowohl gegen Krankheiten als auch gegen Übergewicht, eine Botschaft, die vor allem durch Mundpropaganda weiterverbreitet wird.

Gleichzeitig fungiert auch das Internet als riesiges Sprachrohr, über das sowohl Ärzte und Wissenschaftler ihr Wissen verbreiten, aber auch Menschen mit persönlichen Erfahrungen von dieser Ernährung in Blogs darüber berichten.

Dr. Annika Dahlqvist

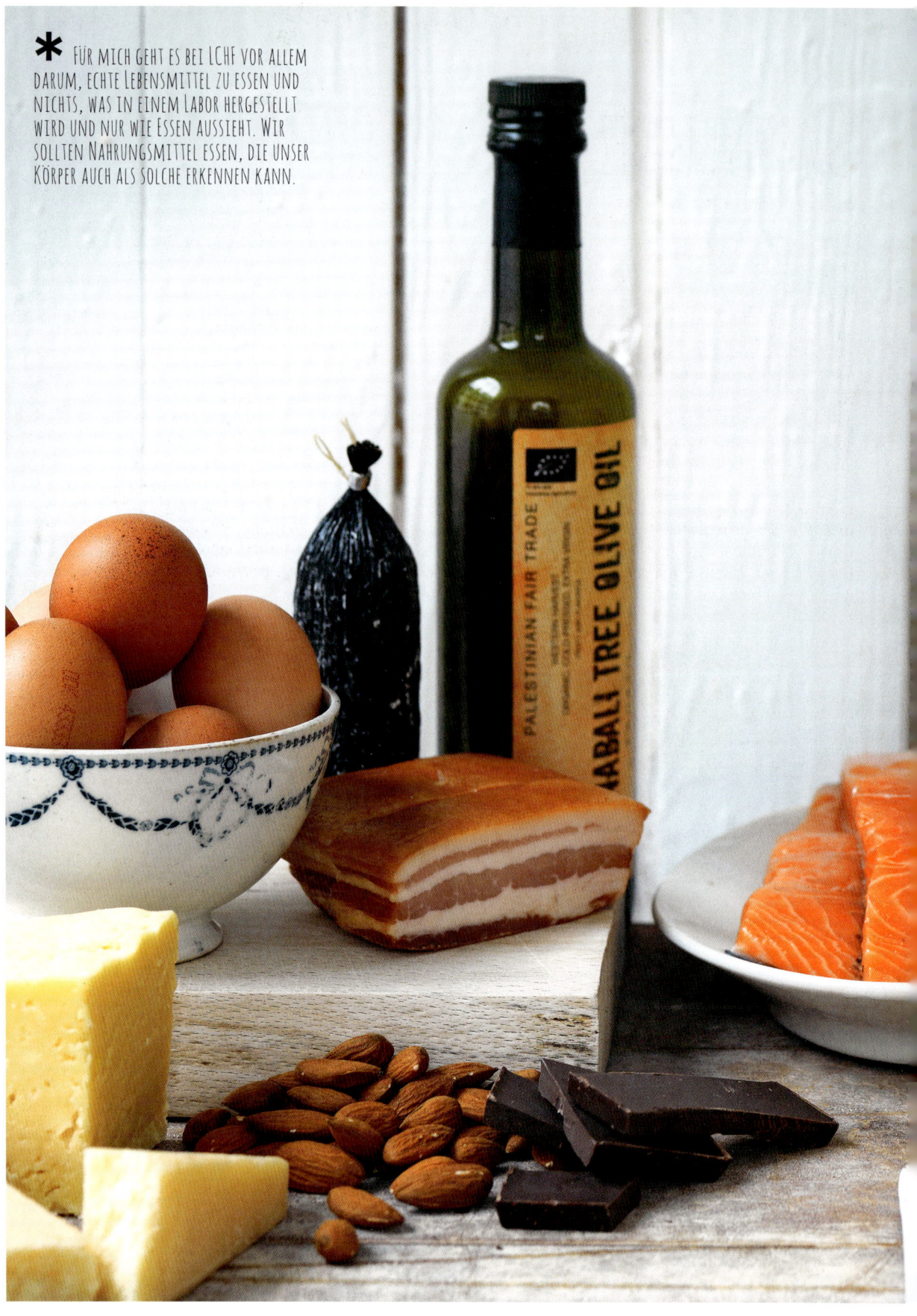

*FÜR MICH GEHT ES BEI LCHF VOR ALLEM DARUM, ECHTE LEBENSMITTEL ZU ESSEN UND NICHTS, WAS IN EINEM LABOR HERGESTELLT WIRD UND NUR WIE ESSEN AUSSIEHT. WIR SOLLTEN NAHRUNGSMITTEL ESSEN, DIE UNSER KÖRPER AUCH ALS SOLCHE ERKENNEN KANN.

WAS IST LCHF?

Viele Menschen, die ihre Ernährung auf LCHF umgestellt haben, haben sich danach gefragt: Warum habe ich das nicht schon viel früher getan?! Viele erleben zum ersten Mal, dass sie ohne zu hungern ihr Gewicht halten oder sogar abnehmen können. Es ist ein unglaublich schönes Gefühl, sich nicht immer selbst anklagen zu müssen, dass man schon wieder zu viel gegessen hat. Mit LCHF erhält man seine Impulskontrolle zurück und kann gute und gesunde Entscheidungen für sich treffen.

LCHF ist die Abkürzung für Low Carb High Fat und eine Ernährungsphilosophie, die in den letzten Jahren bei den skandinavischen Nachbarn zu einer echten Ernährungsrevolution geführt hat. Insbesondere Schweden gehört zu den Pionierländern, es wird davon ausgegangen, dass sich heute etwa jeder vierte Schwede danach ernährt. Auf einen Nenner gebracht ist LCHF eine Kost mit einem geringeren Anteil von Kohlenhydraten und einem höheren Anteil an Fett. Man stellt seine Mahlzeiten aus natürlichen Zutaten wie Fleisch, Geflügel, Fisch, Ei, viel Gemüse, fetten Milchprodukten, natürlichen Fetten wie Butter und Öl sowie Nüssen und Beeren zusammen.

Getreideprodukte, Zucker und Stärke gehören nicht zu LCHF. Diese Lebensmittel werden durch eine Ernährung ersetzt, die eine lang anhaltende und stabile Sättigung, viel Energie, stabiles Gewicht und einen guten Nachtschlaf sichert. Und nein, es ist definitiv keine Diät mit unrealistischen Vorschriften und Einschränkungen. LCHF ist eine Lebensweise, bei der es darum geht, deutlich mehr natürliche und weniger verarbeitete Lebensmittel zu essen und die für viele dazu noch die herrliche Nebenwirkung hat, einige überflüssige Kilos loszuwerden.

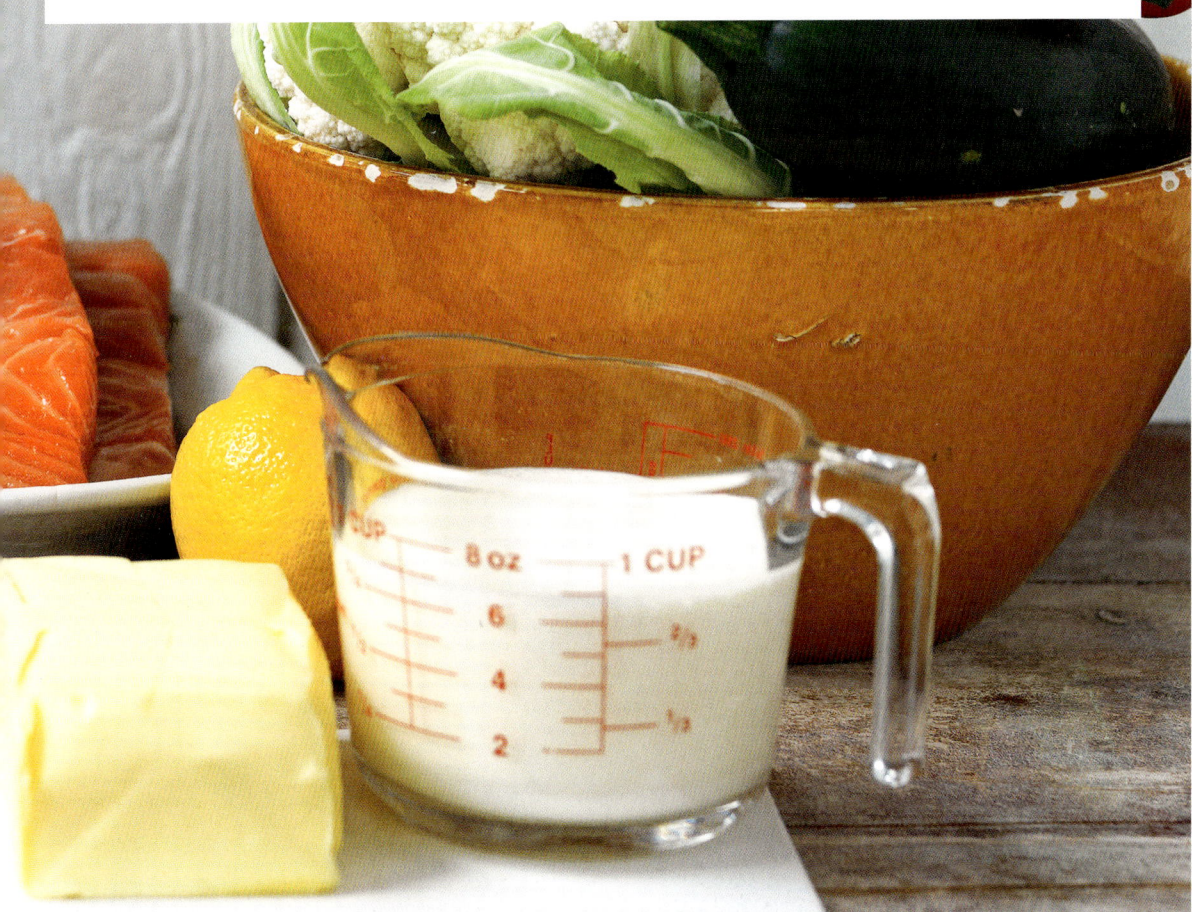

Das Wichtigste ist das Erlebnis, dass man sich dadurch wesentlich besser fühlen kann. Hat man das einmal erlebt, kehren nur die wenigsten wieder in ihre alte Ernährung zurück. LCHF kann natürlich auf verschiedene Art und Weise interpretiert werden. Eine Ernährung mit wenigen Kohlenhydraten und »reichlich« Fett könnte natürlich auch aus Speck und Butter ohne Gemüse bestehen.

Aber das ist nicht das Ziel. Im Gegenteil. Ich möchte Ihnen zeigen, dass Sie so lecker und gesund essen können, dass Ihnen die Scheibe Brot, die Sie bisher gegessen haben, überhaupt nicht mehr fehlt. Für mich geht es bei LCHF vor allem darum, echte Lebensmittel zu essen und nichts, was in einem Labor hergestellt wird und nur wie Essen aussieht.

ERNÄHRUNGSEMPFEHLUNGEN IN DEUTSCHLAND

Die Deutsche Gesellschaft für Ernährung (DGE) empfiehlt gegenwärtig mehr als 50 % unseres Energiebedarfs aus Kohlenhydraten zu decken, etwa 30 % aus Fett und 8–10 % aus Eiweiß. Im Gramm ausgedrückt bedeutet das, dass eine durchschnittliche Frau täglich mindestens 230 g Kohlenhydrate essen sollte, ein Mann mindestens 300. Umgerechnet in Lebensmittel entspricht das rund 12 Scheiben Brot täglich für Frauen und 15 Schreiben für Männer. Ich weiß natürlich auch, dass wir nicht alle Kohlenhydrate in Form von Brot zu uns nehmen, aber für eine Nation von Menschen, von denen sehr viele einen Alltag mit sitzender Tätigkeit haben, sind das sehr viele Kohlenhydrate.

Gleichzeitig möchte ich behaupten, dass viele wesentlich mehr als die empfohlene Menge Kohlenhydrate am Tag

essen. Wenn wir morgens frühstücken und zwei Scheiben Weizenbrot und ein Stück Kuchen essen und dazu ein Glas Saft trinken, ist schon die Hälfte aufgebraucht. Zu Mittag im Büro dann mitgebrachte Brote, am Nachmittag noch ein kleines Stück Kuchen und am Abend Vollkornspaghetti mit Bolognese-Sauce - schon liegen wir weit über den Empfehlungen. Dabei sind das Wochenendbier, Chips und Süßigkeiten nicht mitgerechnet.

Die Empfehlungen für die Fettaufnahme entspringen der in den meisten Industrieländern seit Ende der 1970er- und Anfang der 1980er-Jahre verbreiteten Fettangst. Diese basiert auf der Auffassung, Fette, und insbesondere gesättigte Fette, seien gefährlich und führten zu einem erhöhten Cholesterinspiegel, der wiederum Arterienverkalkung verursacht und damit das Risiko für Herz-Kreislauf-Erkrankungen erhöhe. Eine Auffassung, die bereits von verschiedenen Seiten stark bezweifelt wird.

Fett sättigt und viele erleben auch, dass sie bei einer fettarmen Ernährung nicht richtig satt werden und darum oft essen müssen. Damit essen sie letztendlich mehr, als sie bei einer nährstoffreichen und fetten Kost brauchen.

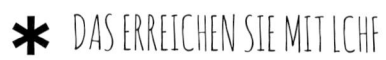

✳ DAS ERREICHEN SIE MIT LCHF

Dies sind einige der häufigsten positiven Nebeneffekte:

LANG ANHALTENDES, STABILES SÄTTIGUNGSGEFÜHL

Bei einer LCHF-Ernährung ist man längere Zeit satt. Es ist nicht ungewöhnlich, dass das Sättigungsgefühl bis 5–6 Stunden nach einer Mahlzeit anhält.

Insbesondere für Menschen, die bisher einen instabilen Blutzuckerspiegel hatten, ist dies eine erhebliche Veränderung. Es bedeutet, dass die ständige Konzentration auf das Essen verschwindet. Viele beginnen auch, die Zwischenmahlzeiten zu vergessen, ohne die sie früher nicht auskommen konnten. Wir haben gelernt, dass wir diese zur »Aufrechterhaltung der Verbrennung« brauchen, aber in Wahrheit schafft unser Körper das ganz allein. Was er dagegen braucht, sind Pausen, um das Essen zu verdauen und die Nährstoffe daraus zu gewinnen.

BESSERE APPETITREGULIERUNG

Ein klarer Vorteil der LCHF-Ernährung ist ein besseres Gefühl für Hunger und Sättigung, da man nicht mehr mit einem plötzlichen Blutzuckerabfall zu kämpfen hat, der nach einem steilen Anstieg des Blutzuckers eintritt. Wenn sie gutes, selbst zubereitetes Essen zu sich nehmen, kommen viele mit drei Mahlzeiten am Tag aus, ohne zwischendurch Hunger zu verspüren.

WENIGER HEISSHUNGER AUF SÜSSES

Durch den stabilen Blutzucker und das Sättigungsgefühl verschwindet auch der Heißhunger auf Süßes. Plötzlich kann man an dem farbenfrohen Süßigkeitenregal im Supermarkt vorbeigehen, ohne es auch nur eines Blickes zu würdigen.

STABILES GEWICHT ODER GEWICHTSABNAHME

Viele kommen zur LCHF-Ernährung mit dem Wunsch, abzunehmen und bei den meisten zeigt die Waage nach der Ernährungsumstellung auch nach unten. Das ist zum einen darauf zurückzuführen, dass es schwieriger ist, zu viel Fleisch und Gemüse zu essen, als zu viel Weißbrot mit Marmelade. Andererseits nimmt auch das Bedürfnis ab, zu viel zu essen, wenn man sich satt und zufrieden fühlt. Der Körper muss im Gegensatz zu einer Ernährung mit vielen Kohlenhydraten den Insulinspiegel nicht mehr erhöhen. Kohlenhydrate werden im Körper in Zucker, die sogenannte Glukose, umgewandelt und das Insulin hilft dabei, die Glukose in die Muskeln und Zellen zu transportieren. Ist aber die Glukosemenge zu groß, wird der Rest als Fett gespeichert. Aus diesem Grund wird Insulin auch als Fettspeicherhormon bezeichnet.

Andere erleben, dass sich ihr Gewicht mit LCHF stabilisiert und nicht mehr ständig hoch und runter bewegt. Aber das Beste ist, dass die ständige Fokussierung auf das Gewicht aufhört, da sich das Gewicht jetzt selbst reguliert. Viele merken nach einer Weile, dass die Gewichtsabnahme im Vergleich zu den vielen anderen positiven Folgewirkungen ihrer Ernährungsumstellung zweitrangig geworden ist.

BESSERE LAUNE UND WENIGER STIMMUNGSSCHWANKUNGEN

Infolge des stabilen Blutzuckerspiegels verbessert sich auch die Laune und es treten weniger Stimmungsschwankungen auf. Sogar die »gewisse Zeit im Monat" verläuft ruhiger.

WENIGER VERDAUUNGSPROBLEME

Die meisten, die an Luft im Bauch oder Blähungen leiden, erleben nach der Umstellung auf LCHF eine Verbesserung. Da diese Ernährung in ihrer reinen Form glutenfrei ist, verschwinden bei vielen Personen mit unentdeckter Glutenintoleranz die Magenprobleme. Viele berichten von einem flacheren Bauch, weniger Blähungen, einer besseren Verdauung usw. Sogar Personen mit Diagnosen wie Reizdarm, Morbus Crohn oder Colitis Ulcerosa berichten von einer Verbesserung ihrer Symptome. Einige müssen jedoch eine milchfreie Variante von LCHF anwenden oder einen Zusatz von probiotischen Bakterien einnehmen, um ihre Verdauungsprobleme in den Griff zu bekommen.

SCHÖNERE UND WEICHERE HAUT

Durch eine fettreiche Ernährung schmiert man gewissermaßen seine Haut von innen. Das bedeutet, dass trockene, schuppige Haut zu weicher, gut ernährter Haut wird. Bei vielen verschwinden auch Ekzeme. Die Haut ist übrigens ein ausgezeichneter Indikator dafür, ob man genügend Fett isst. Leidet man an trockener, schuppiger Haut, kann man ruhig etwas mehr Fett zu sich nehmen.

BESSERER SCHLAF

Ein stabiler Blutzuckerspiegel verhilft zu einem besseren Schlaf. Ich habe immer geglaubt, zu den Menschen mit einem leichten Schlaf zu gehören, denn ich bin nachts unzählige Male aufgewacht und konnte dann nur schwer wieder zur Ruhe finden. Dieses Problem haben auch viele andere, die ebenfalls an einem schwankenden und instabilen Blutzuckerspiegel leiden. Mit LCHF-Ernährung schlafe ich die ganze Nacht hindurch tief und fest und wache morgens erholt auf.

WENIGER KRANKSCHREIBUNG

LCHF stärkt das Immunsystem. Viele leiden, oft ohne es zu wissen, an Problemen bei der Verdauung von Getreide und Stärke, die in unserer normalen Ernährung einen großen Platz einnehmen. Getreide und Stärke in großen Mengen fördern Entzündungen im Körper. Solche Entzündungen können Probleme bei der Aufnahme von Vitaminen und Mineralstoffen verursachen, so dass der Körper aus der Nahrung nicht genügend Nährstoffe erhält. Entfernt man diese problematischen Lebensmittel aus seiner Ernährung, kommt es daher bei vielen zu einer Stärkung des Immunsystems. Ich selbst bin kaum noch erkältet, seit ich vor mehr als drei Jahren Gluten völlig aus meiner Ernährung gestrichen habe.

GERINGERES RISIKO FÜR TYP 2-DIABETES

Typ 2-Diabetes ist eine der am weitesten verbreiteten Zivilisationskrankheiten unserer Zeit. Mit der LCHF-Ernährung sorgen Sie dafür, dass Sie aus dieser Statistik herausfallen, denn Sie essen dabei eine Kost, die Ihren Blutzucker nur minimal beeinflusst. Es ist mir schleierhaft, warum Diabetikern heutzutage eine Ernährung empfohlen wird, die reich an Getreideprodukten ist, wo man doch weiß, dass gerade Getreide den Blutzuckerspiegel am stärksten beeinträchtigt. Früher galt eine kalorienarme Ernährung mit reichlich Fett als natürliche Behandlung für Diabetes. Erst später ging man dazu über, in die Ernährung von Diabetikern Getreideprodukte bei gleichzeitiger Zuführung von Insulin einzubeziehen. Wenn Sie bereits Typ 2-Diabetes haben, sollten Sie beim Übergang zu LCHF vorsichtig sein, denn wenn Sie weiterhin dieselbe Dosis Insulin verwenden, besteht die Gefahr, dass Ihr Blutzuckerspiegel zu stark absinkt. Viele Diabetiker können ihre Insulindosis nach einer Ernährungsumstellung auf LCHF um 30 % oder mehr senken. Einige werden sogar völlig symptomfrei und brauchen keinerlei Medikamente mehr. Beraten Sie sich aber in jedem Fall mit Ihrem Arzt.

BESSERE CHOLESTERINVERTEILUNG

Es ist eine weitverbreitete Auffassung, dass eine Ernährung mit hohem Fettgehalt generell einen erhöhten Cholesterinspiegel zur Folge hat. Heute wissen wir jedoch, dass das Gesamtcholesterin eine wesentlich geringere Bedeutung hat als das Gleichgewicht zwischen dem sogenannten »guten« HDL-Cholesterin und dem sogenannten »schlechten« LDL-Cholesterin. Dies ist leicht zu merken, aber natürlich auch eine Vereinfachung der Wirklichkeit. HDL wird eine Schutzwirkung u. a. vor Herz-Kreislauf-Erkrankungen zugeschrieben, die ja der allgemeinen Auffassung nach von einem hohen Gesamtcholesterinspiegel verursacht werden sollen. Die wenigsten wissen jedoch, dass auch LDL lebenswichtige Funktionen im Körper hat. Natürliche gesättigte Fettsäuren in der Ernährung führen zu einem Anstieg des »guten«, schützenden HDL-Cholesterins, während eine Ernährung mit zu wenig Fett und zu viel Zucker, Stärke und Stress den HDL-Cholesterinspiegel senkt. Daher erleben viele nach einer Umstellung ihrer Ernährung auf LCHF eine Verbesserung ihrer Cholesterinverteilung und können sogar ihre cholesterinsenkenden Medikamente absetzen.

Ein weiterer wichtiger Faktor mit Cholesterin ist die alte Angst vor dem Verzehr cholesterinhaltiger Lebensmittel wie z. B. Eiern. Es erscheint ja auch logisch, dass sich unser Cholesterinspiegel erhöht, wenn wir Cholesterin über die Nahrung aufnehmen. Aber so einfach ist das nicht. Heute wissen wir, dass der Körper den Cholesteringehalt auf natürliche Weise selbst regulieren kann, d. h. er senkt den Cholesterinspiegel, wenn wir viel Cholesterin durch die Nahrung aufnehmen und kann selbst Cholesterin produzieren, wenn er kein Cholesterin über die Nahrung erhält.

Verschiedene Ärzte und Wissenschaftler verweisen auch darauf, dass ein hoher Cholesterinspiegel sogar vorteilhaft sein kann, da ein Zusammenhang zwischen einem hohen Cholesterinspiegel und einer geringeren Sterberate bei Frauen, weniger Infektionen, weniger Krebsfällen usw. festgestellt wurde. Der dänische Arzt Uffe Ravnskov hat darüber zwei sehr interessante Bücher geschrieben.

BESSERE FRUCHTBARKEIT
Zahlreiche neue Studien deuten darauf hin, dass mithilfe von LCHF auch die Fruchtbarkeit verbessert werden kann, insbesondere bei Frauen, die am metabolischen Syndrom, an Insulinresistenz oder an PCO (Polyzystische Ovarien) oder PCOS (Polyzystisches Ovar-Syndrom) leiden, einer Hormonerkrankung, die jede fünfte Frau (PCO) bzw. jede siebte Frau (PCOS) betrifft und die unter anderem zu Fruchtbarkeitsproblemen führen kann.

✳ DIE VORTEILE EINER LCHF-ERNÄHRUNG

- stabiler Blutzuckerspiegel und bessere Appetitregulierung
- weniger Heißhunger auf Süßes
- stabiles Gewicht oder Gewichtsabnahme
- bessere Laune und weniger Stimmungsschwankungen
- flacherer Bauch ohne Blähungen

- schönere, weichere Haut
- besserer Schlaf
- weniger Krankschreibungen
- geringeres Risiko für Typ 2-Diabetes
- bessere Cholesterinverteilung
- bessere Fruchtbarkeit bei Frauen

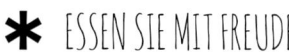

✳ WAS ISST MAN BEI LCHF?

LCHF-Ernährung muss nicht kompliziert sein. Das einzige, was Sie tun müssen, ist, sich die Lebensmittel genau anzuschauen, aus denen Sie Ihre Mahlzeit zusammenstellen wollen. Wenn Sie sich nicht sicher sind, werfen Sie einen Blick auf die Zutatenliste. Denken Sie auch daran, möglichst viele Lebensmittel zu verwenden, die keine Zutatenliste benötigen, z. B. Gemüse. Denn der Blumenkohl, den Sie in der Hand halten, besteht aus: richtig, Blumenkohl.

✳ ESSEN SIE MIT FREUDE

FLEISCH

Alle Arten von Fleisch, Rindfleisch, Schweinefleisch, Geflügel, Wild und Innereien. Wenn Sie die Möglichkeit haben, wählen Sie Biofleisch oder Fleisch von Weidetieren. Das Fleisch von Weidetieren hat eine bessere Fettsäurezusammensetzung als das Fleisch von Tieren, die mit konventionellem Kraftfutter auf der Basis von Soja, Weizen und Mais gefüttert wurden. So enthält z. B. Freiland- und Biofleisch Omega-3-Fettsäuren, die Sie wahrscheinlich bisher nur in Verbindung mit Fisch kennen. Gewöhnen Sie sich auch daran, den Fettrand mitzuessen, wenn es Ihnen schmeckt. Dieser enthält viele Geschmacksstoffe und trägt zu einer lang anhaltenden, stabilen Sättigung bei.

FISCH UND MEERESFRÜCHTE

Alle Arten. Variieren Sie möglichst Ihren Fischkonsum im Hinblick auf den möglichen Gehalt an Umweltgiften und Schwermetallen, so dass Sie sowohl kleinere Fische als auch größere Raubfische essen. Denken Sie auch daran, dass die zulässigen Grenzwerte für Schwermetalle bei Thunfisch so hoch sind, dass Kinder und Schwangere (oder Frauen mit Kinderwunsch) ihn nur in geringen Mengen essen sollten. Vermeiden Sie generell panierten Fisch, denn dieser enthält oft mehr Panade als Fisch.

EIER

Ein fantastisches Grundnahrungsmittel, das Sie ruhig jeden Tag essen können. Wählen Sie auch hier möglichst Bioeier, sowohl aus Tierschutzgründen als auch wegen der besseren Vitamin- und Fettsäurezusammensetzung. Eier von freilaufenden Hühnern sind auch eine sehr gute Omega-3-Quelle, da die Tiere mit Grobfutter aus grünen Pflanzen, Gras, Heu, Silage usw. gefüttert wurden und auch Würmer und Insekten anstelle von Soja, Weizen und Mais gefressen haben.

GEMÜSE

Wählen Sie in erster Linie Gemüse, das oberhalb des Erdbodens gewachsen ist. Dazu gehören z. B. Kohl (Blumenkohl, Weißkohl, Spitzkohl, Rotkohl, Grünkohl usw.), Salat, Paprika, Fenchel, Staudensellerie, Gurke, Zucchini, Aubergine, Brokkoli, Pilze usw. Ich persönlich esse im Winter auch Wurzelgemüse, auch wenn es relativ viel Stärke enthält.

NATÜRLICHE FETTE

Verwenden Sie verschiedene Arten von Fett: hochwertige kalt gepresste Öle, z. B. Olivenöl oder Leinöl, oder delikate Nussöle (Walnussöl, Mandelöl usw.), aber verwenden Sie auch gute Biobutter (keine Mischprodukte und auch keine Margarine) oder gesundes kalt gepresstes Kokosöl. Letzteres enthält Laurinsäure, die für ihre starke bakterien- und pilzhemmende Wirkung bekannt ist. Kokosöl verträgt, ebenso wie Butter, hohe Temperaturen und eignet sich daher gut zum Braten. Verwenden Sie auch Sahne und fette Kokosmilch.

MILCHPRODUKTE

Wählen Sie immer die fetteste Alternative, d. h. vollfette Sahne, echte

✳ DIE LCHF-LEBENSMITTELPYRAMIDE

Bei der LCHF-Ernährung werden bekannte Lebensmittelpyramiden mit Fleisch und Fett an der Spitze in vielerlei Hinsicht auf den Kopf gestellt. Hier isst man sich mit hochwertigem Eiweiß, großen Mengen Gemüse, natürlichem Fett aus Fleisch, Butter, Öl und fetten Milchprodukten, ergänzt durch etwas Nüsse und Beeren, satt, gesund und schlank.

BEEREN
ROTWEIN
NÜSSE
DUNKLE SCHOKOLADE

EIER   KÄSE   FISCH
CRÈME FRAÎCHE (38 %)   SAHNE
FLEISCH   GRIECHISCHER JOGHURT (10 %)

LEINÖL   NUSSÖLE   RAPSÖL
AVOCADOÖL
BUTTER   FISCHÖL   OLIVENÖL   KOKOSÖL
ZUCCHINI   TOMATE   FENCHEL
PAPRIKA   AVOCADO   GRÜNKOHL
BLUMENKOHL   GURKE   KRÄUTER   SPITZKOHL
GRÜNE BOHNEN   BROKKOLI   SALAT   ROTKOHL   AUBERGINE   WEISSKOHL

Butter, griechischen Joghurt (10 %), Crème fraîche (38 %) und fette Käsesorten. Seien Sie vorsichtig mit normalen Milch- und Joghurtprodukten, da diese relativ viel Milchzucker (Laktose) enthalten. Vermeiden Sie Produkte mit Geschmackszusätzen oder Zucker, wie z. B. Fruchtjoghurt oder mit künstlichen Süßstoffen gesüßte Light-Produkte.

NÜSSE UND KERNE
In geringen Mengen. Da die verschiedenen Nussarten jeweils eine unterschiedliche Fett- und Nährstoffzusammensetzung haben, sollten Sie Ihren Nusskonsum variieren.

✱ SAGEN SIE JA ZU:
- Fleisch – alle Sorten, aber von guter Qualität
- Fisch und Meeresfrüchten
- Eiern
- Gemüse – in erster Linie Gemüse, das über der Erde wächst
- natürlichen Fetten – auch Butter
- fetten Molkereiprodukten
- Nüssen und Kernen
- Beeren

✱ SAGEN SIE NEIN ZU:
- Zucker
- allen Getreideprodukten
- Margarine und industriell verarbeiteten Ölen
- Lightprodukten und künstlichen Süßstoffen
- Bier

BEEREN
Beeren enthalten weniger Fruchtzucker als anderes Obst und können daher von den meisten gegessen werden. Seien Sie dennoch vorsichtig mit den Mengen.

✱ VERABSCHIEDEN SIE SICH VON
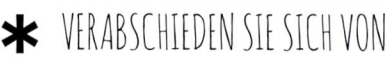

ZUCKER
In jeder Form. Süßigkeiten, Brause, Saft, Energy-Drinks, Kuchen, Torten, Eis usw.

GETREIDE UND STÄRKE
Alle Arten von Mehl aus Getreide. Brot, Nudeln, Reis, Kartoffeln, Pommes frites, Getreidebreie, Müsli und Frühstückscerealien, usw. Vollkornprodukte sind nur »etwas weniger schlecht« als weiße. Wurzelgemüse kann in Ordnung sein, wenn Sie es mögen und vertragen.

MARGARINE
Alle Margarinesorten, auch die flüssigen, butterähnlichen Produkte zum Braten haben einen unnatürlich hohen Gehalt an Omega-6-Fettsäuren und es wurde in Studien ein statistischer Zusammenhang mit Asthma, Allergien, hohem Blutdruck und entzündlichen Erkrankungen festgestellt.

LIGHTPRODUKTE UND KÜNSTLICHE SÜSSSTOFFE
Verbannen Sie Lightprodukte und künstliche Süßstoffe aus Ihrer Ernährung, insbesondere Aspartam (auch als Nutra Sweet bekannt), das u. a. in einer Reihe von Light-Getränken enthalten ist. Aspartam ist reine Chemie und auch wenn es von unseren Gesundheitsbehörden zugelassen wurde, sollte man es im Zweifel vermeiden.

BIER
Betrachten Sie es als flüssiges Brot. Also nein.

✳ VERSÜSSEN SIE DAS LEBEN MIT

ALKOHOL
Wein - Rotwein, Weißwein, Rosé oder Sekt - Spirituosen ohne Geschmackszusätze und Drinks ohne Zucker.

DUNKLER SCHOKOLADE
Mindestens 70 % Kakaogehalt, möglichst noch dunkler.

OBST
Enthält viel Fruchtzucker. Verwenden Sie Obst ggf. in kleinen Mengen in Salaten oder Desserts. Ziehen Sie nordeuropäische Früchte (Steinfrüchte, Äpfel, Birnen und Beeren) tropischen Früchten (Banane, Ananas, Mango) vor.

Wir wissen alle, dass Alkohol und Schokolade kein notwendiger Bestandteil einer gesunden Ernährung sind. Andererseits ist es auch schön, sich ab und zu das Leben mit einem Glas Wein oder einem Stück guter dunkler Schokolade zu versüßen. Bei Alkohol sind Wein und reine Spirituosen die bessere Wahl als Bier, da Bier sehr viel Malzzucker enthält, der stärker auf den Blutzuckerspiegel einwirkt. Generell hat aber jede Art von Alkohol Auswirkungen auf das Insulin und den Blutzuckerspiegel.

Obst enthält Fruchtzucker (Fruktose), der ebenfalls Ihren Blutzuckerspiegel beeinträchtigt. Inwieweit Obst in Ihre Ernährung passt, können Sie am besten selbst einschätzen. Ich persönlich esse ein wenig Obst, vor allem in Kuchen, Salaten oder grünen Smoothies. Wie sehr Sie sich das Leben versüßen, hängt davon ab, was Sie mit Ihrer Ernährung erreichen wollen. Wenn Sie abnehmen wollen, sollten Sie es seltener tun als wenn Sie Ihr Gewicht halten wollen.

✳ GETRÄNKE FÜR DEN ALLTAG

WASSER
Trinken Sie so viel Wasser, wie Sie können, ob mit oder ohne Kohlensäure, das spielt keine Rolle. Jedoch ohne Zucker. Probieren Sie es mit einigen Scheiben Zitrone, Gurke oder einem Stängel Minze in Ihrem Wasser, wenn Sie es nicht gerne ohne Geschmack trinken.

KAFFEE
Verwenden Sie für Ihren Kaffee ein wenig Sahne. Diese enthält weniger Kohlenhydrate und Milchzucker als Vollmilch. Ein wenig Vollmilch geht auch, aber wenn Sie am Tag mehrere Milchkaffee trinken und jeweils reichlich Vollmilch nehmen, kommen viele Kohlenhydrate zusammen. Versuchen Sie es mit warmer, vollfetter Kokosmilch im Kaffee. Das schmeckt besser, als es sich anhört.

TEE
Alle Sorten: schwarzer, grüner, weißer Tee, Rooibostee usw. Insbesondere grüner Tee enthält große Mengen Antioxidantien, die Körperzellen und Gewebe vor schädlichen Einflüssen schützen. Halten Sie sich von Eistee mit Zucker oder künstlichen Süßungsmitteln fern und bereiten Sie lieber Ihren eigenen Eistee aus Malve oder Hibiskus zu. Verabschieden Sie sich auch von dem großen Glas warmer Milch und dem zuckerhaltigen Chaipulver. Tee ist auch sehr gut geeignet, dem Heißhunger auf Süßes entgegenzuwirken, falls dieser Sie einmal überfallen sollte. Probieren Sie einige der vielen verschiedenen Kräutertees mit Vanille-, Zimt- oder Lakritzgeschmack aus.

✳ NEUER BRENNSTOFF: VON KOHLENHYDRATEN ZU FETT

Die traditionelle Ernährung mit reichlich Kohlenhydraten hat den Körper daran gewöhnt, Kohlenhydrate als Brennstoff zu nutzen. Wenn die Kohlenhydratspeicher leer sind, geht der Körper dazu über, Fett als Energiequelle zu nutzen. Der Blutzuckerspiegel sinkt. Bei LCHF essen wir wenige Kohlenhydrate, weshalb der Körper Fett als primären Brennstoff verwendet. Das hat den Vorteil, dass der Körper die Fettdepots nicht nur bei einem Mangel nutzt, so dass kein Gefühl des Blutzuckerabfalls aufkommt. Der Körper braucht aber auch Zeit, um sich an den neuen Brennstoff zu gewöhnen, deshalb erleben viele anfangs »Übergangsprobleme«. Das kann sich in Form von Kopfschmerzen, Müdigkeit, schweren Beinen oder einem Gefühl von Schwere im Körper zeigen.

Wird der Körper mit wenigen Kohlenhydraten versorgt, geht er in einen ketogenen Zustand über, die Ketose. Der Körper nutzt jetzt Fett als primäre Energiequelle, d. h. Fettsäuren in der Leber werden zu Ketonkörpern umgewandelt, die Gehirn und Körper anstelle von Glukose als Brennstoff verwenden können. Ketone bestehen teilweise aus Azeton, das wir als Nagellackentferner kennen, und das zu Beginn etwas Mundgeruch verursachen kann. Die Ketose ist nicht gefährlich, aber sie ist auch nicht notwendig für die Fettverbrennung.

Einige bemerken, dass ihr Darm ohne die Ballaststoffe der Vollkornprodukte zunächst nicht mehr richtig arbeitet, während bei anderen der Darm zur Ruhe kommt. Wie genau der Körper reagiert, ist sehr individuell. Die Lösung besteht für einige in der Einnahme von Nahrungsergänzungsstoffen mit probiotischen Bakterien (Milchsäurebakterien), während für andere eine Zufuhr von Ballaststoffen, z. B. Flohsamenschalen, hilfreich ist. Es kann einige Wochen dauern, bis der Körper sich an seine neue Energiequelle gewöhnt hat. Einige haben allerdings schon von Anfang an das Gefühl, mehr Energie zu haben.

✳ ÜBERGANGSPROBLEME

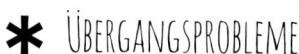

Wenn Sie am Anfang Probleme haben, sollten Sie an Folgendes denken:

ESSEN SIE GENÜGEND FETT?
Eine schlechte Kombination ist eine gleichzeitig kohlenhydratarme und fettarme Ernährung. Da der Körper keine Energie aus Eiweiß gewinnen kann, fühlen Sie sich dabei ständig müde.

ERHÄLT IHR KÖRPER GENÜGEND FLÜSSIGKEIT UND SALZ?
Bei einer Ernährung mit vielen Kohlenhydraten speichert der Körper Flüssigkeit. Beim Übergang zu LCHF wird sie über die Nieren ausgeschieden, was zu einem vorübergehenden Flüssigkeits- und Salzmangel führen kann. Dem kann leicht abgeholfen werden, indem man mehr Wasser trinkt und seine Speisen etwas mehr salzt.

Sorgen Sie dafür, dass Sie sich nicht hungrig fühlen und essen Sie bei Bedarf eine zusätzliche Portion Nüsse oder ein kleines Stück Obst. Zu Anfang kann es sich komisch anfühlen, größere Mengen zu essen, wenn die Speisen plötzlich mehr Fett als früher enthalten, aber ich versichere Ihnen, dass sich Ihr Appetit nach einer Weile normalisieren wird.

DIE DREI MAKRONÄHRSTOFFE

Sie brauchen keinen Doktorgrad, um LCHF zu essen. Allerdings ist es immer nützlich, etwas Grundlagenwissen zu haben, um für sich selbst die besten Entscheidungen treffen zu können.

KOHLENHYDRATE, EIWEISS UND FETT

Um sich zurechtzufinden, erhalten Sie hier eine kleine Einführung in die drei Makronährstoffe, aus denen unser Essen besteht, sowie darüber, was genau sie in unserem Körper bewirken.

KOHLENHYDRATE
nehmen Sie in der Regel aus Brot, Reis, Teigwaren, Stärke, Zucker, Gemüse und Obst auf. Kohlenhydrate haben den größten Einfluss auf Ihren Blutzuckerspiegel. Allerdings gibt es dabei große Unterschiede zwischen den verschiedenen Kohlenhydratarten. So beeinflusst eine Scheibe Weißbrot mit Marmelade Ihren Blutzuckerspiegel wesentlich mehr als ein Teller Brokkoli, und ein großes Stück Obst auf leeren Magen kann fast denselben Blutzuckeranstieg bewirken wie Süßigkeiten. Es heißt, dass man »weiße« Lebensmittel wie Weißbrot, weiße Nudeln und weißen Reis vermeiden sollte, da sie schnell als Glukose ins Blut gelangen. Das stimmt, dasselbe gilt aber auch für die Vollkornvarianten wie Roggenbrot, Vollkornweizenbrot, Vollkornpasta oder braunen Reis. Alle Kohlenhydrate gelangen als Zucker (Glukose) ins Blut, allerdings unterschiedlich schnell.

Zucker ist ein reines Kohlenhydrat, das keinerlei Nährstoffe enthält und das Sie darum in Ihrer Ernährung vermeiden sollten. Obst enthält viel Fruchtzucker und sollte daher auch mit Vorsicht gegessen werden. Gemüse können Sie hingegen unbegrenzt essen (mit Ausnahme von Kartoffeln, die viel Stärke enthalten).

Bei einer LCHF-Ernährung erhalten Sie Ihre Kohlenhydrate aus Gemüse, Beeren, Milchprodukten und Nüssen.

EIWEISS
ist der Baustein des Körpers, wie z. B. zum Aufbau der Muskeln. Gute Eiweißquellen sind Fleisch, Geflügel, Fisch, Eier und Molkereiprodukte. Viele Molkereiprodukte enthalten jedoch viel Milchzucker (Laktose). Das gilt auch für die »Natur-«Produkte, die bei einigen Menschen den Blutzuckerspiegel beeinflussen. Wie bei allem spielt auch hier die Menge eine Rolle, denn 300 g Naturjoghurt sind leichter und schneller gegessen als 300 g Butter oder Sahne.

Der Körper ist kaum in der Lage, Energie aus Eiweiß zu gewinnen. Eiweiß hat die gute Eigenschaft, den Blutzuckerspiegel fast überhaupt nicht zu beeinflussen sowie eine stabile und lang anhaltende Sättigung zu bewirken. Deshalb sollte Eiweiß möglichst ein Bestandteil jeder Mahlzeit sein.

FETT
ist einer der am meisten diskutierten Makronährstoffe unserer Zeit. Insbesondere

Werde ich ohne Getreide nicht zu wenig Vitamin E und B aufnehmen?

Es gibt im Getreide nichts, was Sie Ihrem Körper nicht auch auf andere Weise zuführen können. Vitamin E und B sind ebenfalls in Fleisch, Ei, Käse und Nüssen enthalten. Wenn Sie das Gefühl haben, Ihren Vitaminbedarf nicht über Ihre Ernährung zu decken, können Sie zusätzlich Vitaminergänzungsmittel einnehmen. Das gilt unabhängig davon, ob Sie LCHF essen oder nicht. Es gibt essenzielle Aminosäuren (von Eiweißen) und essenzielle Fettsäuren. Essenziell bedeutet, dass dies etwas ist, was der Körper benötigt, aber nicht selbst produzieren kann. Es gibt hingegen keine essenziellen Kohlenhydrate.

gesättigte Fette haben einen schlechten Ruf. Gesättigte Fette sind nicht gefährlich. Im Gegenteil, neueste Forschungen verweisen darauf, dass die Aufnahme gesättigter Fette auch Vorteile hat, da diese zu einer Reihe wichtiger Funktionen im Körper beitragen. Gesättigte Fette stärken die Zellen, das Immunsystem und die Knochen und unterstützen gleichzeitig den Transport der wichtigen fettlöslichen Vitamine A, D, E und K.

Bei der LCHF-Ernährung erhalten Sie gesundes Fett von fettem Fisch wie Lachs und Makrele oder aus Fleisch und aus pflanzlichen Fettquellen wie Avocado, Oliven, Nüsse und Kerne. In seiner reinen Form nehmen Sie Fett aus Butter und Öl auf. Deshalb spielt hier die Qualität eine entscheidende Rolle. Während reine, auf traditionelle Weise hergestellte Biobutter ein Labsal für Ihren Körper und Ihre

Zellen ist, kann ein nicht ökologisches, fettreduziertes Margarine-Streichfett die reine Katastrophe sein. Wenn Sie LCHF essen, vermeiden Sie automatisch die größten Fallen für ungesundes Fett, nämlich Fertiggerichte, Fertigsalate, Kuchen, Kekse und Torten. In diesen versteckt sich das Fett häufig hinter Bezeichnungen wie teilweise hydrierte Pflanzenöle oder -fette, gehärtetes Pflanzenöl oder teilweise gehärtete pflanzliche oder tierische Fette.

Aber wie können Sie das gute Fett erkennen, ohne lange Formeln auswendig zu lernen und den genauen Unterschied zwischen gesättigten, einfach ungesättigten, mehrfach ungesättigten Fettsäuren sowie den essenziellen Fettsäuren wie Omega-3, -6 und -9 zu kennen?

Lesen Sie die Zutatenliste auf den Lebensmitteln. Sie brauchen zunächst einmal nicht alles genau zu verstehen, sondern schauen, wie viele Zutaten das Produkt enthält. Je mehr Zutaten, desto weniger natürlich ist das Produkt. Das Gleiche gilt auch, wenn die Zutatenliste viele Begriffe enthält, die Sie nicht verstehen. Dann handelt es sich kaum um gute Lebensmittel. Eine etwas vereinfachte Faustregel ist, dass Lebensmittel, die gut für Sie sind, nicht mehr als fünf Zutaten enthalten sollten.

Hier ein Vergleich:

Bio-Butter: Hochpasteurisierter Rahm von Bio-Milch, mit Milchsäurekulturen gesäuert.

Pflanzenstreichfett: Wasser, Pflanzenöl, Pflanzensterinester (12,5 %), pflanzliches Fett, modifizierte Stärke (Tapioka), Buttermilchpulver, Emulgatoren (Mono- und Diglyceride von pflanzlichen Fettsäuren, Sonnenblumenlecithin), Konservierungsmittel (Kaliumsorbat), Säureregulator (Zitronensäure), Aroma, Vitamin A und D).

Oder schauen wir uns Sahne an?

Bio-Schlagsahne 38 %: Bio-Schlagsahne, 38 % Fettgehalt.

Sahneersatz zum Schlagen 19 %: Wasser, Magermilch (25 %), gehärtetes Pflanzenfett (11 %), Pflanzenfett (7 %), Buttermilchpulver (2,8 %), Milchzucker, Zucker, Emulgator (Mono- und Diglyceride von pflanzlichen Fettsäuren), Stabilisierungsmittel (Guarkernmehl, Johannisbrotkernmehl, Carrageen), Aroma, Kondensmilch, Farbstoff (Betacarotin).

Betrachtet man die Zutaten dieser Produkte, ist es schwer verständlich, warum die Produkte mit den meisten unbekannten Zutaten als die gesünderen beworben werden.

✳ WIE VIELE KOHLENHYDRATE SOLLTE ICH DENN ESSEN?

Bei der LCHF-Ernährung müssen Sie Ihr Essen nie mehr zählen, wiegen oder messen. Es gibt keine Lebensmittel, die in Systeme eingegeben werden müssen und es gibt keine Punkte oder andere Kennzeichen, die Ihnen am Ende des Tages sagen, ob Sie »gut« oder »schlecht« gegessen haben. Wenn Sie über Jahre daran gewöhnt waren, Ihr Essen zu wiegen, wird es vielleicht zunächst etwas ungewohnt sein, dies plötzlich nicht mehr zu tun. Wenn Sie sich damit sicherer fühlen, können Sie das natürlich auch weiterhin tun. Ich glaube aber, Sie erkennen schnell, dass Sie diese Kontrolle einfach nicht mehr brauchen.

Mit LCHF bekommen Sie, wie bereits erwähnt, eine bessere Appetitregulierung und Sie werden bald merken, dass Sie weniger essen als bisher, da Sie nun über einen längeren Zeitraum satt sind. Gleichzeitig wird es Ihnen immer leichter fallen, den Unterschied zwischen echtem Hunger und Appetit in einer gefühlsmäßig schwierigen Situation zu spüren. Negative Gefühle wie Angst, Stress usw. lassen sich mit Zucker und schnellen Kohlenhydraten betäuben. Sie erkennen sicherlich das Muster auch bei sich wieder, dass man manchmal einfach etwas Süßes oder eine Scheibe Weißbrot haben muss und der Körper sich danach für kurze Zeit beruhigt.

Das ist dann aber nur eine kleine Atempause, denn über kurz oder lang merken Sie, wie die Unruhe wieder einsetzt und Sie wieder Heißhunger haben. Es ist ziemlich schwer, seine Ängste mit natürlichen Lebensmitteln zu dämpfen. Dafür erhalten Sie jedoch die Möglichkeit, sich selbst und Ihren Körper besser kennenzulernen, was langfristig eine bessere Investition ist, als das kurzfristige Übertünchen der Probleme, das Ihnen die Kohlenhydrate bieten.

WIE VIELE KOHLENHYDRATE SOLL ICH DENN NUN ESSEN?

Wie viele Kohlenhydrate sind nun »Low Carb«? Wenn man dies in Zahlen ausdrücken will, kann man als Faustregel für eine strikte LCHF-Ernährung sagen, dass die Kohlenhydrataufnahme bei etwa 10 Energieprozent liegen sollte, das entspricht rund 50 g Kohlenhydrate pro Tag. Rechnet man dies in Lebensmittel um, können Sie 150 g Brokkoli, 150 g Weißkohl, 200 g Zucchini, eine ganze Paprika, eine Schale Spinat, eine Handvoll Mandeln und ein paar Erdbeeren mit Schlagsahne essen.

Wie Sie sehen, ist es kein Problem, die für die tägliche Ernährung empfohlenen 650 g Gemüse oder Obst zu erreichen. Ich möchte sogar behaupten, das wird Ihnen leichter fallen, sobald Sie Getreide und Stärke aus Ihrer Ernährung eliminieren, denn auf diese Weise wird Gemüse zu einem natürlichen Bestandteil jeder Mahlzeit.

Es ist aber nicht gesagt, dass 50 g Kohlenhydrate genau die richtige Menge für Sie persönlich ist, denn diese hängt von vielen Faktoren ab. Letztlich können nur Sie allein die für Sie richtige Menge finden. Dabei sollten Sie eine Reihe von Faktoren berücksichtigen: ob Sie abnehmen wollen, ob Sie mit Heißhunger auf Süßes zu kämpfen haben, ob Sie an einer Insulinresistenz oder an PCO/PCOS leiden, ob Sie viel Sport treiben usw.

Ist es wirklich notwendig, so viel Fett zu essen?

Ja, das ist notwendig, denn das Fett gewährleistet die lang anhaltende Sättigung, den stabilen Blutzuckerspiegel und das hohe Energieniveau. Wenn Sie sowohl die Kohlenhydrate als auch das Fett reduzieren und stattdessen mehr mageres Eiweiß essen, wird Ihr Körper dies mit Müdigkeit und Hunger quittieren. Die meisten, die eine kohlenhydratarme Ernährung ausprobieren und schließlich wieder aufgeben, machen diesen Fehler.

✳ DIE KOHLENHYDRATE-TREPPE

Eine weitere Möglichkeit, die Kohlenhydratmenge im Essen zu veranschaulichen, ist die berühmte Kohlenhydrate-Treppe des amerikanischen Autors und Triathleten Mark Sisson. Darin beschreibt er die verschiedenen Stufen des täglichen Kohlenhydratkonsums und ihre Bedeutung für den Körper. Die einzelnen Stufen sehen folgendermaßen aus:

0-50 G

KETOSE, PERIODISCHES FASTEN UND EFFEKTIVE FETTVERBRENNUNG

Wenn Sie die Kohlenhydrate völlig oder fast völlig ausschließen, geht Ihr Körper in einen als Ketose bezeichneten Zustand über. Das ist ein Ausdruck dafür, dass er ausschließlich Fett als Brennstoff verwendet. Die Ketose ist nicht zu verwechseln mit der Ketoazidose, einer für Diabetiker lebensgefährlichen Säurevergiftung des Blutes. In die Ketose tritt der Körper in der Regel nach 2–3 Tagen kohlenhydratarmer Ernährung ein. Sie ist sehr effektiv für einen Gewichtsverlust, allerdings können Sie auch abnehmen, ohne die Kohlenhydrate so stark zu reduzieren.

50-100 G

ABNEHMEN OHNE HUNGER UND VERZICHT

Die meisten Menschen, einschließlich mir selbst, fühlen sich hervorragend bei einem Kohlenhydratkonsum von 50–100 g am Tag. Auf diese Weise kann man ohne Hunger und Verzicht abnehmen und hat dennoch einen gewissen Spielraum für ein wenig Wurzelgemüse, eine zusätzliche Portion Nüsse oder etwas dunkle Schokolade.

100-150 G:

AUFRECHTERHALTUNG DES GEWICHTS

Wenn Sie normalgewichtig sind und ein aktives Leben führen, ist diese Stufe sicherlich das Richtige für Sie. Ich selbst fühle mich stabiler, wenn ich unter 100 g Kohlenhydrate pro Tag bleibe, auch wenn ich nicht abnehmen will.

150-300 G

GEWICHTSZUNAHME

Diese Menge wird von offizieller Seite empfohlen. Viele erleben eine Gewichtszunahme, auch wenn sie den Empfehlungen folgen und täglich nicht mehr als 250–300 g Kohlenhydrate zu sich nehmen. Eine Ernährung mit zu viel Zucker und Getreide und zu wenig Fett führt zu einem hohen Insulinspiegel im Körper, die eine effektive Fettverbrennung verhindert. Deshalb merken viele, dass ihr Gewicht jedes Jahr ein wenig nach oben geht, auch wenn sie eigentlich nicht zu viel essen.

300+ G

GEFAHR

Verzehren Sie mehr als 300 g Kohlenhydrate pro Tag, befinden Sie sich höchstwahrscheinlich in der Risikozone für eine Reihe von Zivilisationskrankheiten wie Typ 2-Diabetes, Übergewicht, metabolisches Syndrom und Herz-Kreislauf-Erkrankungen. Es hat sich bei Ihnen wahrscheinlich Bauchfett angesammelt, das Sie einfach nicht los werden, egal was Sie tun. Außerdem ist es bei unserer allgemeinen Ernährung mit Brot, Müsli und Kartoffeln, Süßigkeiten, Kuchen, Saft, Limonade und Bier sehr leicht, die Grenze von 300 g Kohlenhydraten pro Tag zu überschreiten.

✳ WAS PASSIERT IM KÖRPER, WENN MAN ZU VIELE KOHLENHYDRATE ISST?

Alle Kohlenhydrate werden zu Zucker umgewandelt, der ins Blut gelangt. Das gilt auch für Kohlenhydrate aus Vollkornprodukten und Gemüse. Wichtig ist dabei, ob man von schnellen und langsamen Kohlenhydraten spricht, d. h. wie schnell dieser Vorgang erfolgt. Einige Quellen geben manchmal noch eine dazwischen liegende Gruppe an, in die Vollkornprodukte und Bohnen eingeordnet werden. Vielleicht gibt es gute Gründe dafür, aber für uns ist das unnötig. Zu der Gruppe der schnellen Kohlenhydrate, die Sie vermeiden sollten, gehören Zucker, Getreide, also Brot, Teigwaren, Reis, Frühstücks-Cerealien, Kartoffeln und das meiste Obst, da dies auch viel Zucker enthält. Bei den langsamen Kohlenhydraten, die für Sie in Ordnung sind, finden Sie Gemüse und Nüsse.

Die schnellen Kohlenhydrate führen zu einem schnellen Anstieg des Blutzuckerspiegels, woraufhin die Bauchspeicheldrüse Insulin absondert. Die Aufgabe des Insulins ist es, den Blutzucker in den Zellen zu regulieren, denn ein hoher Blutzuckerspiegel ist für den Körper ein ungesunder Zustand. Deshalb versucht der Körper, ihn schnell wieder zu normalisieren. Nach dem Freisetzen großer Mengen Insulin fällt jedoch der Blutzuckerspiegel schnell wieder ab, so dass Ihr Gehirn neue Hungersignale aussendet, auch wenn Sie erst vor ein paar Stunden eine große Mahlzeit gegessen haben.

Wenn Sie daraufhin wieder Kohlenhydrate essen, wiederholt sich dieser Zyklus erneut und zwar über den ganzen Tag. Dadurch essen Sie nicht nur mehr, als Sie eigentlich brauchen, sondern Sie haben auch einen ständig erhöhten Insulinspiegel im Körper. Da das Insulin das Fettspeicherhormon des Körpers ist, ist dies natürlich nicht besonders vorteilhaft.

✳ ABER DAS GEHIRN BRAUCHT DOCH KOHLENHYDRATE

Ein weitverbreitetes Missverständnis und häufigstes Argument gegen eine kohlenhydratarme Ernährung sind, dass das Gehirn ohne Kohlenhydrate nicht funktionieren kann. Für mich ist es immer ganz amüsant, wenn mir jemand ins Gesicht sagt, dass mein Gehirn nicht funktioniert.

Wenn der Kohlenhydratkonsum auf die Menge reduziert wird, die wir aus Gemüse, Nüssen und Beeren erhalten, greift der Körper auf ein gut funktionierendes System zurück, das guten und zugänglichen Brennstoff für Gehirn und Muskeln garantiert. Richtig ist, dass das Gehirn täglich eine geringe Menge Glukose benötigt. Ist diese nicht in der Ernährung enthalten, gewinnt der Körper sie stattdessen aus den Aminosäuren des Eiweißes (Gluconeogenese) und holt sich danach die übrige Energie von den Ketonkörpern aus dem Fett. Das Fett wird nämlich in der Leber zu Ketonkörpern umgewandelt, die hervorragend als Brennstoffe für das Gehirn geeignet sind, denn mehr als die Hälfte unseres Gehirns besteht aus Fett.

EMPFEHLUNGEN IM WANDEL DER ZEIT

Die Idee, dass Fett gefährlich sei, basiert auf der Auffassung, eine Ernährung mit hohem Fettgehalt führe zu einem Anstieg des Cholesterinspiegels und ein hoher Cholesterinspiegel sei ein Risikofaktor für Arteriosklerose und damit für Herz-Kreislauf-Erkrankungen. Drei Jahrzehnte mit fettarmer Ernährung haben uns jedoch weder ein schlankeres noch ein längeres Leben beschert. Stattdessen haben wir eine Weltbevölkerung, die an Übergewicht und Zivilisationskrankheiten leidet.

DER VATER DER FETTANGST

Historisch gesehen gibt es die Angst vor dem Fett schon sehr lange. Die Hypothese über das gefährliche Fett wird als Lipid-Hypothese oder Fett-Hypothese bezeichnet und stammt von dem amerikanischen Wissenschaftler Ancel Keys, der bereits in den 1950er-Jahren auf einen Zusammenhang zwischen dem Fettgehalt der Nahrung und dem Risiko für Herz-Kreislauf-Erkrankungen verwies. Die Hypothese lief darauf hinaus, dass eine Ernährung mit einem hohen Fettgehalt zu einem erhöhten Cholesterinspiegel führt, der wiederum das Risiko für Herz-Kreislauf-Krankheiten erhöht. Als Beweis hatte er Daten aus sieben Ländern, die sehr deutlich zeigten, dass in Ländern, in denen der Fettgehalt der Nahrung hoch war, Herz-

krankheiten häufiger vorkommen. In den USA z. B., wo fünfmal so viel Fett wie in Japan verzehrt wurde, lag die Sterblichkeit 15-mal höher als in Japan. Der Beweis schien erbracht.

Das Problem mit der Statistik von Keys bestand jedoch darin, dass er die Daten aus den sieben Ländern herausgesucht hatte, die seine Hypothese am besten unterstützten. Nachdem einige seiner Kollegen seine Forschungsergebnisse überprüften, zeigte sich, dass er in Wirklichkeit Daten aus 22 Ländern hatte und das Gesamtergebnis wesentlich weniger überzeugend gewesen wäre, wenn er sie alle verwendet hätte.

Keys setzt seine Forschungen fort, fand jedoch keinen deutlichen Zusammenhang zwischen dem Fettgehalt der Nahrung und Herzkrankheiten, wie er gehofft hatte. Obwohl in Griechenland (Kreta) z. B. große Mengen Fett verzehrt werden, gibt es dort das geringste Vorkommen an Herzkrankheiten. Deshalb änderte Keys seine Hypothese und erklärte, es betrifft offensichtlich nicht alle Fette, die Herz-Kreislauf-Erkrankungen verursachen, sondern nur eine Art, die gesättigten Fette.

Die amerikanische Gesundheitsbehörde (National Institute of Health, NIH) führte daraufhin eine Reihe kleinerer Studien durch, die Keys Hypothese stützen sollten. Die Ergebnisse waren jedoch nicht eindeutig und nur eine dieser Studien ergab ein statistisch sicheres Ergebnis: dass die Senkung des Cholesterinspiegels im Blut das Risiko, an einem Herzinfarkt zu sterben, verringert.

Die einzige Unsicherheit bestand darin, dass gerade dies keine Ernährungsstudie war, sondern eine medizinische Studie, in der ein neues cholesterinsenkendes Medikament an Männern mit extrem hohem Cholesterinspiegel getestet wurde. Man schloss daraus, dass eine Senkung des Cholesterinspiegels durch Medikamente oder Ernährung positiv sei. Da man bereits davon überzeugt war, dass gesättigte Fettsäuren für den Anstieg des Cholesterinspiegels verantwortlich waren, waren die Empfehlungen fertig. 1977 erhielten die USA ihre erste offizielle Ernährungsempfehlung – Dietary Goals for the United States.

DIE EMPFEHLUNGEN ENTHIELTEN DREI HAUPTPUNKTE:

• Die Amerikaner sollten ihren Fettkonsum von 40 % auf 30 % der gesamten täglichen Energieaufnahme senken, wobei gesättigte Fette höchstens ein Drittel davon ausmachen sollten.

• Die Amerikaner sollten stattdessen ihren Kohlenhydratkonsum auf 55–60 % der täglichen Energieaufnahme erhöhen.

• Die Amerikaner sollten ihren Konsum an Salz und Cholesterin in der Ernährung senken.

Die amerikanischen Empfehlungen sind seitdem einige Male aktualisiert worden, zuletzt 2010. Es heißt aber nach wie vor, dass die Amerikaner reichlich Getreideprodukte, am besten Vollkornprodukte, fettarme Milchprodukte und magere Fleischprodukte essen sollen. Hinter den Empfehlungen stehen heute das U.S. Department of Agriculture und das U.S. Department of Health and Human Services.

Trotzdem ist es nicht gelungen, die schnell wachsende Fettleibigkeitsepidemie in Amerika einzudämmen. Seit die USA ihre ersten Dietary Guidelines erhielt, ist die Anzahl der übergewichtigen Amerikaner explosionsartig angestiegen und heute sind fast 70 % der amerikanischen Bevölkerung mäßig übergewichtig (BMI über 25) oder leiden an Fettsucht (BMI über 30). Da Übergewicht eine Reihe gesundheitlicher Konsequenzen hat, hat die Weltgesundheitsorganisation (WHO) die Fettleibigkeitsepidemie als eine der größten globalen Probleme für die Volksgesundheit in unserer Zeit bezeichnet.

Die Entwicklung in Deutschland

Ebenso wie in den USA wird schon lange der Fett- und Zuckergehalt der Nahrung als Gefahr für die Gesundheit der Deutschen betrachtet. Auch hier überwog vor allem die Angst vor Herzkrankheiten und Diabetes, obwohl die genauen Zusammenhänge umstritten waren.

Seit den 1970er-Jahren spitzte sich die Verteufelung von Fetten in Lebensmitteln immer weiter zu. Obwohl eine Reihe von Studien den bisher vertretenen deutlichen Zusammenhang zwischen dem Cholesterinspiegel im Blut und der Entwicklung von Herzkrankheiten bereits infrage stellten, war die offiziell vertretene Meinung nach wie vor, dass gesättigte, tierische Fette zu einem erhöhten Cholesterinspiegel führten und damit indirekt die Ursache für Arteriosklerose und Herz-Kreislauf-Erkrankungen waren. Eine Reihe von Produkten beherrschten seither den deutschsprachigen Markt wie die Erfolgs- und erste Lightmarke »Du darfst«, die nicht zuletzt seit den 1970er-Jahren die Vorstellung vom gefährlichen Fett unterstützte.

In den letzten Jahren wurden vermehrt Studienergebnisse publiziert, die mit einer erhöhten Zufuhr von Fett, speziell von ungesättigten Fettsäuren, gesundheitliche Vorteile nachweisen konnten. Diese Ergebnisse bedeuten, dass sich eine Leitlinie zu Fett in der Ernährung sowohl mit der Gesamtfettzufuhr als auch mit der Fettqualität, das heißt der Fettsäurenzusammensetzung, befassen muss. Entsprechend den D-A-CH-Referenzwerten wird eine fettmoderate und fettmodifizierte Ernährung mit 30 % bis 35 % der Energie als Fett befürwortet. Es ist also ein leichter Trend in fettreichere Ernährung zu beobachten. Dennoch wird weiterhin eine eher magere Ernährung empfohlen.

DIE ERNÄHRUNGSEMPFEHLUNG HEUTE

1953 wurde die Deutsche Gesellschaft für Ernährung (DGE) e. V. gegründet und seit 1956 formuliert sie in 10 Regeln, wie sich jeder genussvoll und zugleich gesund erhaltend ernähren kann. Die Ernährungsempfehlungen werden immer auf Basis der aktuellsten wissenschaftlichen Erkenntnisse formuliert und gelten für jedes Alter, mit Ausnahme von Säuglingen. In den letzten 50 Jahren wurden diese dementsprechend immer wieder aktualisiert. Dennoch zeigt sich gerade in den aktuellen Ernährungsempfehlungen der DGE, »Vollwertig Essen und Trinken nach den 10 Regeln der DGE«, von 2000, dass sich bei der Empfehlung der Fettzufuhr kaum etwas getan hat:

- die Lebensmittelvielfalt genießen
- reichlich Getreideprodukte sowie Kartoffeln
- Gemüse und Obst – Nimm »5 am Tag«
- Milch und Milchprodukte täglich, Fisch ein- bis zweimal in der Woche, Fleisch, Wurstwaren sowie Eier in Maßen
- Wenig Fett und fettreiche Lebensmittel
- Insgesamt 60–80 Gramm Fett pro Tag reichen aus.
- Zucker und Salz in Maßen
- reichlich Flüssigkeit
- schonend zubereiten
- sich Zeit nehmen und genießen
- auf das Gewicht achten und in Bewegung bleiben

Für mich ist deutlich erkennbar, dass die fettarme Ernährung fehlgeschlagen ist, zumindest was die Gewichtsreduzierung betrifft. In Deutschland ist bei den Erwachsenen das Übergewicht so stark verbreitet, dass bei Männern über 30 Jahren und bei Frauen über 55 Jahren die Normalgewichtigen in der Minderheit sind. Insgesamt sind etwa 60 % der Männer und 43 % der Frauen übergewichtig oder adipös. Bei Männern ist vor allem das junge Erwachsenenalter deutlich mit einer Gewichtszunahme assoziiert, während bei Frauen das Gewicht häufiger ab dem mittleren Lebensalter ansteigt. Nur eine Minderheit der Erwachsenen kann heute bis ins höhere Alter ihr Normalgewicht halten. In den Jahren 1999 bis 2009 hat insbesondere die Prävalenz von Adipositas Grad II (BMI 35 bis 39,9) und Grad III (BMI ↗ 40) zugenommen. Aber nicht nur die Zahl der stark Übergewichtigen ist angestiegen. Dasselbe gilt auch für Menschen mit mäßigem Übergewicht. Die Statistik spricht für sich. Vielleicht ist es an der Zeit, etwas Neues auszuprobieren.

Was ist *das Problem* bei Margarine?

Margarine besteht aus billigen Pflanzenölen mit einem hohen Anteil an mehrfach ungesättigten Fettsäuren, die u.a. wärmeempfindlich sind. Bei der Herstellung von Margarine durchlaufen die Öle verschiedene Prozesse, um Geruch und Geschmack zu entfernen und die flüssigen Öle zu einem festen Produkt mit einer ähnlichen Konsistenz wie Butter zu härten. Diese Verfahren schädigen die mehrfach ungesättigten Fettsäuren, die danach dem Körper mehr Schaden als Nutzen zufügen.

DIE »FETTÄRZTIN«

Anfang der 2000er-Jahre fühlte sich die schwedische Ärztin Annika Dahlqvist schlecht. Sie war übergewichtig und versuchte ständig erfolglos abzunehmen. Sie litt an Fibromyalgie, Reizdarmsyndrom und Depression. 2004 kam sie in Kontakt mit LCHF und im Lauf eines Jahres aß sie sich schlanker und gesünder, wobei alle ihre gesundheitlichen Probleme verschwanden. Danach begann Dr. Dahlqvist ihren Patienten dieses Ernährungsmodell zu empfehlen, sowohl Übergewichtigen als auch Diabetikern. Obwohl sie großen Erfolg mit ihren Maßnahmen hatte, waren diese außerordentlich umstritten. Praktische Ärzte sollten die Ernährungsempfehlungen der schwedischen Lebensmittelbehörde einhalten und kranken Menschen nicht zu »extremen Modediäten« raten. 2005 wurde Dr. Dahlqvist bei der schwedischen Gesundheitsbehörde angezeigt, weil sie Diabetikern fettreiche Kost empfohlen hatte, was den Anzeigenstellern zufolge eine Gefahr für deren Leben bedeutete. Die Medien griffen sie daraufhin an und nannten sie die »Fettärztin«. Erst 2008 erging das Urteil in dem Fall und völlig unerwartet zu Dr. Dahlqvists Vorteil.

In ihrer Urteilsbegründung schrieb die Gesundheitsbehörde, dass die Empfehlung einer kohlenhydratreduzierten Kost für Übergewichtige und Typ 2-Diabetiker mit den Erkenntnissen der Wissenschaft übereinstimme und mit positiven Ergebnissen getestet worden sei. Darüber hinaus gäbe es keine Beweise dafür, dass diese Ernährung gefährlich sei. In die aufgeheizte Mediendebatte schlug es wie eine Bombe ein, dass die Gesundheitsbehörde der »Fettärztin« mit ihrer »gefährlichen« Diät recht gab.

Die Sache blieb jedoch weiterhin umstritten und Annika Dahlqvist verlor wegen ihrer Einstellung und ihrer Empfehlungen noch zweimal ihre Arbeit.

SCHWEDENS GRÖSSTES GESUNDHEITSBLOG IST EIN LCHF-BLOG

2007 begann ein anderer schwedischer Arzt, Dr. Andreas Eenfeldt, sein Blog kostdoktorn.se mit dem Thema LCHF, das innerhalb eines Jahres zum größten schwedischen Gesundheitsblog wurde. Das Blog ist mit der weiteren Verbreitung von LCHF in Schweden immer größer geworden und hat heute mehr als 100 000 Leser pro Woche.

Andreas Eenfeldt ist auch Autor des Buches »Matrevolutionen – Ät dig frisk med riktig mat« (Die Ernährungsrevolution – Iss dich gesund mit richtigem Essen), das die Hintergründe der aktuellen offiziellen Ernährungsempfehlungen erklärt und die Leser mit LCHF bekannt macht.

Über die Jahre hat LCHF in Schweden so große Verbreitung gefunden, dass man heute davon ausgeht, dass sich jeder vierte Schwede danach ernährt. 2012 veröffentlichte die schwedische Gesundheitsbehörde einen Bericht über die Anzahl akuter Herzinfarkte und deren Tödlichkeit unter der schwedischen Bevölkerung von 1987 bis heute. Beide Zahlen zeigen eine deutlich fallende Tendenz und keine Anzeichen für das Risiko, dem sich viele Schweden angeblich durch die LCHF-Ernährung aussetzen.

Das wachsende Interesse an LCHF spiegelt sich auch in den steigenden Verkaufszahlen für vollfette Molkereiprodukte wider. Der schwedische Pressechef von Arla Foods erklärt regelmäßig in den Medien, dass zu merken sei, dass die Schweden immer öfter die vollfetten Varianten anstelle der Lightprodukte wählen. Dasselbe gilt für den Margarinehersteller Becel, der

feststellte, dass der Verkauf von Diätmargarine in den letzten vier Jahren zurückgegangen ist. Im selben Zeitraum ist dafür der Butterverkauf in Schweden so stark angestiegen, dass Schweden im Winter 2011/2012 Butter aus den Nachbarländern importieren musste, da die Produktion mit dem Verbrauch nicht mehr Schritt halten konnte.

LCHF ist jedoch auch in Schweden nach wie vor umstritten. In Fernsehdebatten und Zeitungsartikeln sprechen sich verschiedene Experten für oder gegen die kohlenhydratarme Ernährung aus. Dennoch führen LCHF-Bücher Woche für Woche die Bestsellerlisten an und inzwischen gibt es auch zwei auf LCHF spezialisierte Zeitschriften: »LCHF-Magasinet« und »Mat & Hälsa«. Darüber hinaus haben mehrere der größten schwedischen Tageszeitungen wie Expressen und Aftonposten LCHF-Beilagen.

In Deutschland nimmt diese Bewegung ebenfalls immer mehr an Fahrt auf. Die Zahl der Food- und Diätblogs zum Thema steigt täglich und auch der Begriff der Steinzeiternährung, ein zu LCHF verwandtes Ernährungsprinzip (siehe Seite 38), ist in der öffentlichen Diskussion um Ernährungsreformen immer öfter zu hören.

 ### Wie erhält mein Körper ohne Vollkornprodukte genügend Ballaststoffe?

Die Ballaststoffe tragen dazu bei, im Körper die Umwandlung von Kohlenhydraten in Zucker zu verzögern. Da Sie nur noch wenige Kohlenhydrate essen, ist diese Funktion nicht mehr so notwendig. Sie kommen wahrscheinlich mit den Ballaststoffen aus, die Sie durch das viele Gemüse erhalten. Wenn Sie das Gefühl haben, Ihren Darm bei der Verdauung unterstützen zu müssen, können Sie auch eine Nahrungsergänzung mit probiotischen Bakterien (Milchsäurebakterien) einnehmen, die zur Gesunderhaltung der Darmflora beitragen.

DARUM ESSE ICH LCHF

Meine Hauptmotivation für die Ernährungsumstellung war nicht das Abnehmen, sondern der Wunsch, die ewigen Bauchschmerzen, den ständigen Hunger, den Heißhunger auf Süßes und all die anderen Beschwerden loszuwerden, die die Ernährung mit vielen Kohlenhydraten bei mir verursachte.

1. STATION: GLUTENINTOLERANZ

Seit meiner Kindheit hatte ich gefühlt ständig Bauchschmerzen. Vor einigen Jahren eskalierten sie plötzlich und es ging mir richtig schlecht. Ich hatte ständig Schmerzen, bekam Magenkrämpfe, hatte abwechselnd Durchfall und Verstopfung und fühlte mich richtig elend. Ich hatte das Gefühl, dass diese Probleme ernährungsbedingt waren, und schon verschiedene Ausschlussdiäten ausprobiert, ohne Erfolg. Ich merkte, dass insbesondere Milch und Weizen bei mir Probleme verursachten, denn ich fühlte mich besser, wenn ich diese ausschloss. Allerdings dachte ich, ich würde Roggen vertragen, was aber wahrscheinlich nur ein verzweifelter Versuch war, wenigstens etwas Brot zu retten. Ich liebte Brot, denn das Leben mit Brot war unkompliziert, und als mir der Gedanke kam, dass ich vielleicht kein Gluten vertragen würde, schob ich ihn weit weg.

Da die Ärzte nicht der Ansicht waren, dass meine Probleme etwas mit meiner Ernährung zu tun hatten, war ich nach jedem Arztbesuch niedergeschlagen. Schließlich holte ich mir einen Termin in der Nordic Clinic, einer Privatklinik für funktionelle Medizin im Zentrum von Kopenhagen.

Vor dem ersten Termin wurde ich auf eine Ausschlussdiät ohne Milchprodukte, Weizen (einschließlich Dinkel, Emmer, Durum usw.), Zucker, Alkohol, Koffein und Hefe gesetzt. Ich konnte den behandelnden Arzt davon überzeugen, dass ich etwas Roggen vertrug. Zu dieser Zeit aß ich zwei Scheiben Roggenknäckebrot täglich und noch etwas Roggennudeln, die ich nicht aufgeben wollte. Rückblickend betrachtet kann man sagen, ich hielt mich krampfhaft daran fest.

Dennoch hatte ich nicht das Gefühl, es würde mir wirklich gut gehen. Meine Verdauung bereitete mir nach wie vor Probleme, ich fühlte mich nie richtig satt und war müde und kraftlos.

Als ich meine Testergebnisse erfahren sollte, war ich sehr nervös. Ich hatte Angst davor, dass das Gluten die Ursache sein könnte. Meine andere Angst war, dass der Test vielleicht nichts zeigen würde und alles in bester Ordnung sei und ich dann immer noch nicht wüsste, warum es mir so schlecht ging.

Die Testergebnisse zeigten dann, dass ich kein Gluten vertrug. Da ich zu diesem Zeitpunkt bereits auf einer recht restriktiven Diät war, war es eigentlich gar nicht so schwer, die letzten kleinen Reste glutenhaltiger Produkte aus meiner Ernährung zu streichen. Ich kann gar nicht beschreiben, was für einen großen Unterschied das machte. Zum ersten Mal in meinem Leben merkte ich, wie es sich anfühlt, keine Bauchschmerzen zu haben. Gleichzeitig hatte ich das Gefühl einer großen Erleichterung und ich fühlte mich fast euphorisch.

Ich hätte mir in meinen wildesten Fantasien nicht vorstellen können, dass es einem so gut gehen konnte. Ich verlor in kürzester Zeit 5 kg Gewicht, obwohl ich normalgewichtig war. Es kommt sehr oft vor, dass der Körper große Mengen Flüssigkeit ansammelt, wenn er Nahrung erhält, die er nicht verträgt.

Die Euphorie hat sich inzwischen etwas gelegt, aber ich kann mich nach wie vor deutlich an dieses Gefühl erinnern. Das war im Winter 2009/2010 und ich habe seitdem kein Gluten mehr gegessen.

2. STATION: DER BLUTZUCKER

Neben den Bauchschmerzen hatte ich viele Jahre lang einen instabilen Blutzuckerspiegel. Man merkt nicht immer, dass die Probleme durch den Blutzucker verursacht werden, denn die Symptome können sehr diffus sein. Bei mir reichten sie von Unwohlsein bei einem zu großen zeitlichen Abstand zwischen den Mahlzeiten bis zu starken Stimmungsschwankungen, einem Gefühl von Traurigkeit und Mutlosigkeit, Heißhunger auf Zucker, schlechter Appetitregulierung und unruhigem Schlaf.

Ich hatte schon immer Zucker, weißes Brot und Teigwaren geliebt und kenne bei diesen Lebensmitteln keine Grenze. Außerdem musste ich alle drei Stunden etwas essen, damit mein Blutzuckerspiegel nicht zu sehr absank. Da es mir dann wirklich schlecht ging, hatte ich immer ein paar Karotten, Äpfel, Rosinen, Mandeln oder anderes in der Tasche. Alle meine Mahlzeiten mussten minutiös geplant werden. Wenn ich in einer Situation war, in der ich nicht genau wusste, wie meine nächste Mahlzeit aussehen würde, fühlte ich mich gestresst. Alles in allem war es sehr anstrengend und zeitaufwendig, auf diese Weise die ganze Zeit an Essen zu denken.

Als meine Ernährung vorwiegend auf Getreide und Stärke basierte, hatte ich morgens beim Aufwachen das Gefühl, vor Hunger umzukommen. Ich sagte dann immer im Scherz, dass ich kein Mensch sei, bevor ich nicht morgens meine Schale Müsli bekommen hatte (natürlich mit Rosinen und fettarmer Milch).

Die ganz große Krise begann, als ich 2005 Zwillinge bekam und diese morgens nach dem Aufstehen noch vor mir etwas zu essen bekommen mussten. Wie erklärt man zwei hungrigen Babys, dass sie noch etwas warten müssen, bis ihre Mutter erst einmal den Blutzuckerspiegel nach oben bekommen hat? Das funktioniert natürlich nicht, und so stellte ich mir den Wecker früher, damit ich meine Schale Müsli essen konnte, bevor die Kinder aufwachten. Der reine Wahnsinn, denke ich heute.

Anderen in meiner Umgebung ging es offensichtlich nicht so und ich wunderte mich warum. Heute weiß ich, dass ich einfach an einem instabilen Blutzuckerspiegel litt.

3. STATION: VON HIGH CARB-LOW FAT ZU LOW CARB-HIGH FAT

Die meiste Zeit hatte ich immer darauf geachtet, nach den offiziellen Ernährungsempfehlungen zu essen, d. h. immer fettarme Produkte und kalorienarme Kohlenhydratquellen wie Reis, Teigwaren und Brot, natürlich Vollkorn, zu wählen. Als die Nordic Clinic mir eine glutenfreie Diät verordnete, bat man mich gleichzeitig, zusätzlich Öl zu essen, Fischöl, Leinöl oder andere kalt gepresste Öle. Ich war überzeugt davon, dass ich von einem Tag auf den anderen dick werden würde. Im Gegenteil, mein Körper kam mehr und mehr zur Ruhe, für mich ein völlig neues Gefühl. Da ich ja nun weder Nudeln, Brot oder andere glutenhaltige Getreidearten essen konnte, füllte ich meinen Teller pflichtschuldig zur Hälfte mit braunem Reis, glutenfreien Nudeln, Quinoa, Kartoffeln u. Ä. Auch wenn die Bauchschmerzen verschwunden waren, hatte ich immer noch Schwierigkeiten, richtig satt zu werden. Ich hatte schon 2–3 Stunden nach einer Mahlzeit wieder Hunger und trug ständig Essen mit mir herum.

So langsam hatte ich aber genug davon. Die glutenfreien Getreideprodukte schmeckten mir nicht und so verzichtete ich nach und nach ganz darauf. Gleichzeitig begann ich meinen Fettkonsum zu erhöhen, da ich merkte, dass es tatsächlich am Fett lag, ob ich zwei oder fünf Stunden satt war.

Ich zweifelte, so weit von den traditionellen Ernährungsempfehlungen abzuweichen, aber plötzlich erlebte ich einen stabilen Blutzucker und ein lang anhaltendes Sättigungsgefühl. Endlich konnte ich mich satt essen und viele Stunden satt bleiben.

Gleichzeitig stieß ich auf einige schwedische Blogs und Websites, die begeistert über etwas schrieben, was sie als LCHF – Low Carb-High Fat – bezeichneten. Damit wurde es für mich »legalisiert«, ja, es wurde als gesündere und natürlichere Ernährung dargestellt, weniger Kohlenhydrate und mehr Fett zu essen. Plötzlich war es gut, den Fettrand vom Fleisch und fetten Käse zu essen und mit Butter und Sahne zu kochen.

Ich legte beim Fett noch einen Zahn zu und erlebte eine Revolution: Das Essen, das ich jetzt zubereitete, war leckerer als je zuvor und mir ging es so gut wie nie. Ich bekam Lust, anderen meine Erfahrungen mitzuteilen und begann im Februar 2011 auf Madbanditten.dk zu bloggen.

FAMILIENLEBEN UND LCHF

Wer radikale Veränderungen in seinem Leben vornehmen will, muss dafür sorgen, dass der neue Lebensstil in das Familienleben hineinpasst. Sonst wird es schwierig, die Veränderungen erfolgreich durchzuführen. Niemand kann ständig viele verschiedene Gerichte kochen, weil jeder etwas anderes bevorzugt. Ich habe die Erfahrung gemacht, dass sich LCHF ohne große Probleme gut in das allgemeine Familienleben integrieren lässt.

MAN KANN MENSCHEN NICHT ÄNDERN

Gerade wenn man bereits mehrere Diäten ausprobiert hat, ist die Familie kaum begeistert, wenn man wieder mit dem allerneuesten Ernährungstrend ankommt. Keiner möchte einen Lebensstil übergestülpt bekommen, und man muss einfach akzeptieren, dass man andere Menschen nicht ändern kann. Vor allem Männer nicht! Zumindest geht es mir bei meinem Mann so.

Das Bedürfnis, alte Gewohnheiten langfristig zu ändern, muss von innen heraus kommen. Heute ernährt sich mein Mann nach LCHF, jedenfalls zu 80 %. Er hat eine Arbeit, bei der er manchmal Kuchen oder frisches Brot verkosten muss. An diesen Tagen ist seine

Ernährung natürlich nicht besonders Low Carb. Aber wenn er es selbst in der Hand hat, ersetzt er Getreide mit Gemüse, Fleisch und Fett. Das ist etwas, was er selbst gewählt hat. In den drei Jahren, in denen ich mich nach LCHF ernähre, hat er seine Ernährung ebenfalls in seinem Tempo umgestellt. Ich fing an, ihm morgens ein gekochtes Ei zu seinem Müsli anzubieten, und eines Tages hat er dann das Müsli gegen zwei Eier und eine Scheibe Roggentoast ausgetauscht. Später hat er dann Reis und Nudeln beim Abendessen weggelassen. Schließlich nahm er zum Mittagessen kein Brot mehr mit und am Ende blieb auch die Scheibe Roggentoast beim Frühstück weg. Ich habe ihn nie darum gebeten, das waren ganz allein seine eigenen Entscheidungen.

DIE SICHERE WAHL

Was die gesunde Ernährung betrifft, gibt es wohl keine allgemeingültige Wahrheit. Gesundheit ist keine exakte Wissenschaft, und man findet immer Studien und Untersuchungen, die die eigenen Überzeugungen unterstützen oder das genaue Gegenteil beweisen. Einmal sind Vollkornprodukte das Allerbeste, am nächsten Tag stimmt es schon wieder nicht. Fett ist ebenfalls ein Thema, an dem sich die Geister scheiden, und auch hier gibt es Meldungen in Schwarz und Weiß.

Was ist der Unterschied zwischen LCHF- und Paleo-Ernährung (Steinzeitdiät)?

LCHF und Paleo unterscheiden sich in drei Bereichen: Milchprodukte, Obst/Wurzelgemüse und Eiweiß. Bei der LCHF-Ernährung werden vollfette Milchprodukte gegessen, der Konsum von Obst und Wurzelgemüse beschränkt und Eiweiß in mäßigen Mengen verzehrt. Zur Paleo-Ernährung gehören keine Milchprodukte, aber Obst und Wurzelgemüse sowie eine große Menge Eiweiß. Inzwischen gibt es jedoch auch Paleo-Anhänger, die bestimmte Milchprodukte akzeptieren, so dass sich die Grenzen etwas verwischen. Dass ich persönlich mich für LCHF anstatt für Paleo entschieden habe, lag vor allem an der größeren Menge Fett, die bei mir zu einer lang anhaltenden Sättigung, einem hohen Energieniveau sowie einem stabilen Blutzuckerspiegel führt.

Es gibt jedoch auch einige Dinge, die nicht mehr diskutiert werden. Dazu gehört die Tatsache, dass Gemüse gesund ist. Je mehr, desto besser und am besten aus ökologischem Anbau. Weiterhin dürfte es recht schwierig sein, jemanden zu finden, der sachlich argumentiert, dass Zucker und Weißbrot, weiße Teigwaren und Reis gesunde und nahrhafte Lebensmittel sind. Dazu zähle ich auch Lightprodukte mit künstlichen Süßstoffen, eine Menge Zusatzstoffen und Zutaten, die ich nicht aussprechen kann und als reine Chemie empfinde. Das alles sind Lebensmittel, die nährstoffarm sind und auf die man problemlos verzichten kann.

Wenn ich das Essen für meine Kinder wähle, versuche ich, immer auf der sicheren Seite zu sein. Das bin ich, wenn ich so reine und natürliche Lebensmit-tel wie möglich wähle. Sie bekommen jede Menge Gemüse sowie Wurzelgemüse, Obst und Nüsse, Ei, Fisch und Fleisch, Butter, Käse und Sahne sowie Stärke in Form von Kartoffeln, Roggenbrot mit Körnern, Getreidekörnern (Perl-Dinkel, Perl-Gerste), braunem Reis und zwischendurch auch Vollkornnudeln. So essen wir zu Hause alle zusammen und ggf. ergänze ich das Essen mit einer Portion stärkehaltiger Lebensmittel für die Kinder.

Wenn man sie selbst wählen lässt, bevorzugen viele Kinder kohlenhydratreiche Lebensmittel. Meine Kinder bilden da keine Ausnahme. Würden auf dem Tisch Nudeln, Ketchup, Hackfleischsauce und Rohkost stehen, wählen viele Kinder das Essen in genau der Reihenfolge. Kohlenhydrate, insbesondere die schnellen, führen zu einem schnellen Anstieg des Blutzuckerspiegels, was sich gut anfühlt. Das lernen Kinder sehr schnell. Wir essen bei unseren Mahlzeiten zuerst das Gemüse. Entweder bekommen die Kinder eine Schüssel mit Knabbergemüse, oder wir essen alle eine Schale Rohkost, bevor wir mit der eigentlichen Mahlzeit beginnen. Am Tisch essen sie in der Regel die stärkehaltigen Lebensmittel zuletzt. So gibt es niemanden, der seinen Magen mit Nudeln füllt und dann keinen Platz mehr für Fleisch, Fett oder Gemüse hat. Ich habe festgestellt, dass meine Kinder schneller satt sind, wenn sie genug Fett essen. Meinem Sohn z. B., der riesige Mengen Nudeln, Reis oder Kartoffeln verdrücken würde, reicht schon eine einzige Portion, wenn er eine fette Sauce dazu bekommt. Auf diese Weise wird ihre Ernährung ausgewogener.

DAS ZUCKERFREIE KINDERLEBEN

Immer wenn ich dieses Thema in meinem Blog anspreche, merke ich, dass ich einen wunden Punkt berühre. Bei uns zu Hause kommen also weder Weißbrot noch weißer Reis, weiße Teigwaren, Zucker oder Lightprodukte auf den Tisch. Es gibt auch keine Süßigkeiten, keine Limonaden und keinen Verdünnungssaft. Wir backen dafür viele leckere und gesunde Kuchen und Kekse und wie alle Kinder bekommen auch unsere Leckereien (allerdings selbst gemachte). Ich habe sie noch nie klagen gehört. Wir haben unser Leben so eingerichtet und sind alle zufrieden damit.

Kann ich mich nach LCHF ernähren und trotzdem mit Freunden ausgehen?

Es gibt kaum Restaurants, in denen nicht Fleisch und Gemüse in irgendeiner Form auf der Speisekarte stehen. Schwieriger wird es, wenn man zu jemandem eingeladen wird. Wie Sie damit umgehen, hängt zum großen Teil auch von Ihrer Persönlichkeit ab. Manche fühlen sich am wohlsten, wenn sie ihrem Umfeld klar und deutlich erklären, was sie essen und was nicht. Andere essen lieber von jedem ein wenig, wenn sie irgendwo eingeladen sind. Ich persönlich gehöre eher zu letzterer Kategorie.

Bei uns gibt es auch zuckerfreie oder zuckerreduzierte Kindergeburtstage und wir backen zu Weihnachten gesunde Plätzchen und andere Leckereien. Wir sitzen also bei festlichen Anlässen nicht um eine Schale mit Rohkost herum und »feiern«.

Wir gehören allerdings auch nicht zu denjenigen, die ihre Kinder mit eigenem Essen zum Kindergeburtstag schicken. Wenn sie bei anderen zu Besuch sind, essen sie das, was dort auf den Tisch kommt. Genauso wie ihre Freunde unser Essen bekommen, wenn sie bei uns zu Besuch sind.

Von der Geburt unserer Kinder an hatten wir die Einstellung, dass sie so lange keinen Zucker bekommen sollten, wie wir es verhindern können. Das kam bei den Großeltern nicht so gut an, die der Meinung waren, Enkelkinder mit Kuchen und Süßigkeiten zu verwöhnen. Sie haben aber unsere Entscheidung respektiert, und als die Kinder größer wurden, haben wir uns z. B. darauf geeinigt, dass sie Eis essen dürfen, wenn sie bei den Großeltern zu Besuch sind. So sind alle glücklich, und für uns ist es viel leichter, so etwas zu erlauben, wenn es das nicht jeden Tag gibt.

In der Kindertagesstätte dagegen war es schon wesentlich schwieriger. Hier gibt es wirklich eine Menge Kämpfe zu bestehen, wenn man den Mut dazu hat. Meine Kinder haben ihren ersten Schaumkuss im Kindergarten gegessen und ihre erste Limonade im Hort getrunken. Das ist etwas, was ich wirklich ärgerlich finde. Ich verstehe nicht, dass meine Kinder in einer kommunalen Kindertagesstätte solche Dinge bekommen müssen. Dort gibt es immer etwas zu feiern: Mal hat jemand Geburtstag, ein

anderer hat ein kleines Geschwisterchen bekommen; jemand hat seinen ersten oder seinen letzten Tag. Sie können die Liste selbst fortsetzen.

Ich gehöre nicht zu denjenigen, die herumlaufen und dazu aufrufen, unseren Kindern keinen Zucker zu geben. Wenn mich jemand direkt fragt, spreche ich darüber, aber ansonsten behalte ich es eher für mich, nicht weil ich nicht zu unserer Entscheidung stehe, sondern weil ich weiß, dass unsere Art der Ernährung auf andere provozierend wirken kann. Indem wir sagen, dass wir unseren Kindern keinen Zucker geben, greifen wir indirekt die gegenteilige Entscheidung anderer an.

Ein solcher Dialog wird schnell sehr emotional – schließlich geht es ja um unsere Kinder – und wir müssen uns oft anhören, das einem die Kinder leid tun können, die keinen Zucker bekommen, oder dass Kinder, die den Umgang mit Zucker zu Hause nicht lernen, völlig aus der Spur geraten, wenn sie z. B. auf einem Kindergeburtstag Süßigkeiten bekommen. Das entspricht zwar ganz und gar nicht meiner Erfahrung, aber ich beteilige mich nur selten an solchen Diskussionen. Im Grunde genommen hängt das ja mit der allgemeinen Auffassung von »Feiern« zusammen, wozu auch immer Süßigkeiten und Kuchen gehören. Das lässt sich nicht so einfach ändern. In einigen Krippen und Kindergärten hat man inzwischen eine Null-Zucker-Politik eingeführt und die Eltern werden gebeten, bei Geburtstagen eine Schüssel Obst mitzugeben. Das finde ich richtig gut und halte es für einen vernünftigen Schritt. Ob das Kind Zucker in großen Mengen bekommen soll, sollte allein der Entscheidung der Eltern überlassen sein.

EINSTIEG IN DIE LCHF-ERNÄHRUNG

Für viele ist die Ernährungsumstellung auf LCHF eine drastische Veränderung, wenn man sich von dem Brot und den einfachen Lösungen verabschieden muss. Ich empfehle immer, es einfach einmal eine Zeit lang zu versuchen. Für den Rest seines Lebens auf Brot zu verzichten, kann unmöglich erscheinen, aber 1–3 Wochen sind zu schaffen. Probieren Sie es einmal aus und sehen Sie, wie es Ihnen damit geht.

VON ANFANG AN ERFOLGREICH

Je nachdem wie Ihre jetzige Lebensweise aussieht, werden Sie bei einer Umstellung auf LCHF mehr oder weniger große Veränderungen vornehmen müssen. Vielleicht meinen Sie, dass die neue Ernährung teuer ist und damit haben Sie vielleicht auch recht. Andererseits sparen Sie auch viel Geld, indem Sie keine Erfrischungsgetränke und Süßigkeiten mehr kaufen. Auch der Einkauf beim Bäcker fällt weg. Vielleicht gleichen sich die Kosten in Wirklichkeit ja aus.

Natürlich hängt es von Ihnen selbst und Ihren finanziellen Möglichkeiten ab, wie teuer Ihre Ernährung sein wird. Wenn Sie Rinderfilet als Haupteiweißquelle wählen, wird es natürlich recht teuer. Rinderhack hingegen sättigt genauso und kostet nicht besonders viel. Man sollte auch eine Einstellung zur Qualität seiner Lebensmittel haben. Ich persönlich bezahle gerne etwas mehr für Bio-Waren in hoher Qualität, wenn es Sinn macht. Wenn ich z. B. eine Dose Thunfisch kaufe, die 1,50 EUR kostet und eine, die 5,00 EUR kostet, kann nicht dasselbe drin sein. Nehmen Sie sich etwas Zeit für das Lesen der Zutatenliste. Produkte, die augenscheinlich völlig gleich sind, können sehr unterschiedliche Zutaten enthalten. Kokosmehl und Kokosmilch zum Beispiel. Ich habe bei äußerlich gleichen Tüten Kokosmehl schon erlebt, dass der Kohlenhydratgehalt von mehr als 20 g pro 100 g bis 2 g pro 100 g variierte. Viele Produkte enthalten versteckten Zucker oder Weizenmehl, wofür der Kohlenhydratgehalt ein guter Indikator ist.

GRUNDLEBENSMITTEL

Die Liste mit den Grundlebensmitteln gibt Ihnen einen Hinweis darauf, was Sie auf Ihren Einkaufszettel schreiben sollten. Sie enthält eine Reihe von Lebensmitteln, mit denen Sie sich satt und zufrieden essen können. Ich habe die Liste eingeteilt in Grundlebensmittel, die Sie in den meisten Supermärkten finden können, und in Luxusprodukte, die Sie als Spezialprodukte vorwiegend in Reformhäusern oder Bioläden bekommen. Ich möchte unbedingt unterstreichen, dass Sie sich auch nach LCHF ernähren können, ohne jemals ein Spezialgeschäft zu betreten. Diese besonderen Zutaten verwenden viele dazu, um z. B. LCHF-freundliches Brot, Kuchen und Leckereien zu backen.

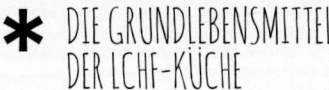

✳ DIE GRUNDLEBENSMITTEL DER LCHF-KÜCHE

EIER

BUTTER
– gute Biobutter aus echter Sahne, keine streichfähigen Mischprodukte

SCHLAGSAHNE

CRÈME FRAÎCHE (38 %)

GRIECHISCHER JOGHURT (10 %)

HÜTTENKÄSE (4 %)

FRISCHKÄSE
– nicht light

KÄSE
– z. B. einen guten Brie, einen reifen Cheddar oder Parmesan

WURST
– z. B. Salami, Schinken, Würstchen usw. in guter Qualität

BACON/FRÜHSTÜCKSSPECK
Wählen Sie wegen des möglichen Nitritgehalts Frühstücksspeck in Bio- oder Freilandqualität

GEMÜSE
– mindestens 5 verschiedene Sorten, z. B. Salat, alle Kohlsorten (wie Weißkohl, Rotkohl, Wirsingkohl oder Spitzkohl), Tomaten, Gurken, Zwiebeln, Paprika, Blumenkohl, Brokkoli, Zucchini, Aubergine, grüne Bohnen, Champignons, Fenchel, Zuckererbsen, Avocado, Kräuter (z. B. Petersilie, Basilikum, Minze)

ZITRONEN
– möglichst unbehandelte Zitronen, damit Sie auch die Schale verwenden können

GEHACKTE TOMATEN AUS DER DOSE
– oder 1 Flasche passierte Tomaten

KOKOSMILCH
– vollfett, am besten mit weniger als 5 g Kohlenhydraten pro 100 g

FLEISCH
– alle Sorten, aber am besten Fleisch von Weidetieren oder Bio-Fleisch

FISCH UND MEERESFRÜCHTE
– auch tiefgefroren oder als Konserve, z. B. Thunfisch oder Makrele in Tomatensauce. Verzichten Sie auf Pangasius, der zwar sehr billig ist, aber wesentlich weniger Nährstoffe enthält als andere Fischarten.

NÜSSE
– z. B. Mandeln, Walnüsse, Macadamianüsse, Pekannüsse oder Paranüsse

SAMEN/KERNE
– z. B. Sonnenblumenkerne, Sesam, Kürbiskerne und Leinsamen

BEEREN
– z. B. Erdbeeren, Himbeeren, Blaubeeren, Johannisbeeren (außerhalb der Saison tiefgefroren)

OLIVENÖL
– Bio-Qualität und kalt gepresst

MAYONNAISE
– am besten aus Rapsöl und Eiern von freilaufenden Hühnern

OLIVEN
– alle Arten

DUNKLE SCHOKOLADE (70–85 %)
– wenn Sie es beeinflussen können

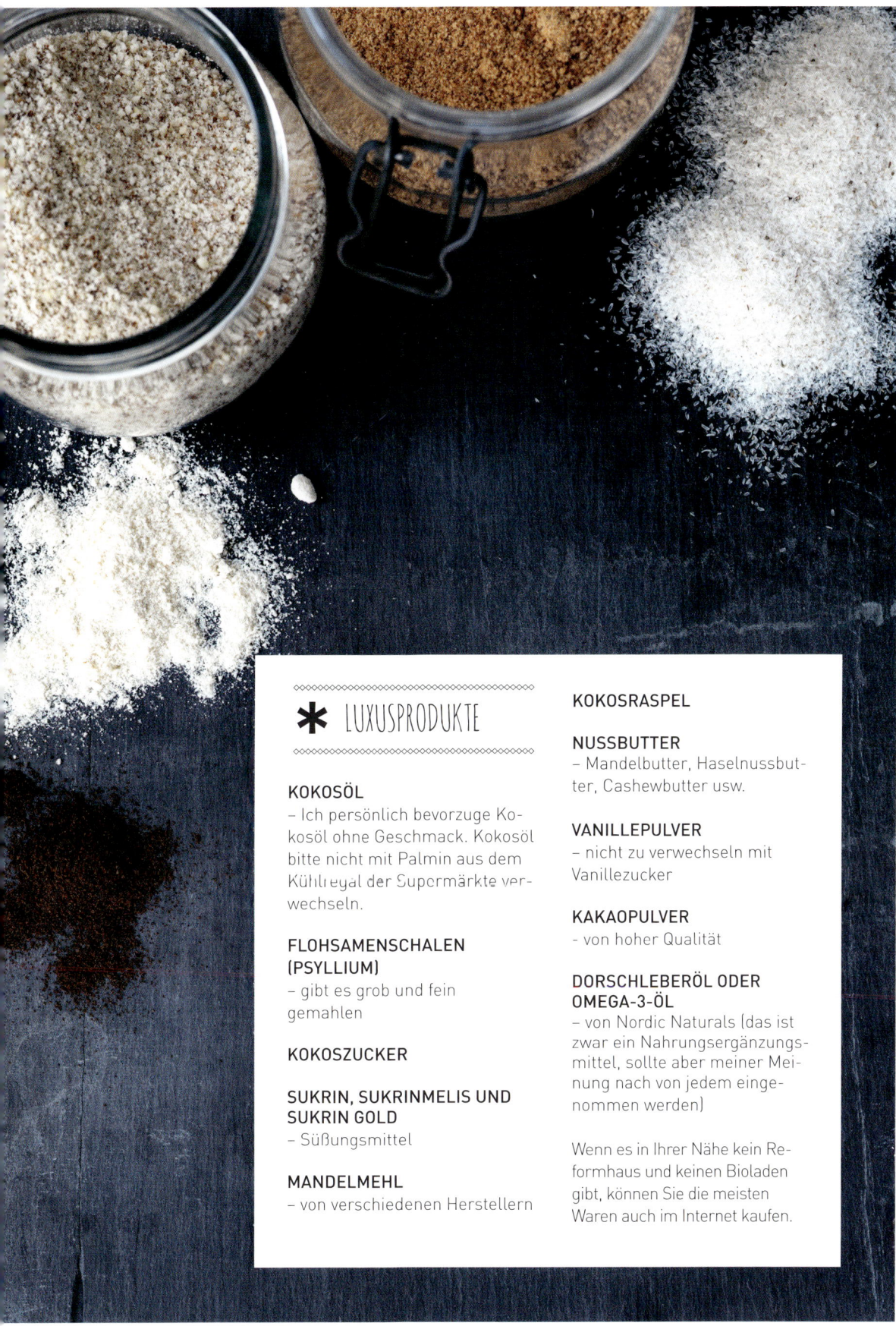

✳ LUXUSPRODUKTE

KOKOSÖL
– Ich persönlich bevorzuge Kokosöl ohne Geschmack. Kokosöl bitte nicht mit Palmin aus dem Kühlregal der Supermärkte verwechseln.

FLOHSAMENSCHALEN (PSYLLIUM)
– gibt es grob und fein gemahlen

KOKOSZUCKER

SUKRIN, SUKRINMELIS UND SUKRIN GOLD
– Süßungsmittel

MANDELMEHL
– von verschiedenen Herstellern

KOKOSRASPEL

NUSSBUTTER
– Mandelbutter, Haselnussbutter, Cashewbutter usw.

VANILLEPULVER
– nicht zu verwechseln mit Vanillezucker

KAKAOPULVER
- von hoher Qualität

DORSCHLEBERÖL ODER OMEGA-3-ÖL
– von Nordic Naturals (das ist zwar ein Nahrungsergänzungsmittel, sollte aber meiner Meinung nach von jedem eingenommen werden)

Wenn es in Ihrer Nähe kein Reformhaus und keinen Bioladen gibt, können Sie die meisten Waren auch im Internet kaufen.

✳ ÜBER DIE PRODUKTE

Wer Brot oder Kuchen ohne Zucker und Mehl backen will, kann sich das Leben mit einigen Spezialzutaten aus dem Reformhaus oder dem Internet erleichtern. Ich habe ansonsten versucht, die Verwendung von Spezialzutaten zu begrenzen, damit man nicht erst den halben Laden leer kaufen muss, um mit der LCHF-Ernährung beginnen zu können.

SELBST HERGESTELLTES MANDELMEHL
Ich stelle mein eigenes Mandelmehl mit der Küchenmaschine oder dem Mixer her. Dabei kann ich selbst bestimmen, wie fein oder grob ich es haben möchte. Normalerweise verwende ich keine blanchierten Mandeln, aber wer helleres Brot oder Kuchen haben möchte, der sollte das tun. Grundsätzlich können alle Nüsse zu Mehl gemahlen werden.

KOKOSRASPEL
Kokosraspeln sind nicht mit dem Kokosmehl zu verwechseln, das wir aus den Supermarktregalen kennen. Kokosraspel werden aus dem getrockneten Fleisch der Kokosnuss hergestellt und eignen sich sehr gut zum Backen. Sie haben einen natürlich süßlichen Geschmack, enthalten wenige Kohlenhydrate und sind sehr ballaststoffreich und daher sparsam im Verbrauch.

KOKOSÖL
Kokosöl ist eines der gesündesten Öle überhaupt. Es ist reich an Laurinsäure, das eine antibakterielle und pilzbekämpfende Wirkung hat. Es stärkt das Immunsystem, fördert den Stoffwechsel und stabilisiert den Blutzuckerspiegel. Es lässt sich sehr gut zum Kochen und Braten verwenden, da es zu den wärmestabilsten Ölen gehört. Besonders für das Braten bei hohen Temperaturen ist es (neben Butter) sehr gut geeignet. Kokosöl schmilzt bereits bei 26 °C und ist daher im Sommer flüssig, was jedoch keine Auswirkungen auf die Qualität oder die Verwendungsmöglichkeiten hat.

Kokosöl ist sowohl mit als auch ohne Geschmack erhältlich, wobei ich persönlich die Variante ohne Geschmack bevorzuge. Kaufen Sie Bio-Kokosöl einer guten Marke und lesen Sie sich gründlich die Zusammensetzung durch. Kokosöl und Palmin sind nicht dasselbe.

KOKOSZUCKER
Kokoszucker wird aus dem Blütensaft der Kokospalme gewonnen und erinnert in Geschmack und Struktur an dunklen Rohrzucker, hat aber einen weit niedrigeren glykämischen Index (etwa GI 35), d. h. er beeinflusst den Blutzucker weniger. Darüber hinaus enthält er eine Reihe von Vitaminen, Mineralstoffen und Spurenelementen wie Kalium, Magnesium, Zink, Eisen, Vitamin B und Vitamin C.

Kokoszucker ist im Reformhaus erhältlich.

FLOHSAMENSCHALEN (Psyllium)
Flohsamenschalen werden auch als Psyllium bezeichnet und stammen von der Pflanze Plantago ovata. Die kleinen getrockneten Schalen sind natürlich glutenfrei und haben einen hohen Gehalt an Ballaststoffen. Dadurch sind sie besonders für das Backen ohne Mehl geeignet. Durch den hohen Ballaststoffgehalt erhält das Brot eine bessere Struktur und Konsistenz.

Flohsamenschalen sind im Reformhaus erhältlich.

In meinen Rezepten verwende ich grob gemahlene Flohsamenschalen. Die Verwendung von Flohsamenschalenpulver in der angegebenen Menge ergibt nicht dasselbe Ergebnis.

MANDELMEHL

Das zum Backen am besten geeignete Mandelmehl besteht aus fein gemahlenen, geschälten Mandeln, bei denen 80 % des Fettes durch Kaltpressung entfernt worden ist. Es enthält etwa 30 g Ballaststoffe, etwa 40 g Eiweiß und rund 8 g Kohlenhydrate pro 100 g, wodurch es nur einen geringen Blutzuckeranstieg bewirkt. Mandelmehl hat darüber hinaus einen hohen Gehalt an Mineralstoffen, u. a. Magnesium, Eisen, Kalium, Kupfer, Mangan und Zink.

Mandelmehl verwendet man beim Backen am besten in Kombination mit Flohsamenschalen. Mandelmehl ist im Reformhaus erhältlich. Es ist teuer, aber sehr sparsam im Gebrauch.

SUKRIN

Sukrin ist ein sogenanntes natürliches Süßungsmittel, das auf dem Zuckeralkohol Erythritol basiert, der z. B. in Birnen und Pilzen natürlich vorkommt. Der Vorteil von Sukrin besteht darin, dass es in Aussehen und Struktur an Zucker erinnert und auch in etwa denselben Süßungsgrad hat (etwa 75 % von Zucker). Es enthält keine Kalorien, hat einen GI von 0 und damit keine Auswirkungen auf den Blutzuckerspiegel. Da Sukrin in meinen Augen jedoch kein natürliches Lebensmittel ist, bin ich bei der Verwendung etwas zurückhaltend. Darüber hinaus hat es einen etwas kühlen Nachgeschmack, was viele jedoch nicht stört. Ich verwende es vor allem in Rezepten, bei denen ich wegen der Farbe keinen braunen Kokoszucker verwenden will.

SUKRINMELIS

SukrinMelis ist pulverisiertes Sukrin, das sich wie Puderzucker für Glasuren o. Ä. verwenden lässt. Man kann es auch mithilfe einer Kaffeemühle selbst herstellen.

SUKRIN GOLD

Sukrin Gold besteht aus Sukrin (Erythritol), Tagatose, Glycerol, Malzextrakt (glutenfrei) und Stevia. Es hat die Konsistenz, das Aroma und den Süßungsgrad von braunem Zucker.

Sukrin, SukrinMelis und Sukrin Gold sind über das Internet erhältlich.

VANILLEPULVER

Vanillepulver besteht aus den gemahlenen Samenkörnern der Vanille ohne Zuckerzusatz und sollte nicht mit Vanillezucker verwechselt werden. Es ist in den meisten Bio-Supermärkten erhältlich und lässt sich auch durch das Mark der Vanilleschote ersetzen.

✳ TIPPS ZUR ERNÄHRUNGSUMSTELLUNG

Essen Sie bereits kohlenhydratreduziert und brauchen Sie nur noch einen kleinen Anstoß, um sich von der letzten Scheibe Brot zu verabschieden? Oder erscheint es Ihnen nahezu unmöglich, Ihre gesamte Ernährung völlig auf den Kopf zu stellen? Wie Ihnen die Umstellung auf LCHF am besten gelingt, hängt sehr von Ihrer Ausgangssituation ab.

Vielleicht müssen Sie auf bestimmte gesundheitliche Aspekte Rücksicht nehmen. Vielleicht sind Sie übergewichtig, haben Typ 2-Diabetes, zu hohe Cholesterinwerte, leiden an PCO/PCOS oder Insulinresistenz und vielleicht nehmen Sie auch Medikamente ein. Insbesondere, wenn Sie Medikamente gegen Diabetes, Cholesterin oder Bluthochdruck einnehmen, können Sie Glück haben und möglicherweise die Dosierung Ihrer Medikamente nach dem Übergang zur kohlenhydratarmen Ernährung senken.

Die besten und schnellsten Ergebnisse erreichen Sie, wenn Sie die LCHF-Prinzipien voll und ganz umsetzen. Gehören Sie zu den Menschen, die durch schnelle Resultate motiviert werden oder gelingt Ihnen eine Sache am besten, wenn Sie sie schrittweise durchführen? Nur Sie allein wissen, welche Methode für Sie die beste ist.

✳ FETT IST IHR NEUER BESTER FREUND

Wenn Ihr Körper keine Kohlenhydrate mehr als primären Brennstoff verwendet, ist es wichtig, dass Ihre Ernährung ausreichend Fett enthält. Nur so gewährleisten Sie, dass Sie nach wie vor genügend Energie für den gesamten Tag haben. Fett ist nicht nur ein Energielieferant, sondern wirkt auch stabilisierend auf den Blutzuckerspiegel. Haben Sie bisher sehr fettarm gegessen, werden Sie schnell merken, wie Ihr Körper mit einer ganz anderen Ruhe reagiert.

Oft höre ich, die größte Herausforderung bei der Umstellung liegt vor allem in der Erhöhung des Fettgehaltes der Nahrung. Es fällt ihnen schwer, daran zu glauben, dass Fett nicht ungesund ist und nicht dick macht. Ich kann jedoch nicht genug betonen, dass die Erhöhung Ihres Fettkonsums von entscheidender Bedeutung ist, während Sie gleichzeitig die Kohlenhydrate reduzieren. Dies ist keine Low Carb-Ernährung, sondern eine Low Carb-High Fat-Ernährung.

✳ ESSEN SIE FETT UND EIWEISS ZUM FRÜHSTÜCK

Wenn Sie zuerst nur eine Änderung durchführen können oder wollen, beginnen Sie mit dem Frühstück. Ersetzen Sie Müsli, Joghurt oder Toast durch ein Frühstück, das vorwiegend aus Eiweiß und Fett besteht. Wählen Sie dazu eines der Frühstücksrezepte aus diesem Buch. Wenn Ihr Blutzuckerspiegel morgens nicht schon Achterbahn fährt, wird ihr Körper mit einem stabileren Blutzucker während des Tages und mit weniger Heißhunger auf Süßes und weniger Müdigkeit am Nachmittag reagieren.

✳ ERHÖHEN SIE DEN FETTPROZENTANTEIL:

* Essen Sie den Fettrand vom Fleisch und die Haut beim Hähnchen.
* Braten Sie in reichlich Butter oder Kokosöl.
* Verwenden Sie großzügig Öldressing über Ihrem Gemüse.
* Essen Sie fetten Käse und Molkereiprodukte mit hohem Fettgehalt.
* Verwenden Sie vollfette Sahne oder Kokosmilch für Ihre Saucen.
* Füllen Sie Ihren Kühlschrank mit Dips und Dressings aus gesunden Ölen.

✳ ESSEN SIE DIE HAUT BEIM HÄHNCHEN UND DEN FETTRAND VOM FLEISCH

Natürlich sollen Sie sich nicht im Fett suhlen. Beginnen Sie z. B. damit, die Haut beim Hähnchen oder auch ein Stück vom Fettrand beim Fleisch zu essen. Fett sorgt nicht nur für Sättigung und Energie, sondern verleiht dem Essen auch einen guten Geschmack.

✳ WÄHLEN SIE IMMER DIE MOLKEREIPRODUKTE MIT DEM HÖCHSTEN FETTGEHALT

In Zukunft wählen Sie fetten Käse, Crème fraîche 38 %, reine Schlagsahne und echte Butter. Seien Sie vorsichtig mit Joghurtprodukten, denn auch Naturjoghurt enthält relativ viel Milchzucker. Wenn Sie ab und zu einmal eine Schale Joghurt zum Frühstück essen wollen, wählen Sie griechischen Joghurt, den Sie noch mit etwas Sahne verrühren können. Eine dicke Scheibe Käse um eine Scheibe Schinken gerollt ist gut, wenn Sie zwischen den Mahlzeiten einmal hungrig werden sollten.

✳ BRATEN SIE MIT BUTTER ODER KOKOSÖL

Butter und Kokosöl sind die einzigen Fette, die für das Braten bei hohen Temperaturen in der Pfanne wärmestabil genug sind. Und wir sprechen hier von reiner Butter, nicht von den flüssigen »Butterprodukten« in der Kunststoffflasche. Sie können Butter ruhig in großen Mengen verwenden. Ich persönlich brate meist mit Kokosöl, da die Männer meiner Familie den Buttergeschmack nicht besonders mögen. Eine Scheibe Knoblauchbutter auf einem guten Steak schmeckt sehr gut.

✳ MÖGEN SIE SAUCEN?

Dann holen Sie die Sahne aus dem Kühlschrank. Ein großer Schluck Sahne mit Bratensaft aufgekocht wird eine schnelle, einfache Sauce für Fleisch, die zugleich den Fettgehalt und damit den Sättigungsgrad der Mahlzeit erhöht. Oder wie wäre es mit einer dicken, selbst gemachten Sauce béarnaise? Im Gegensatz zu gekauften Varianten besteht diese aus Eigelb und Butter und ist damit die ideale LCHF-Sauce.

✳ ODER BEVORZUGEN SIE DIPS?

Ich persönlich bevorzuge Dips und Dressings für mein Essen. Ich habe immer selbst gemachtes Pesto, Mayonnaisedips in meinem Kühlschrank. Damit kann man blitzschnell den Fettgehalt einer Mahlzeit erhöhen.

✳ DENKEN SIE AN DAS GEMÜSE

Wir wollen die Fettangst nicht mit Kohlenhydratangst ersetzen. Das ist auch der Grund dafür, dass ich nicht dafür plädiere, die tägliche Kohlenhydratmenge zu zählen. Gemüse enthält Kohlenhydrate, und wir müssen viel Gemüse essen, um in den Genuss aller gesundheitlichen Vorteile der LCHF-Ernährung zu kommen. Wenn Sie eine sehr niedrige Kohlenhydrattoleranz haben, können Sie Ihren Teller mit dem Gemüse füllen, das oberhalb des Erdbodens wächst. Vertragen Sie etwas mehr Kohlenhydrate, können Sie ab und zu auch etwas Wurzelgemüse essen.

✳ ESSEN SIE DIE RESTE VOM ABENDESSEN ALS MITTAGESSEN

Für viele bereitet das Mittagessen die größten Probleme, denn bisher haben

sie dafür oft einfach ein Brot mit zur Arbeit genommen. Gewöhnen Sie sich daran, am Vortag etwas mehr zum Abendessen zuzubereiten und die Reste am nächsten Tag mitzunehmen. Sollte das Abendessen wider Erwarten einmal aufgegessen werden, können Sie auch einen der Mittagssalate aus diesem Buch zubereiten. Diese eignen sich gut zum Mitnehmen und brauchen nur noch mit etwas Gemüse ergänzt zu werden. So bleiben Sie bis zum Abendessen satt.

✳ HÖREN SIE IN SICH HINEIN

Ich kann Ihnen nicht sagen, wie viel Gramm Kohlenhydrate oder Fett Sie pro Tag genau essen sollen, denn wir sind alle verschieden. Hören Sie in sich hinein. Ich weiß, dass es schwierig sein kann herauszufinden, was der Körper will, wenn man Jahre darauf verwendet hat, Hungergefühle und andere Körpersignale zu unterdrücken. Aber es lohnt sich. Wenn Sie das Gefühl haben, dass Sie von Ihrem Körper keine Signale bekommen, nehmen Sie folgende Fragen als Richtschnur: Haben Sie den ganzen Tag über genug Energie? Fühlen Sie sich zwischen den Mahlzeiten satt und stabil? Spüren Sie Ruhe im Körper? Haben Sie weniger Heißhunger auf Süßes? Schlafen Sie nachts gut? Wenn Sie diese Fragen mit Ja beantworten, dann sind Sie auf einem guten Weg.

✳ ESSEN SIE, WENN SIE HUNGER HABEN, UND HÖREN SIE AUF, WENN SIE SATT SIND

Vielleicht sind Sie damit groß geworden, dass man den Teller immer leer isst. Versuchen Sie, diese Vorstellung abzuschütteln und lieber nur so viel zu essen, bis Sie satt sind, unabhängig davon, wie viel Essen auf Ihrem Teller zurückbleibt. Aber wenn Sie Ihren Körper davon überzeugen wollen, dass Sie beide in Zukunft gute Freunde sein werden, dürfen Sie weder zu viel essen, noch hungern. Der einzige Zeitpunkt, zu dem Sie hungrig sein dürfen, ist, wenn Sie sich zu einer Mahlzeit an den Tisch setzen. Der Körper kann verwirrende Signale senden, die man leicht als Hunger deuten kann. Sie können aber auch Durst, emotionalen Hunger oder Müdigkeit bedeuten. Erweisen Sie sich selbst einen guten Dienst und lernen Sie die Unterschiede kennen. Darüber werden Sie auf lange Sicht sehr froh sein.

✳ NEHMEN SIE FISCHÖL ALS NAHRUNGSERGÄNZUNGSMITTEL EIN

Dies hat eigentlich nicht so sehr viel mit LCHF zu tun, ist aber einer der wichtigsten Schlüssel für mein persönliches Wohlbefinden. Ich nehme am liebsten Dorschleberöl von Nordic Naturals (siehe Seite 43), denn es ist rein und hat keinen Fischgeschmack. Fischöl enthält große Mengen Omega-3-Fettsäuren, die gut für Herz, Gehirn, Augen, Gelenke, Stoffwechsel, Haar, Haut und Nägel sind. Die Liste ließe sich noch unendlich weit fortsetzen. Außerdem ist es wichtig, ein Gleichgewicht zu den Omega-6-Fettsäuren herzustellen, die wir unter anderem über Pflanzenöle, Nüsse und Kerne aufnehmen. Das optimale Verhältnis von Omega-3 und Omega-6 wird unter Experten ständig diskutiert. Das einzige, worüber man sich einig ist, ist, dass die meisten Menschen zu viel Omega-6 und zu wenig Omega-3 aufnehmen.

Fischöl in Kapseln lässt sich nicht damit vergleichen, da es oft unrein und ranzig ist. Sie können ja mal eine solche Kapsel öffnen, an dem Öl riechen und überlegen, ob Sie immer noch Lust haben, dieses Öl Ihrem Körper zu geben.

Kann ich mithilfe der LCHF-Ernährung abnehmen?

Die meisten nehmen in der ersten Woche 1–2 kg ab und danach etwa 0,5 kg pro Woche. Aber das ist sehr individuell. Eine kohlenhydratarme Ernährung hat sich in vielen Studien als effektiver für die Gewichtsreduktion erwiesen als Kalorienzählen, Hungerkuren oder eine fettarme Ernährung. Prinzipiell kann man sagen, dass die meisten Diäten funktionieren, solange sie durchgehalten werden. Das Gute an LCHF ist, dass Sie sich satt essen und gleichzeitig abnehmen können, was wahrscheinlich der beste Ausgangspunkt für einen dauerhaften Gewichtsverlust ist.

✱ WENN DAS GEWICHT STILLSTEHT

Wenn es um die Gewichtsreduktion geht, wird LCHF oft als Wundermittel bezeichnet. Dennoch gibt es einige Menschen, die trotz LCHF-Ernährung nicht abnehmen. Mögliche Ursachen:

SIE VERLIEREN KÖRPERFETT, OHNE ES ZU MERKEN

Die meisten nehmen in der ersten Woche 1–2 kg ab und bekommen Panik, wenn ihr Gewicht nicht weiter sinkt. Messen Sie Ihren Körperumfang an verschiedenen Stellen oder beobachten Sie, ob Ihre Kleidung lockerer sitzt. Es kann sein, dass Sie abgenommen haben, ohne dass die Waage es zeigt.

SIE ESSEN NICHT GENÜGEND LOW CARB

Vielleicht essen Sie eher »Lower Carb« als »Low Carb«. Essen Sie über einen gewissen Zeitraum weniger als 50 g Kohlenhydrate pro Tag. Dazu sollten Sie vorrangig Fleisch, über der Erde wachsendes Gemüse, vollfette Molkereiprodukte und natürliche Fette essen.

SIE ESSEN KEINE RICHTIGEN LEBENSMITTEL

Sofern Ihre Ernährung vor allem aus Proteinpulver und sogenannten »Low Carb-Produkten« besteht, haben Sie den Sinn des Ganzen nicht richtig verstanden. Wenn Sie auf Kohlenhydrate verzichten, gehen Sie zu einer Ernährung mit nährstoffreichen, echten Lebensmitteln über.

SIE ESSEN ZU VIELE NÜSSE

Nüsse sind gesund, aber auch sehr energiehaltig und reich an Kohlenhydraten. Außerdem laden sie zum Zwischendurchessen ein, so dass man leicht zu viele davon isst.

SIE ESSEN ZU VIELE MOLKEREIPRODUKTE

Molkereiprodukte können die Ursache für einen zu hohen Insulinspiegel sein, was Ihrem Gewichtsverlust entgegenwirkt. Das ist sowohl auf den Gehalt an Laktose als auch auf die Aminosäurezusammensetzung der Milchprodukte zurückzuführen, die dieselbe Insulinreaktion hervorrufen kann wie Weißbrot.

SIE ESSEN ZU VIELE SÜSSUNGSMITTEL

Süßungsmittel können Ihre Gewichtsreduktion hemmen, auch wenn sie weder Kalorien noch Kohlenhydrate enthalten. Oft wirken Süßungsmittel appetitanregend.

SIE ESSEN DEN GANZEN TAG ÜBER

Ihre Ernährung entspricht LCHF, aber Sie halten an dem alten Muster mit vielen Mahlzeiten den ganzen Tag über fest. Sind Sie wirklich hungrig?

SIE SIND GESTRESST

Stress ist ein wichtiger Faktor beim Abnehmen. Durch Stress erhöht sich der Cortisolspiegel im Körper, so dass Sie Heißhunger auf Süßes bekommen. Stress verschlechtert Ihre Schlafqualität und zu wenig Schlaf führt zu größerem Appetit und zur Gewichtszunahme.

SIE HABEN ZU LANGE ZU WENIGE KALORIEN GEGESSEN

Wenn Sie lange Zeit auf Diät waren, braucht Ihr Körper vielleicht jetzt eine Zeit, in der Sie ohne Gedanken an Gewicht und Kalorien essen.

SIE SÜNDIGEN ZU OFT

Ich befürworte keine fanatische Auslegung der LCHF-Ernährung, das wäre auch kaum realistisch bei einer Lebensweise für den Rest Ihres Lebens. Ich meine aber, man soll seine Sünden mit Sorgfalt und nicht zu oft wählen.

GESUNDHEIT IST MEHR ALS ESSEN

Für mich geht es bei einem gesunden Leben um mehr als nur um die Lebensmittel, die wir essen. Natürlich ist das Essen wichtig, um zu gewährleisten, dass der Körper die benötigte Energie und ausreichend Nährstoffe erhält, aber ebenso wichtig ist es, seinen Körper zu bewegen, sich nicht allzu viel ungesundem Stress auszusetzen und sich selbst zu lieben. Ich glaube, Sie werden damit den Schlüssel zu mehr Freude in Ihrem Leben finden.

✳ BEWEGUNG

Ihr Körper möchte sich gerne bewegen. Vielleicht gehören Sie ja bereits zu den Menschen, die Bewegung lieben. Dann sollten Sie froh und stolz darauf sein. Aber vielleicht winken Sie auch schon ab, wenn ich nur das Wort Bewegung nenne, und sehen bereits vor Ihrem geistigen Auge, wie Sie auf lange, ermüdende Joggingtouren gejagt werden. Aber so muss es nicht sein. Sie können Bewegung auf andere Weise langsam in Ihr Leben integrieren. Sie haben bestimmt schon einmal den Begriff »Alltagsbewegung« gehört, und die ist gar nicht so verkehrt. Hier geht es darum, dass Sie sich jeden Tag bewusst etwas mehr bewegen. Für Ihren Körper macht es keinen Unterschied, ob Sie mit Ihren Kindern spielen oder im Fitnesscenter auf dem Laufband laufen. Denken Sie einmal darüber nach. Es gibt viele Dinge, die Sie im Alltag tun können, um sich etwas mehr zu bewegen: Fahren Sie mit dem Fahrrad zur Arbeit, spielen Sie mit Ihren Kindern Fußball, machen Sie die Wohnung sauber, arbeiten Sie im Garten, machen Sie einen Waldspaziergang usw. Um sich etwas mehr zu bewegen, braucht man weder Geld noch besondere Ausrüstung. Man muss nur daran denken, es zu tun.

✳ STRESS

Gesundes Essen und Bewegung sind ein guter Schutz gegen Stress. Stress ist in meinen Augen eine der hauptsächlichsten Ursachen für Ungleichgewichte, Übergewicht und Zivilisationskrankheiten. Langzeitstress kann zu bleibenden Schäden im Körper führen und Sie können sich selbst einen großen Dienst erweisen, indem Sie darauf achten, diesen Stress zu vermeiden. Wodurch wir besonders gestresst werden und wie viel Stress wir aushalten, bevor er ungesund für uns wird, ist sehr individuell. Viele kennen das Gefühl, einen Alltag zu haben, in dem sie ständig zwei Schritte hinterherhinken. Man kommt morgens zu spät aus der Tür und beginnt seinen Tag schon gestresst. Auf der Arbeit erwartet uns eine dringende Aufgabe nach der anderen. Man schuftet den ganzen Tag und hat doch ständig das Gefühl, dass es nicht reicht. Man bleibt länger auf der Arbeit, als

Wie verhalte ich mich angesichts der sich fast wöchentlich ändernden Gesundheitsempfehlungen?

Es gibt wohl keine allgemeingültige Wahrheit über die Gesundheit. Ich meine jedoch, wir können uns darüber einig sein, dass Zucker und weißes, raffiniertes Mehl für niemanden gesund sind. Lightprodukte voller Chemie nützen ebenfalls niemandem, und das gilt sowohl für Erwachsene als auch für Kinder. Mein stärkstes Argument dafür, dass LCHF das Richtige für mich ist, ist das Gefühl, dass ich heute in meinem Körper habe, verglichen mit der Zeit, als ich fettarm gegessen habe. Ich bin gesund und fit, habe ein stabiles Gewicht und viel Energie und bin nur selten krank. Das sagt, glaube ich, alles.

man eigentlich wollte und holt die Kinder zu spät ab. Zu Hause wird man vom Anblick des nicht abgedeckten Frühstückstisches empfangen, weil dazu morgens in der Hektik keine Zeit mehr blieb, und so beginnt man den Feierabend damit, alte Eierreste von den Tellern zu kratzen, bevor man sich an die Zubereitung des Abendessens macht. Nach dem Abendessen ist noch Kuscheln, Baden, Vorlesen und Insbettbringen angesagt, und wenn die Kinder dann endlich schlafen, muss man noch ein bisschen aufräumen, Pausenbrote schmieren und die Tasche für den nächsten Tag packen. Wenn das alles endlich erledigt ist, fällt man nur noch ins Bett.

Vielleicht habe ich das jetzt ein wenig überspitzt ausgedrückt, aber vielleicht überlegen Sie jetzt auch, wie zum Teufel ich Ihr Leben so genau beschreiben kann. Ich kann das, weil mein eigenes Leben genauso war. Nach vielen Jahren in der Tretmühle und krank vor Stress fasste ich den Entschluss, meinen sicheren Arbeitsplatz zu kündigen. »In diesen Krisenzeiten ist das ja wohl absolut idiotisch«, sagten die Leute, und insbesondere meine innere Stimme, zu mir. Aber zu dem Zeitpunkt war es für mich nur wichtig, dem körperlichen Zusammenbruch, auf den ich mich zu bewegte, Einhalt zu gebieten. Ich kann gar nicht beschreiben, welche Veränderungen ich danach erlebte.

Vor allem erhielt ich die Einsicht, wie sehr unser ganzes Leben durch den Stress beeinträchtigt wird, dem wir uns aussetzen. Es ist nicht nur unsere Arbeitsfähigkeit, sondern auch unser Familienleben, unser soziales Leben und nicht zuletzt unser körperliches und geistiges Wohlbefinden, das hier auf dem Spiel steht.

Neben dem Arbeits- und Alltagsstress gibt es auch noch den Stress, den wir uns selbst machen und den ich fast für den schlimmsten halte. Der größte Stressfaktor in diesem Zusammenhang ist Hunger. Wenn Sie jahrelang versucht haben abzunehmen und alle Expertenempfehlungen in Bezug auf weniger Kalorien aufnehmen, weniger essen und mehr bewegen umzusetzen, ist es sehr wahrscheinlich, dass Sie einen gestressten Körper geschaffen haben, der sich ständig in dem Glauben befindet, die nächste Hungersnot steht vor der Tür. In einer solchen Situation reagiert Ihr Körper mit seiner allerwichtigsten Funktion: Sie am Leben zu erhalten. Er hält an seinen Fettdepots fest und sorgt dafür, dass so viele Kalorien wie möglich aus Ihrer Nahrung in Fett umgewandelt werden. Bringen Sie Ihrem Körper bei, daran zu glauben, dass es keine Hungersnot gibt. Das machen Sie am besten, indem Sie eine Zeit lang ohne jeden Gedanken an das Abnehmen essen. Verzehren Sie jeden Tag vernünftige Mengen Nahrung. Essen Sie sich an hochwertigen Lebensmitteln satt, damit Ihr Körper genügend Nährstoffe erhält, zur Ruhe kommen kann und wieder das Vertrauen zurückgewinnt, dass alles seinen richtigen Gang geht. Erst danach sollten Sie anfangen, wieder über das Abnehmen nachzudenken, wenn dies für Sie nach wie vor aktuell ist.

LIEBE DICH SELBST

Haben Sie schon einmal darüber nachgedacht, wie Sie mit sich selbst reden? Was für Gedanken gehen Ihnen durch den Kopf, wenn Sie morgens am Badezimmerspiegel vorbeikommen? Ihre Gedanken speichern sich in Ihrem Körper und können Einfluss auf den Willen Ihres Körpers zur Zusammenarbeit bei der Regulierung von Appetit, Gewicht und Wohlbefinden haben. Hatten Sie schon einmal einen Chef/Elternteil/ Lehrer/Partner, der schlecht von Ihnen gesprochen oder Sie von oben herab behandelt hat? Können Sie sich daran erinnern, ob Sie danach Lust hatten, sich besonders anzustrengen? Oder hatten Sie nicht eher Lust, dem Betreffenden den Mittelfinger zu zeigen und genau das Gegenteil zu machen? Es ist nicht undenkbar, dass Ihr Körper genauso reagiert, wenn er jeden Morgen mit dem Gedanken konfrontiert wird, unfähig, hässlich und faul zu sein.

Sich selbst lieben und akzeptieren zu lernen, ist eine lebenslange Aufgabe, aber eine, deren Inangriffnahme sich auf jeden Fall bezahlt macht. Wenn Sie gelernt haben, sich und Ihren Körper zu lieben, ist es höchst unwahrscheinlich, dass Sie sich jemals wieder ungesundem Essen, destruktiven Partnerbeziehungen, schlechten Arbeitsbedingungen und anderen Umständen in Ihrem Leben aussetzen, die Ihnen mehr Stress als Freude bereiten. Sich selbst zu lieben ist nicht gleichbedeutend mit Eitelkeit oder Überheblichkeit, sondern der Gegenpol zum Minderwertigkeitsgefühl. Sie brauchen dazu auch nicht perfekt zu sein. Sie brauchen nur zu akzeptieren, dass Sie sind, wie Sie sind, und dass das in Ordnung ist.

Wenn Sie sich selbst lieben, trauen Sie sich auch, etwas für sich selbst zu tun, beispielsweise Geld für hochwertiges Essen auszugeben, einen Yogakurs zu besuchen, einen Babysitter zu organisieren, damit Sie mal tanzen, joggen oder reisen können, oder was Ihnen sonst guttut.

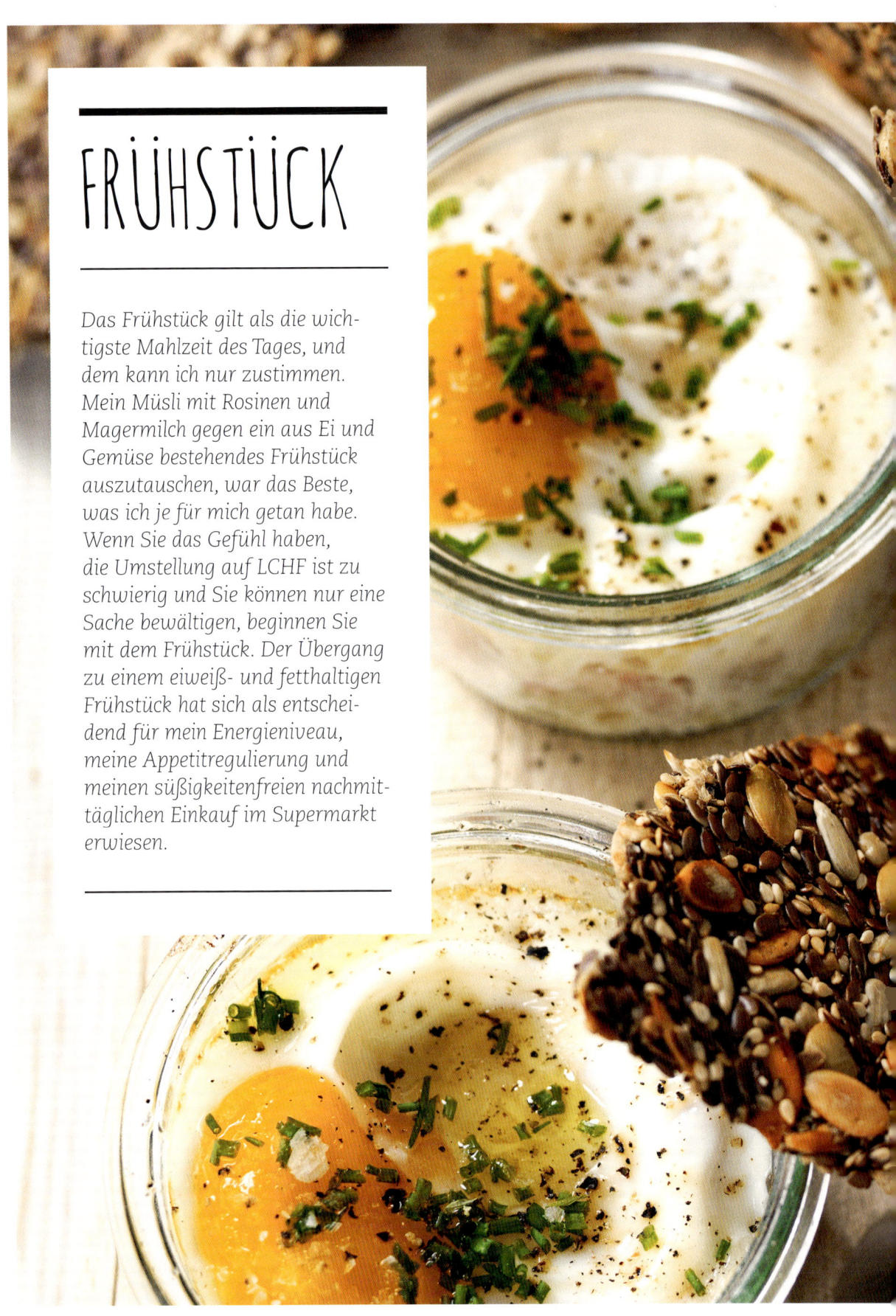

FRÜHSTÜCK

Das Frühstück gilt als die wichtigste Mahlzeit des Tages, und dem kann ich nur zustimmen. Mein Müsli mit Rosinen und Magermilch gegen ein aus Ei und Gemüse bestehendes Frühstück auszutauschen, war das Beste, was ich je für mich getan habe. Wenn Sie das Gefühl haben, die Umstellung auf LCHF ist zu schwierig und Sie können nur eine Sache bewältigen, beginnen Sie mit dem Frühstück. Der Übergang zu einem eiweiß- und fetthaltigen Frühstück hat sich als entscheidend für mein Energieniveau, meine Appetitregulierung und meinen süßigkeitenfreien nachmittäglichen Einkauf im Supermarkt erwiesen.

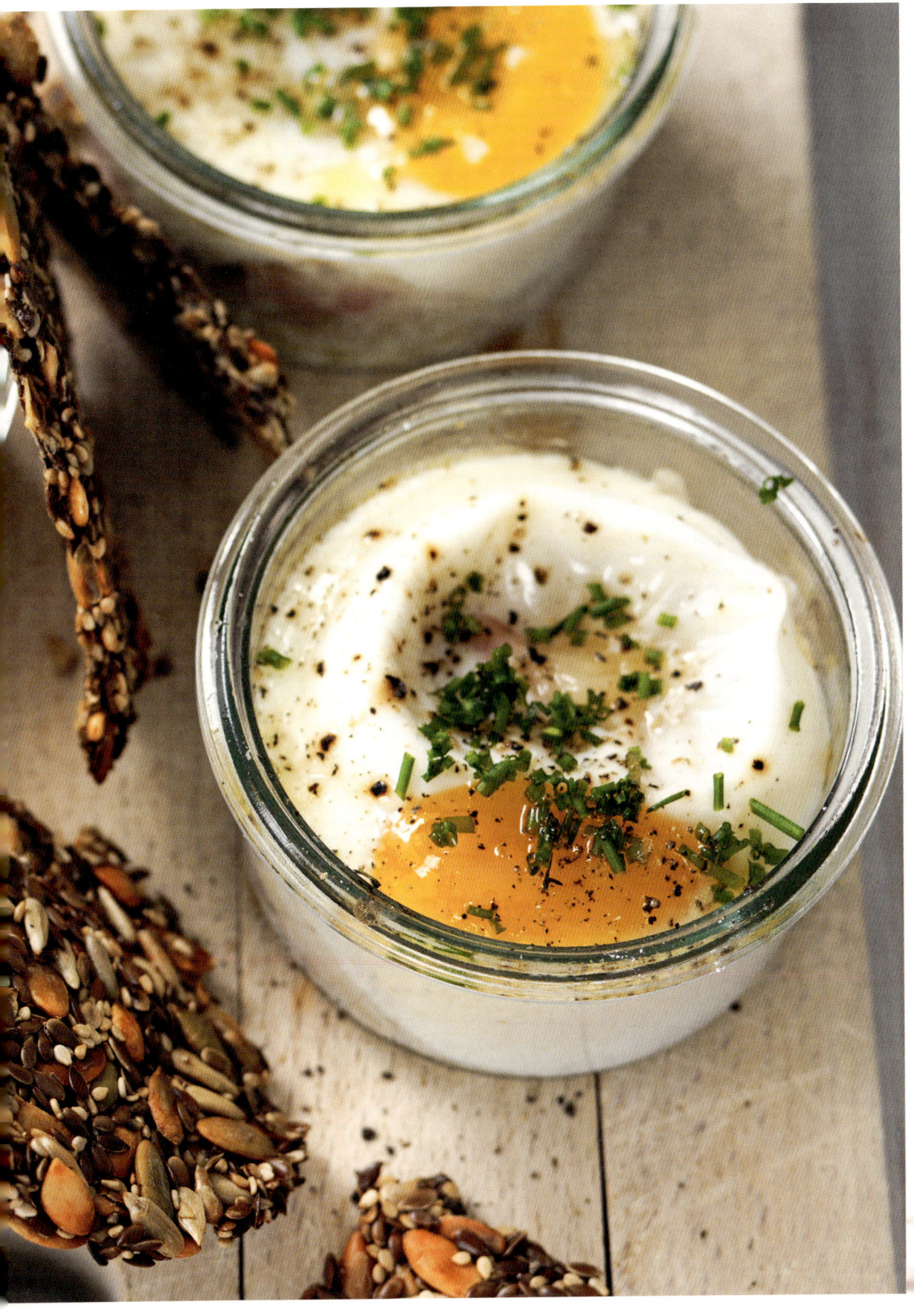

OMELETT MIT TOMATE UND BASILIKUM

Omeletts sind nicht langweiliger als das, womit man sie füllt. Ich persönlich bekomme nie genug vom klassischen Käse-Schinken-Omelett. Aber vergessen Sie das Gemüse nicht. Wenn Sie schon morgens Gemüse essen, sind Sie den empfohlenen 650g Obst und Gemüse schon näher.

1 PERSON

2–3 Eier
1 EL Sahne
Salz und frisch gemahlener Pfeffer
2 Tomaten
10 Basilikumblätter, gehackt
Butter oder Kokosöl zum Braten

Eier und Sahne in einer Schüssel mit Salz und Pfeffer verrühren.

Die Tomaten waschen, klein würfeln und mit gehackten Basilikumblättern vermischen.

Die Pfanne erhitzen und Butter oder Kokosöl zerlassen. Die Eiermasse in die Pfanne geben und die Temperatur senken. Gelegentlich die Ränder des Omeletts vom Pfannenrand abheben und die noch flüssige Eiermasse in die Pfanne gleiten lassen. Wenn die Eiermasse an den Seiten gestockt ist, die Füllung auf die eine Hälfte geben und das Omelett zusammenklappen. Danach auf beiden Seiten braten, bis es rundherum fest ist.

Die restliche Tomaten-Füllung dazu servieren.

KAFFEE MIT EIERMILCH

Kaffee mit Eiermilch ist Hardcore-LCHF! Ich selbst brauchte erst einen längeren Anlauf, bis ich mich dazu entschloss, es einmal zu probieren. Dann aber war ich positiv überrascht. Ein leckerer, cremiger und sättigender Latte, ganz ohne Milch. Probieren Sie es!

1 PERSON

1–2 Eier (eventuell pasteurisiert)
1–2 EL Kokosöl oder Butter
100 ml kochendes Wasser
200 ml starker, warmer Kaffee
1 TL gemahlener Zimt
1 Msp. Vanillepulver
Kokoszucker zum Süßen, nach Bedarf

Alle Zutaten miteinander zügig verrühren, bis ein cremiger Kaffee entsteht.

Nach Belieben mit etwas Kokoszucker abschmecken.

In ein Glas gießen und servieren.

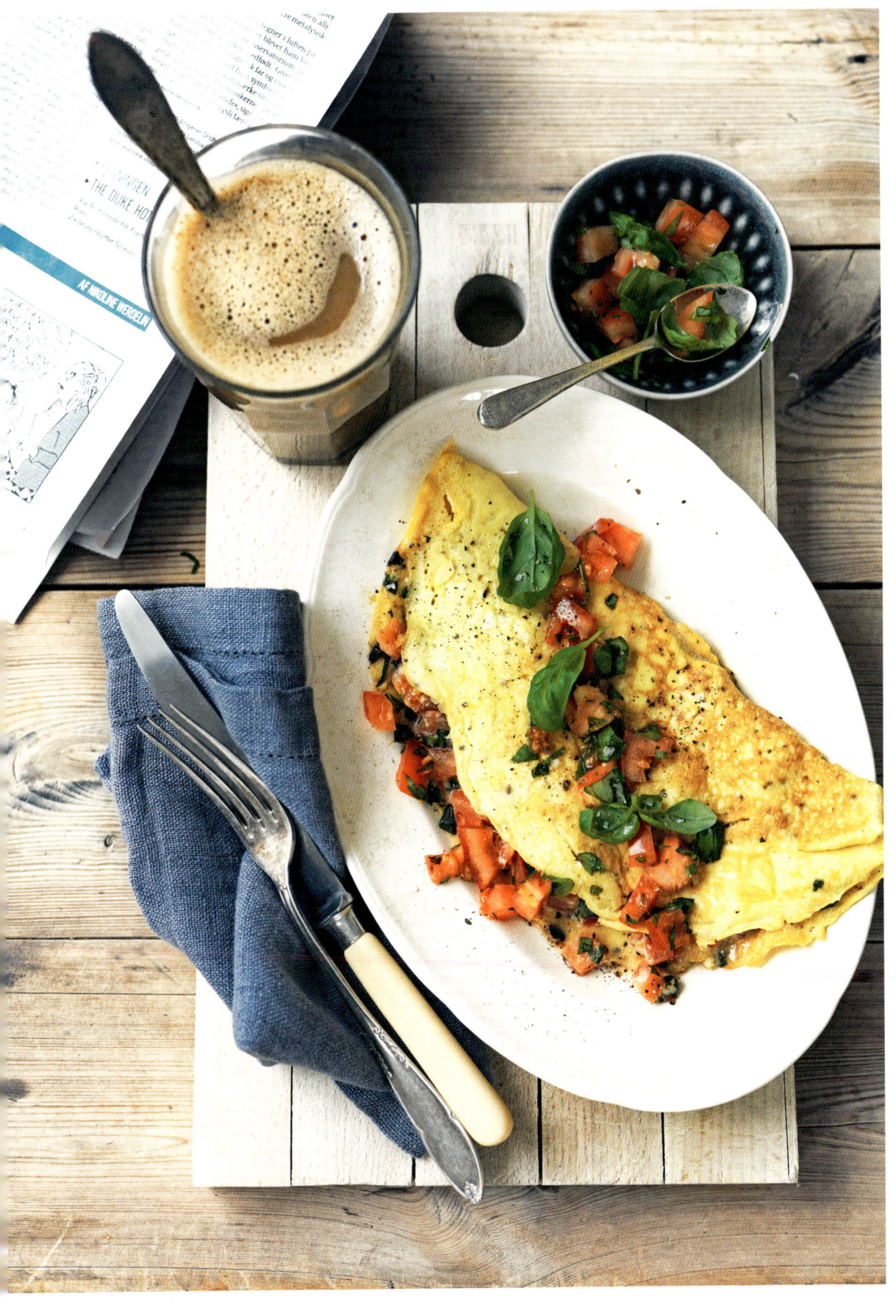

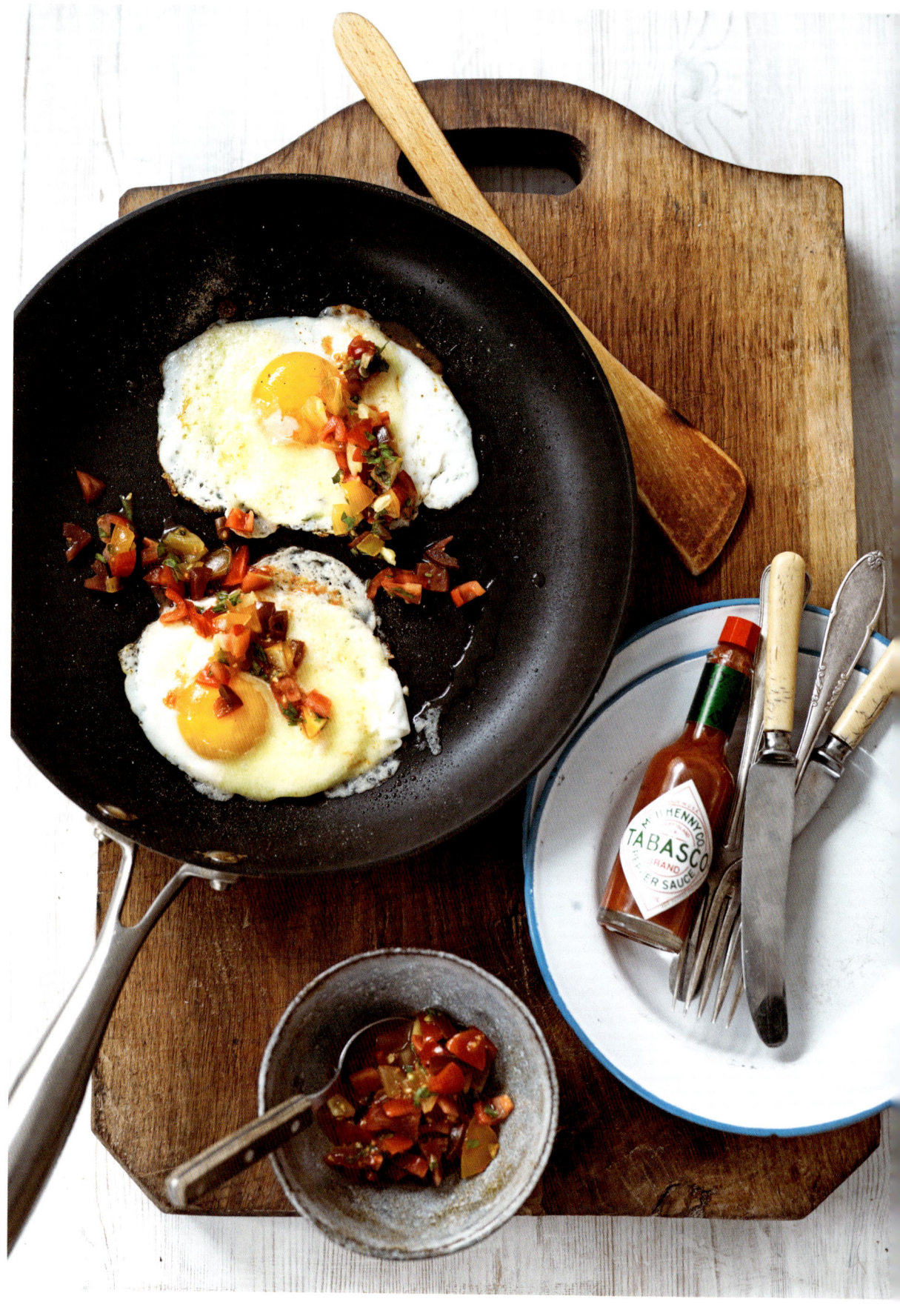

SPIEGELEI
MIT KÄSE UND TOMATENSALSA

Die wenigsten von uns haben Zeit, am Morgen großartig zu kochen. Meine Lösung dafür ist oft Spiegelei, das ich mit einer Scheibe Käse bedecke. Hört sich Spiegelei mit Käse merkwürdig an? Es schmeckt aber einfach himmlisch.

1 PERSON

2 Eier
2 Scheiben Käse, z.B. den leicht
    schmelzenden Havarti
Salz und frisch gemahlener
    Pfeffer

TOMATENSALSA MIT TABASCO
1–2 Tomaten
1 kleine Handvoll Petersilie
Saft und Schale von 1 unbehan-
    delten Limette
2–4 Tropfen Tabasco

TOMATENSALSA MIT TABASCO
Für die Salsa die Tomaten waschen und klein würfeln. Die Petersilie waschen, trockenschütteln, die Blätter abzupfen und fein hacken. In einer Schüssel mit dem Limettensaft und dem Tabasco vermischen. Die Limettenschale darüberstreuen.

SPIEGELEI
Für das Spiegelei die Pfanne erhitzen und das Fett zerlassen. Die Eier in die Pfanne schlagen und etwas stocken lassen, dann auf mittlere Temperatur zurückschalten.

Die Eier etwas braten lassen, dann die Käsescheiben auf die Spiegeleier legen und schmelzen. Wenn der Käse geschmolzen ist, die Eier servieren.

Etwas von der Tomatensalsa auf die Eier geben und den Rest dazu servieren.

HIMBEEROMELETT
MIT KOKOS

Auch Obst kann in einem Omelett sehr lecker sein, wie z.B. Himbeeren. Dies ist ein frisches, kuchenartiges Frühstück, das milchfrei mit Kokosmilch zubereitet wird.

1 PERSON

2–3 Eier
1 EL vollfette Kokosmilch
2 TL Kokoszucker
½ TL Vanillepulver
1–2 TL Flohsamenschalen
1 EL Kokosraspel
50 g Himbeeren (tiefgefrorene leicht antauen lassen)
Kokosöl zum Braten

ZUM GARNIEREN
etwas Kokosmehl

Die Eier mit Kokosmilch, Kokoszucker und Vanille schaumig schlagen. Flohsamenschalen und Kokosraspel hinzufügen und alles gut verrühren. Das Kokosöl in einer Pfanne erwärmen.

Die Eiermasse in die Pfanne geben und auf mittlere Temperatur herunterschalten. Gelegentlich die Ränder des Omeletts vom Pfannenrand abheben und die noch flüssige Eiermasse in die Pfanne gleiten lassen.

Wenn die Eiermasse an den Rändern fest wird, die Himbeeren auf das Omelett geben und in die Eiermasse einsinken lassen. Das Omelett zusammenklappen und auf beiden Seiten fertig braten.

Vor dem Servieren mit Kokosmehl bestauben.

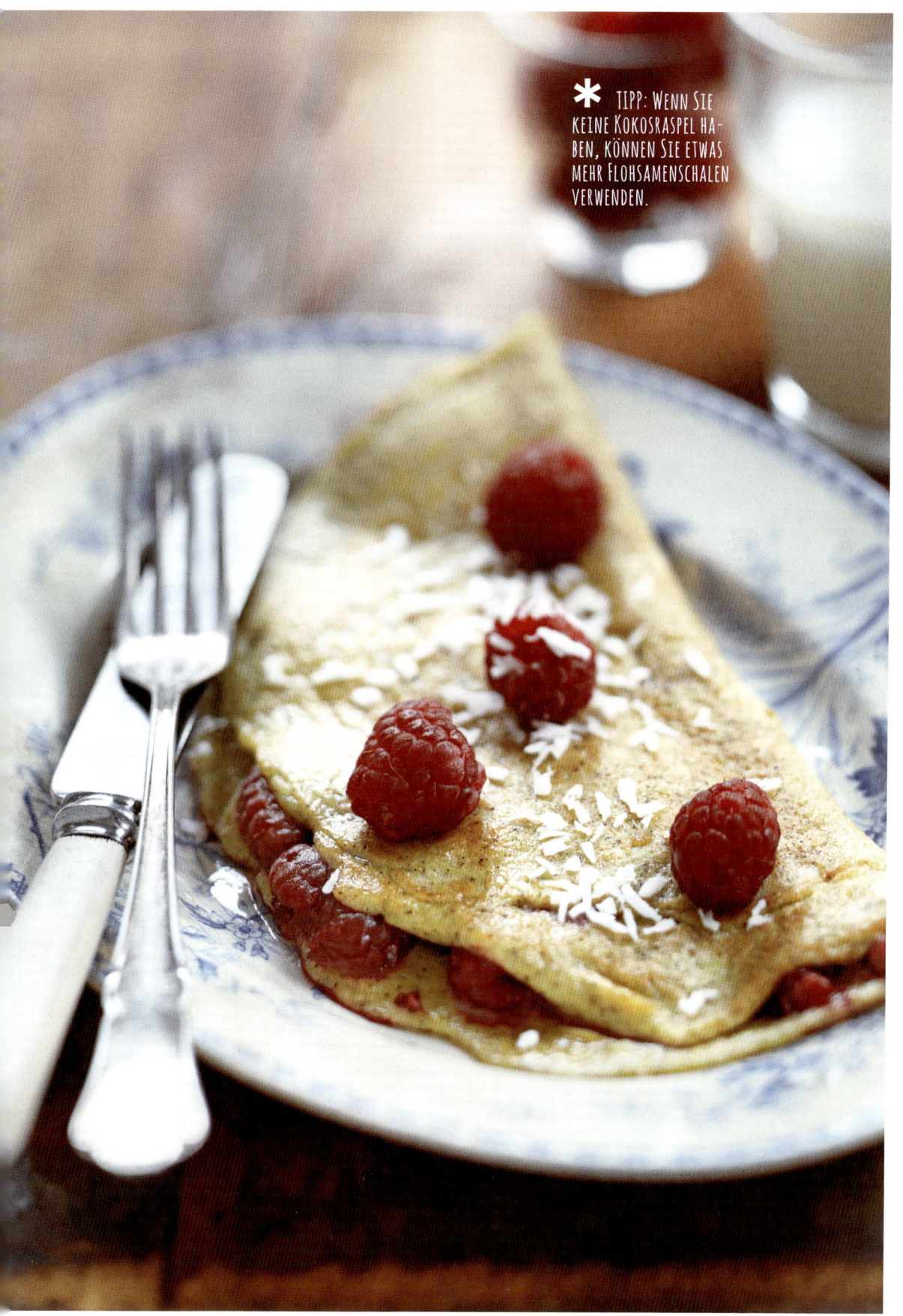

* TIPP: Wenn Sie
keine Kokosraspel ha-
ben, können Sie etwas
mehr Flohsamenschalen
verwenden.

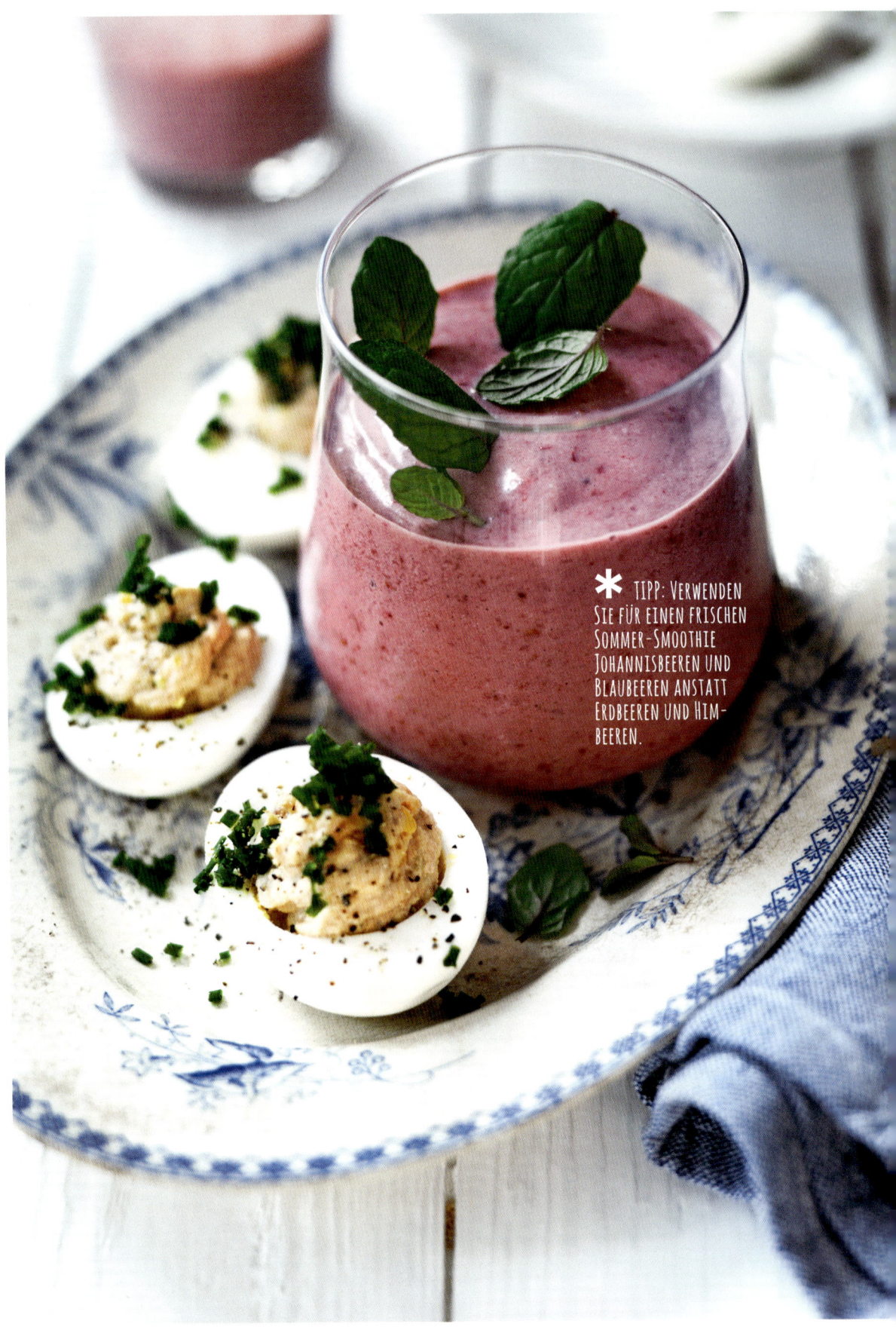

※ TIPP: VERWENDEN SIE FÜR EINEN FRISCHEN SOMMER-SMOOTHIE JOHANNISBEEREN UND BLAUBEEREN ANSTATT ERDBEEREN UND HIM- BEEREN.

TEUFELSEIER
MIT THUNFISCHFÜLLUNG

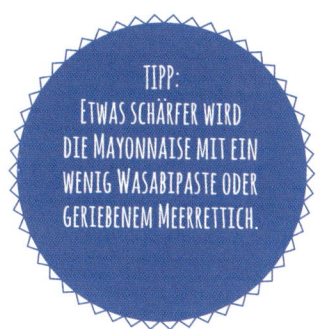

TIPP:
Etwas schärfer wird die Mayonnaise mit ein wenig Wasabipaste oder geriebenem Meerrettich.

Teufelseier sind hartgekochte Eier, aus denen das Eigelb entfernt wird und mit Mayonnaise und anderen guten Sachen vermischt wird. Diese hier sind mit sättigendem Thunfisch gefüllt.

1 PERSON

2 hart gekochte Eier
1 EL Mayonnaise
2 EL Thunfisch aus der Dose
Salz und frisch gemahlener Pfeffer

Die Eier schälen, längs halbieren und vorsichtig das Eigelb mit einem Teelöffel herauslösen.

Das Eigelb mit Mayonnaise und Thunfisch vermischen und mit Salz und Pfeffer abschmecken. Dann die Füllung wieder in die Eiweißhälften geben.

Wenn es schön aussehen soll, die Füllung in einen Gefrierbeutel geben und eine kleine Öffnung in eine Ecke schneiden. Mit diesem Einweg-Spritzbeutel lässt sich die Füllung dekorativ auf die Eier spritzen.

SÄTTIGENDER
SMOOTHIE

Vor allem im Sommer beginne ich den Tag gerne mit einem Smoothie. Um die Blutzuckerbelastung zu reduzieren, verwende ich selten Bananen dafür. Aber wenn Sie keine Probleme haben, können Sie ihn auch mit etwas Banane süßen.

1 GLAS

75 g gefrorene Erdbeeren
75 g gefrorene Himbeeren
150 ml vollfette Kokosmilch oder Sahne
1 Ei
1 TL Kokoszucker, nach Belieben
¼ TL Vanillepulver
Abrieb von ½ unbehandelten Zitrone
10 Blätter Kräuter, z.B. Minze, Petersilie oder Basilikum

Alle Zutaten in einem Mixer pürieren und dann servieren.

EIER EN COCOTTE
MIT FRÜHSTÜCKSSPECK UND PARMESAN

TIPP:
FÜR EINE CREMIGERE
VARIANTE IN JEDE SCHÜSSEL
ETWAS SAHNE ODER CRÈME
FRAÎCHE GEBEN, BEVOR DIE EIER
HINEINKOMMEN.

Ei en Cocotte ist ein Ei, das mit anderen guten Zutaten in ein feuerfestes Förmchen gegeben und im Backofen gebacken wird. Es ist besonders beim Brunch als Alternative zum traditionellen Rührei beliebt, da es ein hübsches Gericht ist und allein im Ofen gart, während die Gäste Platz nehmen.

4 STÜCK

200 g Frühstücksspeck
1 Zwiebel, fein gehackt
100 g Parmesan, gerieben
Salz und frisch gemahlener Pfeffer
4 Eier
etwas Schnittlauch, fein gehackt
Butter oder Kokosöl zum Einfetten der
   Förmchen

Den Backofen auf 200 °C vorheizen.

Den Frühstücksspeck klein schneiden und mit den Zwiebelwürfeln bei mittlerer Temperatur in der Pfanne braten, bis diese glasig sind.
Vier Förmchen mit Kokosöl oder Butter einfetten, Frühstücksspeck und Zwiebelwürfel darin verteilen und den Parmesan dazugeben. Mit Salz und Pfeffer würzen.
Ein Ei in jedes Förmchen schlagen. Auf ein Backblech auf die mittlere Schiene des Backofens stellen und etwa 15 Minuten backen, bis die Eier fest geworden sind.
Mit Schnittlauch und frisch gemahlenem Pfeffer servieren.

Nach Belieben ein gutes Knäckebrot dazu servieren (Rezept siehe Seite 173).

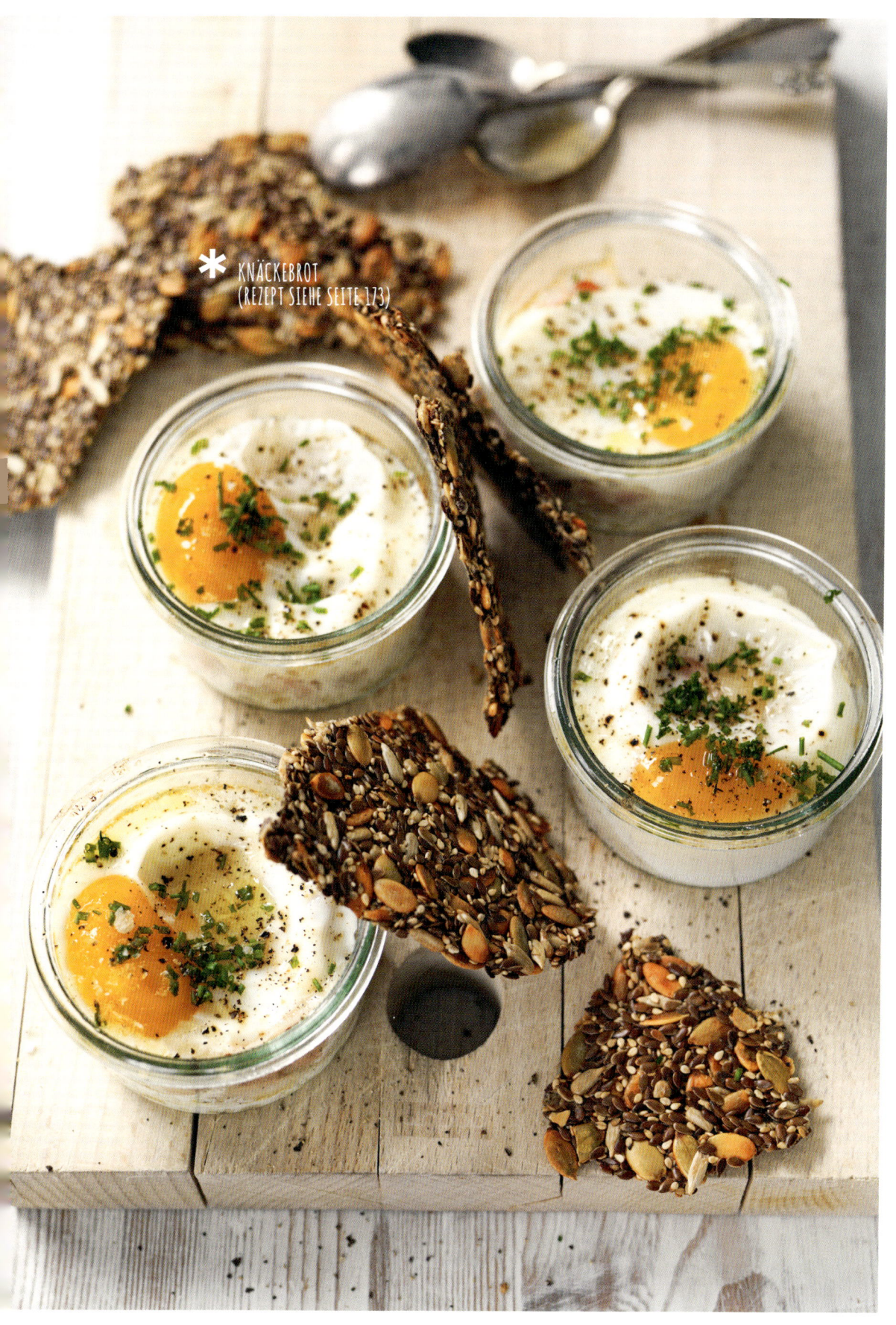

*KNÄCKEBROT
(REZEPT SIEHE SEITE 173)

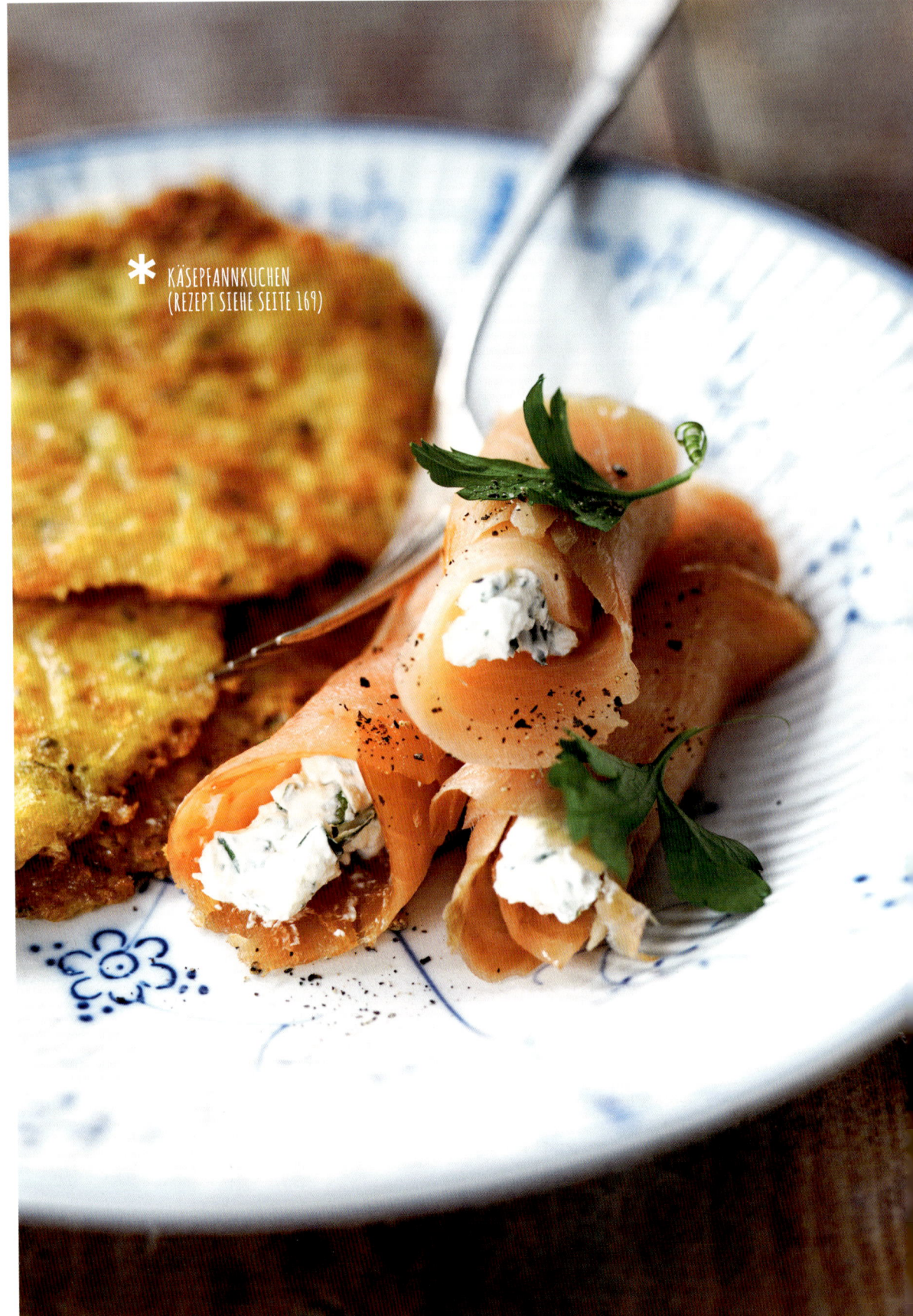

KÄSEPFANNKUCHEN
(REZEPT SIEHE SEITE 169)

LACHSRÖLLCHEN
MIT FRISCHKÄSE UND KRÄUTERN

Ab und zu schadet etwas Abwechslung beim Frühstück nicht. Wie wäre es einmal mit diesen köstlichen Lachsröllchen. Die sind nicht nur schnell und einfach zubereitet, sondern versorgen den Körper gleich morgens mit Omega-3-Fettsäuren. Sie sind auch gut zum Mitnehmen geeignet.

1 PERSON
ETWA 5 ROLLEN

30 g Frischkäse
1 EL Sahne
1 Handvoll gehackte Kräuter, z. B.
   Petersilie, Basilikum, Koriander oder
   Minze
Salz und frisch gemahlener Pfeffer
100 g Räucherlachs in Scheiben

Den Frischkäse mit der Sahne verrühren und die Kräuter unterheben. Mit Salz und Pfeffer würzen. Je einen Löffel Frischkäsemischung auf die Lachsscheiben geben und diese zusammenrollen.

Eventuell etwas grünes Gemüse dazu essen, z. B. Gurke, grüner Spargel, Rucola oder Romanasalat.

Dazu passen Käsepfannkuchen.
(Rezept siehe Seite 169).

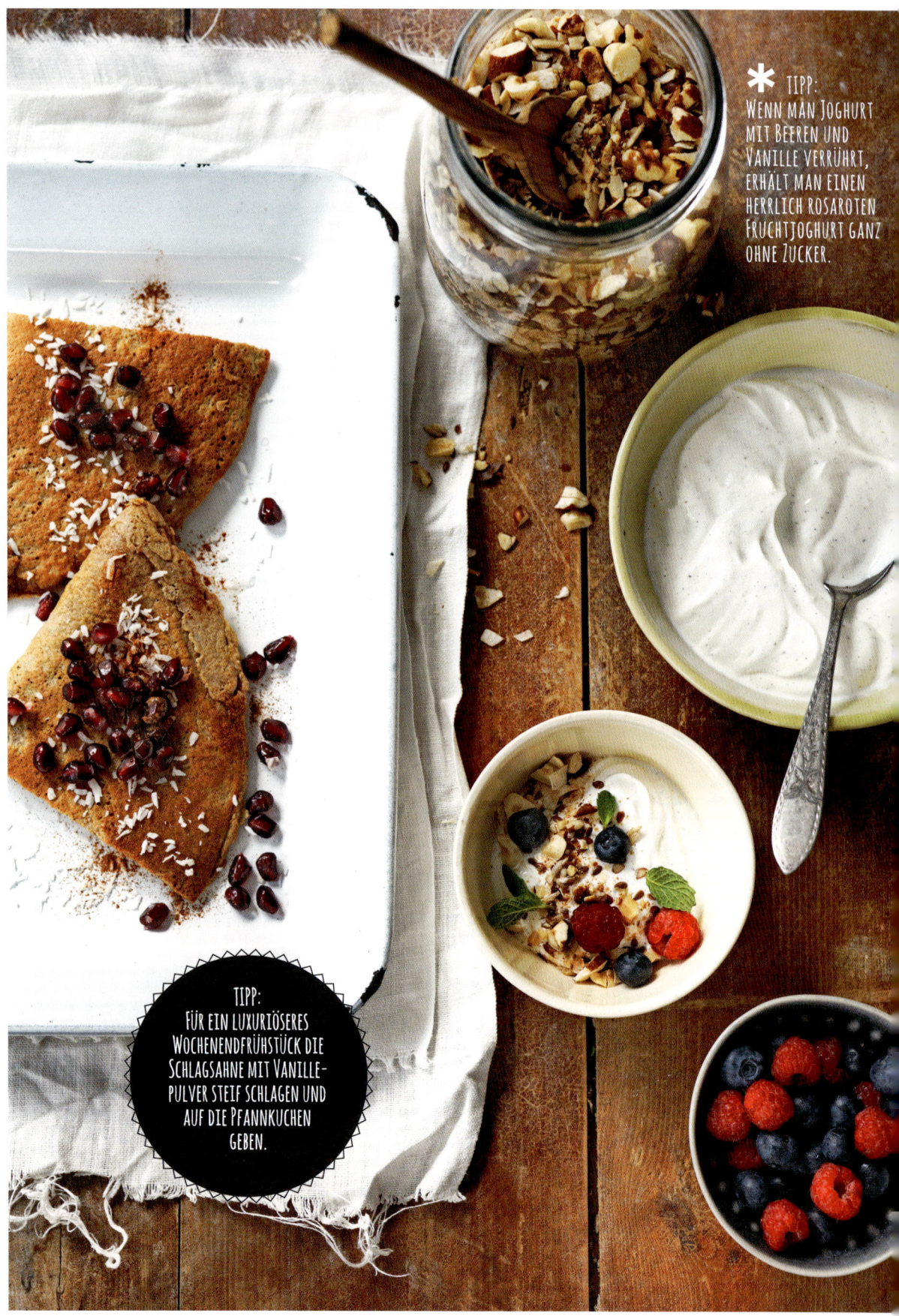

✳ TIPP:
WENN MAN JOGHURT
MIT BEEREN UND
VANILLE VERRÜHRT,
ERHÄLT MAN EINEN
HERRLICH ROSAROTEN
FRUCHTJOGHURT GANZ
OHNE ZUCKER.

TIPP:
FÜR EIN LUXURIÖSERES
WOCHENENDFRÜHSTÜCK DIE
SCHLAGSAHNE MIT VANILLE-
PULVER STEIF SCHLAGEN UND
AUF DIE PFANNKUCHEN
GEBEN.

BALLASTSTOFFREICHER
ZIMTPFANNKUCHEN
MIT KOKOS UND GRANATAPFEL

Ein auf Eiern basierendes Frühstück kann auch süß sein, wie z.B. dieser ballaststoffreiche Zimtpfannkuchen, der garantiert bis zum Mittag satt macht.

1 PERSON

2–3 Eier
1–2 EL Sahne oder fette Kokosmilch
2 TL Kokoszucker (oder etwas mehr, je nach Geschmack)
2 TL gemahlener Zimt
1 TL gemahlener Kardamom
1 TL Flohsamenschalen
1 EL Kokosraspel oder Mandelmehl
Butter oder Kokosöl zum Braten
Kerne eines Granatapfels

Eier mit Sahne oder Kokosmilch, Kokoszucker, Zimt und Kardamom verrühren. Flohsamenschalen und Kokosraspel oder Mandelmehl hinzufügen, gründlich verrühren und wie ein Omelett in der Pfanne braten. Mit den Granatapfelkernen servieren.

GRIECHISCHER
JOGHURT
MIT BEEREN UND
NUSSMÜSLI

GRIECHISCHER JOGHURT

Joghurt mit Sahne, Vanillepulver und eventuell Sukrin verrühren. Anschließend mit Beeren und Nussmüsli servieren.

NUSSMÜSLI

Für das Nussmüsli den Backofen auf 100 °C vorheizen. Nüsse und Kokosraspel grob hacken, mit Leinsamen und Sonnenblumenkernen auf einem mit Backpapier ausgelegten Backblech verteilen und Kokoszucker, Vanille und Zimt dazugeben. Die Mischung etwa 30 Minuten backen. Ab und zu umrühren. Das Müsli abkühlen lassen und in ein Einweckglas füllen.

1 PORTION

250 g griechischer Joghurt (10 % Fett)
2 EL Sahne
½ TL Vanillepulver
Sukrin, nach Bedarf
gemischte Beeren und Nussmüsli zum Servieren

NUSSMÜSLI

200 g gemischte Nüsse (z.B. Haselnüsse, Mandeln, Pekannüsse und Walnüsse)
80 g Kokosraspel (oder 90 g Kokosmehl)
2 EL Leinsamen
50 g Sonnenblumenkerne
2 EL Kokoszucker
1 TL Vanillepulver
2 TL gemahlener Zimt

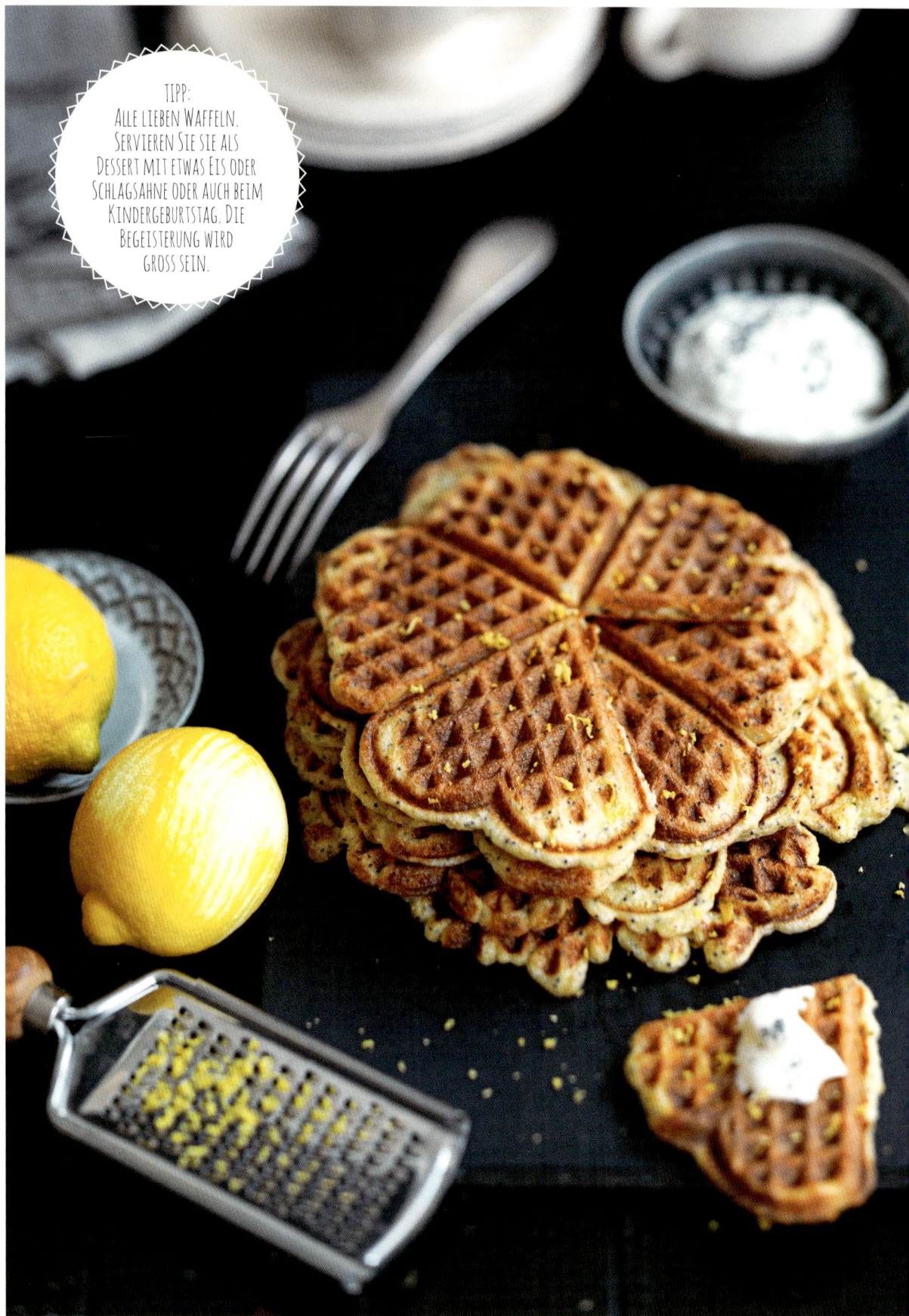

TIPP:
ALLE LIEBEN WAFFELN.
SERVIEREN SIE SIE ALS
DESSERT MIT ETWAS EIS ODER
SCHLAGSAHNE ODER AUCH BEIM
KINDERGEBURTSTAG. DIE
BEGEISTERUNG WIRD
GROSS SEIN.

WAFFELN
MIT ZITRONE UND MOHN

Leicht zuzubereitende LCHF-Waffeln. Diese hier sind mit guter, fetter Crème fraîche zubereitet und werden mit einem Hauch Zitrone und Mohn zu etwas Besonderem.

8 STÜCK

4 Eier
3 EL Kokoszucker
300 g Crème fraîche (38 % Fett)
1 TL Vanillepulver
60 g selbst gemachtes Mandel-
    mehl (siehe Seite 44)
2 EL Flohsamenschalen
2 TL Backpulver
2 EL Blaumohn
Abrieb von 1 unbehandelten
    Zitrone

Die Eier schaumig schlagen, Kokoszucker und Crème fraîche hinzufügen und kräftig rühren, bis ein glatter Teig entstanden ist. Die restlichen Zutaten hinzufügen und erneut rühren. Den Teig einen Augenblick ruhen lassen, inzwischen das Waffeleisen erhitzen. Nacheinander acht Waffeln backen.

Da der Teig genügend Fett enthält, braucht das Waffeleisen nicht eingefettet zu werden, was das Backen dieser Waffeln vereinfacht.

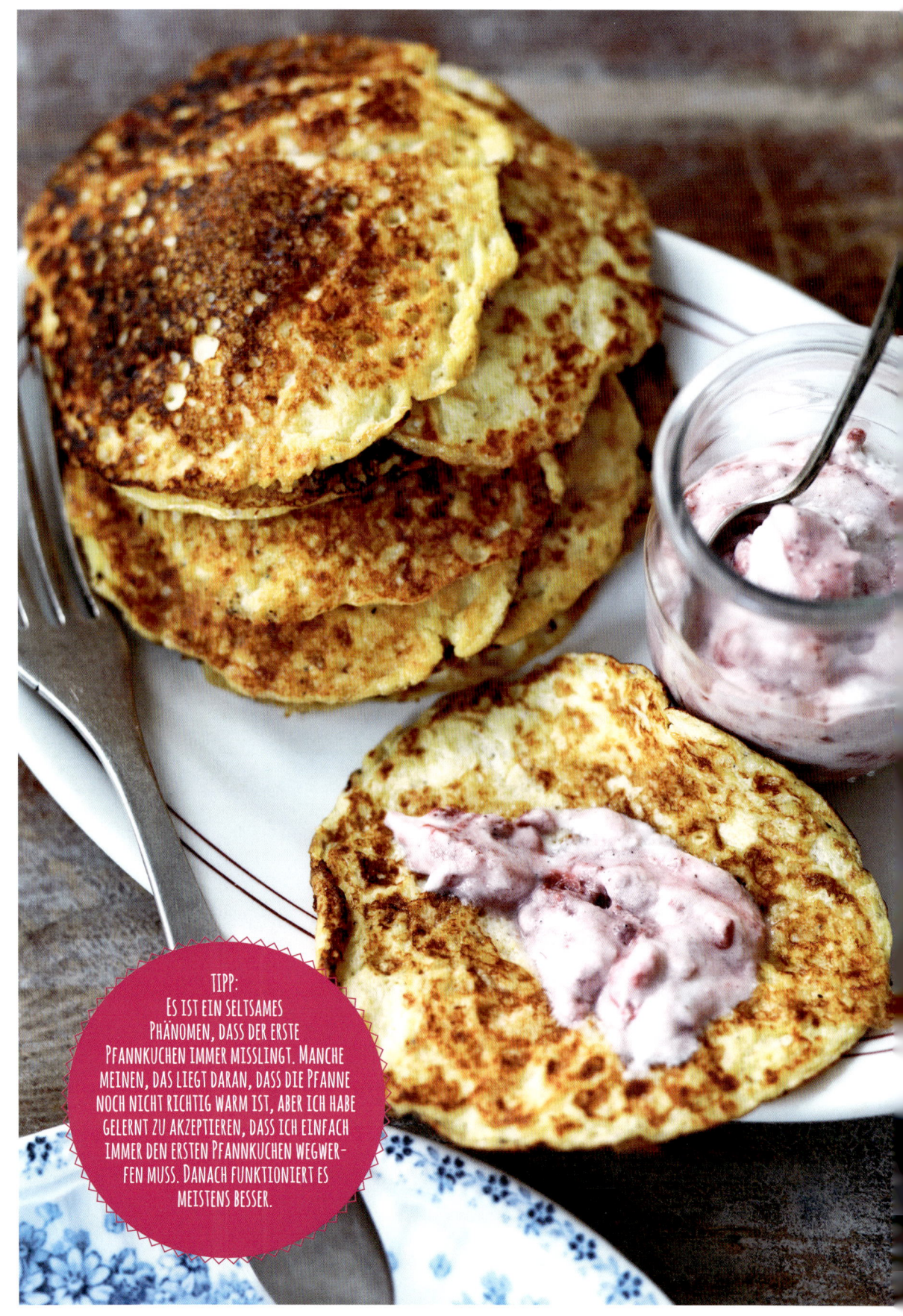

TIPP:
Es ist ein seltsames Phänomen, dass der erste Pfannkuchen immer misslingt. Manche meinen, das liegt daran, dass die Pfanne noch nicht richtig warm ist, aber ich habe gelernt zu akzeptieren, dass ich einfach immer den ersten Pfannkuchen wegwerfen muss. Danach funktioniert es meistens besser.

EIWEISSREICHE
BRUNCH-PFANNKUCHEN
MIT BEERENMOUSSE

Diese Pfannkuchen sind ideal für einen Brunch anstelle der traditionellen Weizenmehlpfannkuchen. Sie sind aufgrund des hohen Eiweißgehalts des Hüttenkäses sehr sättigend.

PFANNKUCHEN
8–10 STÜCK

4 Eier
250 g Hüttenkäse (4 % Fett)
2 EL Flohsamenschalen
1 EL Kokoszucker
1 TL gemahlener Kardamom
Abrieb von ½ unbehandelten Zitrone
Butter oder Kokosöl zum Braten

BEERENMOUSSE

50 g Himbeeren, frische oder tiefgefrorene (aufgetaut)
½ TL Vanillepulver
200 g Sahne
1–2 TL Sukrin, nach Bedarf

PFANNKUCHEN

Eier und Hüttenkäse mischen und einmal kurz mit einem Pürierstab durchmixen, bis sich die Krümel des Hüttenkäses aufgelöst haben. Die restlichen Zutaten hinzufügen und noch einmal mischen.
Eine beschichtete Pfanne erhitzen, Butter oder Kokosöl zerlassen und nacheinander 8–10 dicke Pfannkuchen backen.
Da die Pfannkuchen etwas dicker sind, mit dem Wenden warten, bis sie richtig durchgegart sind.

BEERENMOUSSE

Für die Mousse die Himbeeren mit der Vanille kurz aufkochen und abkühlen lassen.
Die Sahne steif schlagen und die abgekühlte Himbeermasse unterrühren.
Nach Bedarf mit etwas Sukrin süßen.

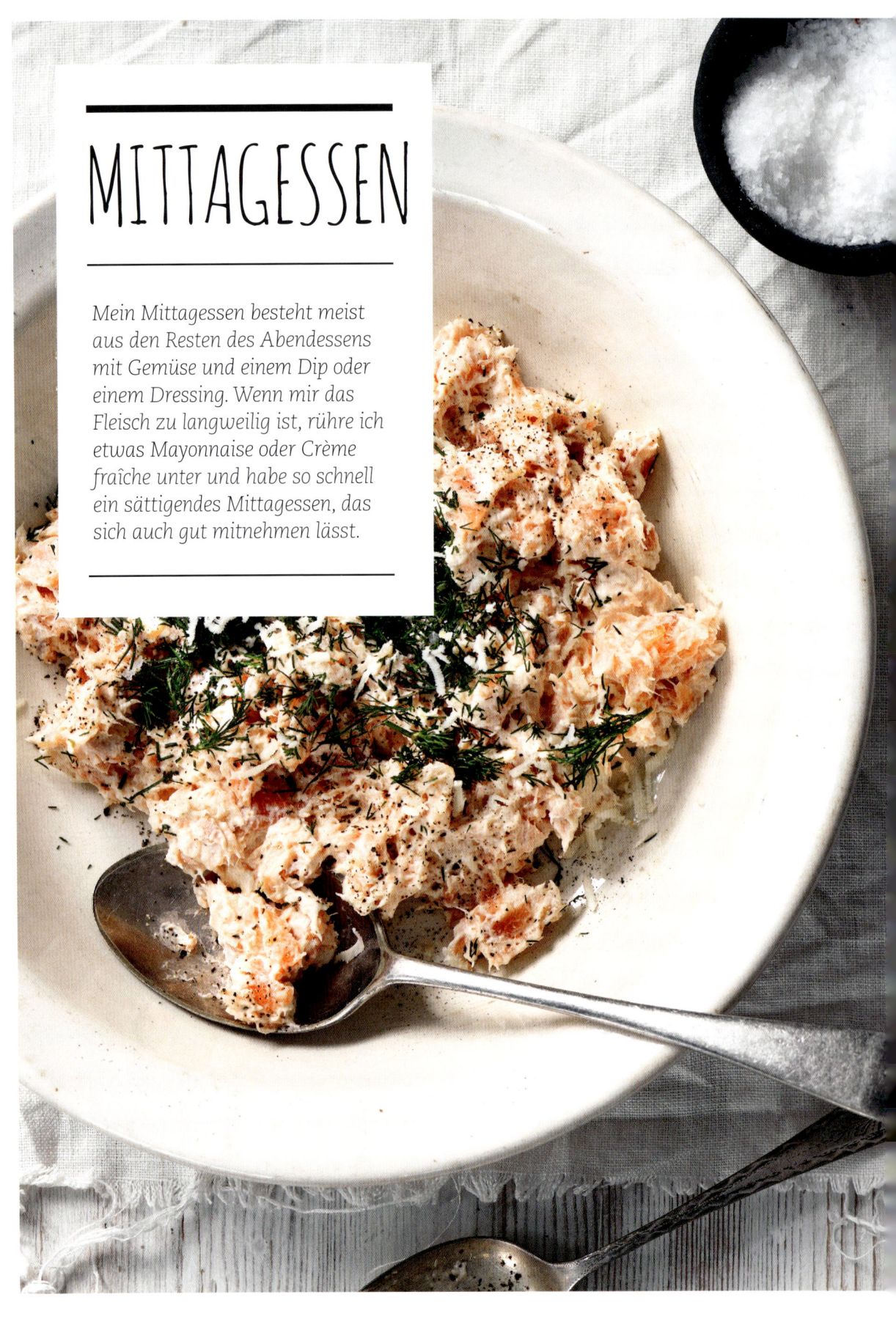

MITTAGESSEN

Mein Mittagessen besteht meist aus den Resten des Abendessens mit Gemüse und einem Dip oder einem Dressing. Wenn mir das Fleisch zu langweilig ist, rühre ich etwas Mayonnaise oder Crème fraîche unter und habe so schnell ein sättigendes Mittagessen, das sich auch gut mitnehmen lässt.

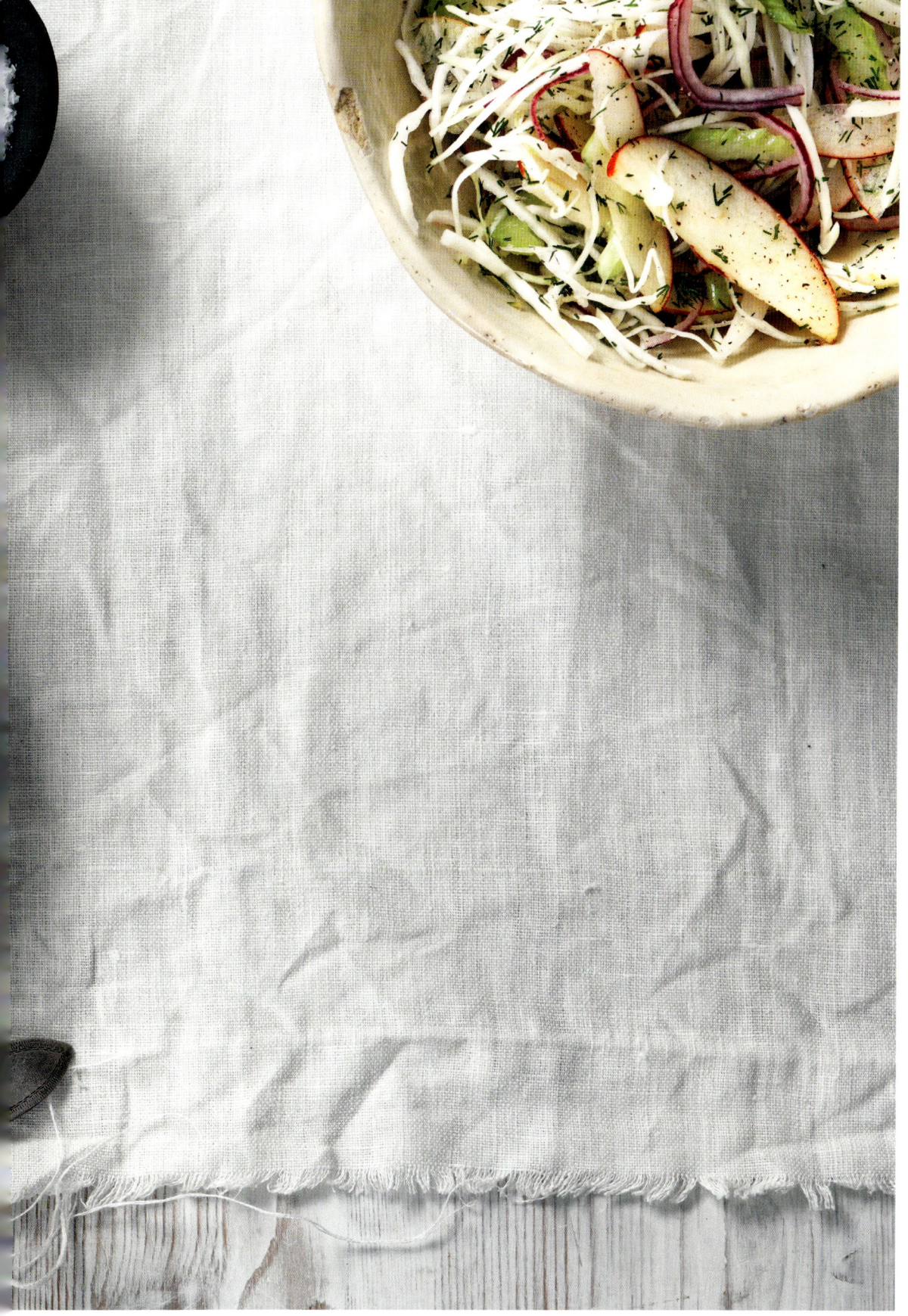

EIERSALAT
MIT AVOCADO, CURRY UND KRESSE

Es gibt kaum etwas Besseres als einen guten Eiersalat. Mit dieser Kombination aus Curry und Kresse wird er sicherlich zu einem Lieblingssalat für die ganze Familie.

2 PERSONEN

4 EL Mayonnaise
1 EL Curry
1 Prise Kräutersalz
4–5 hart gekochte Eier
1 reife Avocado

ZUM GARNIEREN
etwas Gartenkresse

Für das Dressing Mayonnaise, Curry und Kräutersalz in einer Schüssel verrühren.

Die hart gekochten Eier schälen und klein würfeln. Die Avocado längs halbieren, den Kern entfernen und das Fruchtfleisch aus der Schale lösen. Ebenfalls klein würfeln und mit den Eiern unter das Dressing heben.

Frisch geschnittene Kresse darüberstreuen und mit einem grünen Salat, einer Scheibe Körnerbrot (Rezept siehe Seite 170) oder mit Gemüsestreifen servieren.

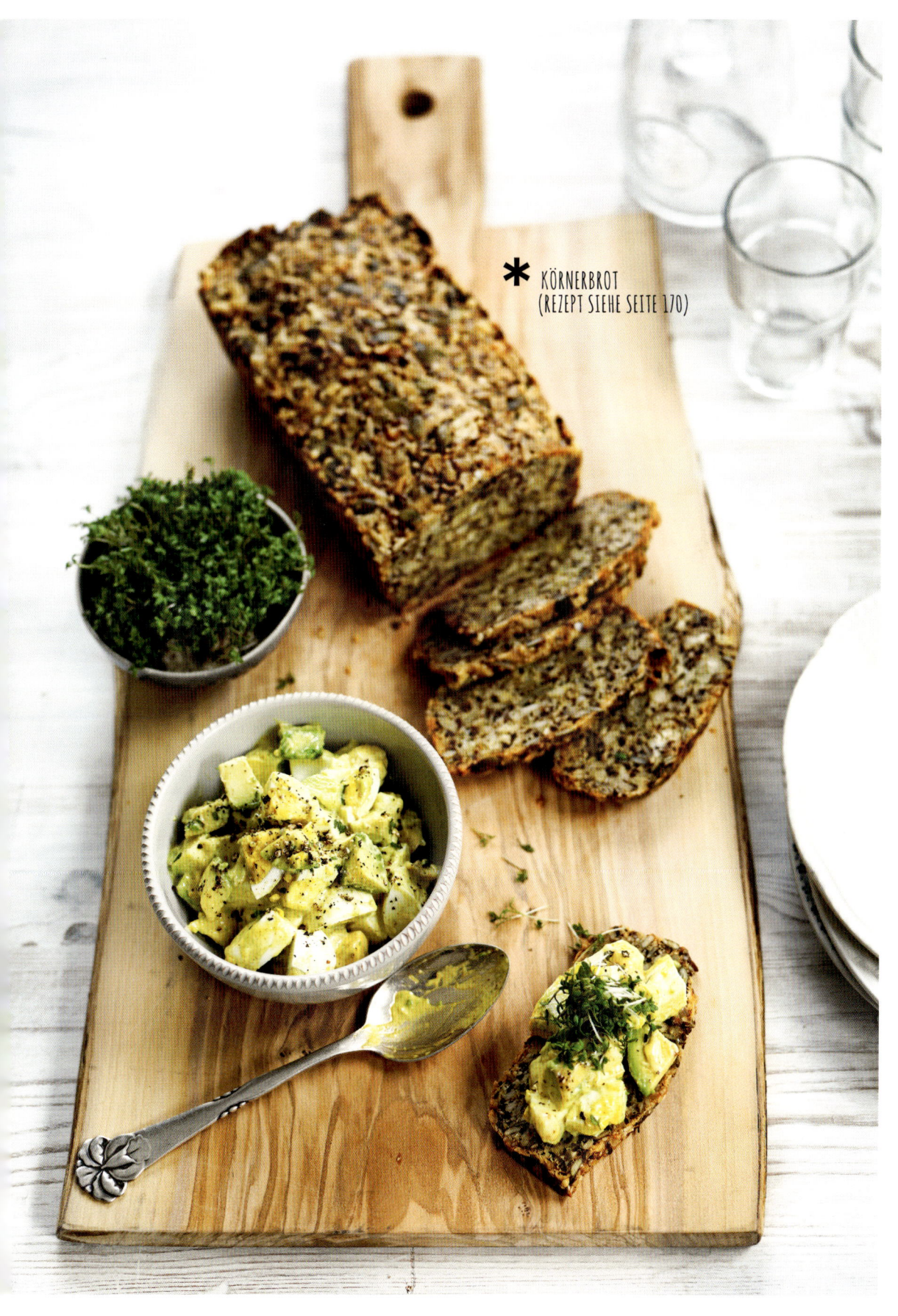

KÖRNERBROT
(REZEPT SIEHE SEITE 170)

RETRO-KRABBENCOCKTAIL
MIT SELBST GEMACHTEM THOUSAND-ISLAND-DRESSING

Der Krabbencocktail verdient aus vielen Gründen eine neue Ära. Er passt als kleines Gericht wie als Vorspeise vor einem Abendessen.

4 PERSONEN

SALAT
200 g aufgetaute Garnelen
½ Eisbergsalat
8 Cherrytomaten
1 reife Avocado
1 Stängel Dill
1 Zitrone

FÜR DAS DRESSING
150 g Crème fraîche (38 % Fett)
2 EL Ketchup (siehe eventuell
    Seite 163)
1 TL Paprikapulver, edelsüß
1–2 TL SukrinMelis
½ TL Salz
frisch gemahlener Pfeffer

SALAT
Die aufgetauten Garnelen in einem Sieb mit kaltem Wasser abspülen und abtropfen lassen.
Den Salat waschen, trockenschleudern und klein schneiden. Die Tomaten achteln. Die Avocado längs halbieren, den Kern entfernen, das Fruchtfleisch aus der Schale lösen und in Scheiben schneiden. Den Dill waschen, trockenschütteln und fein hacken. Alles in kleinen Schalen oder auf Tellern anrichten und die Garnelen darauf verteilen.

FÜR DAS DRESSING
Für das Dressing alle Zutaten verrühren und mit SukrinMelis, Salz und Pfeffer abschmecken. Je 1 EL Dressing auf jede Portion geben.

Die Zitrone heiß abspülen, in Achtel schneiden und in einer Schüssel dazu servieren.

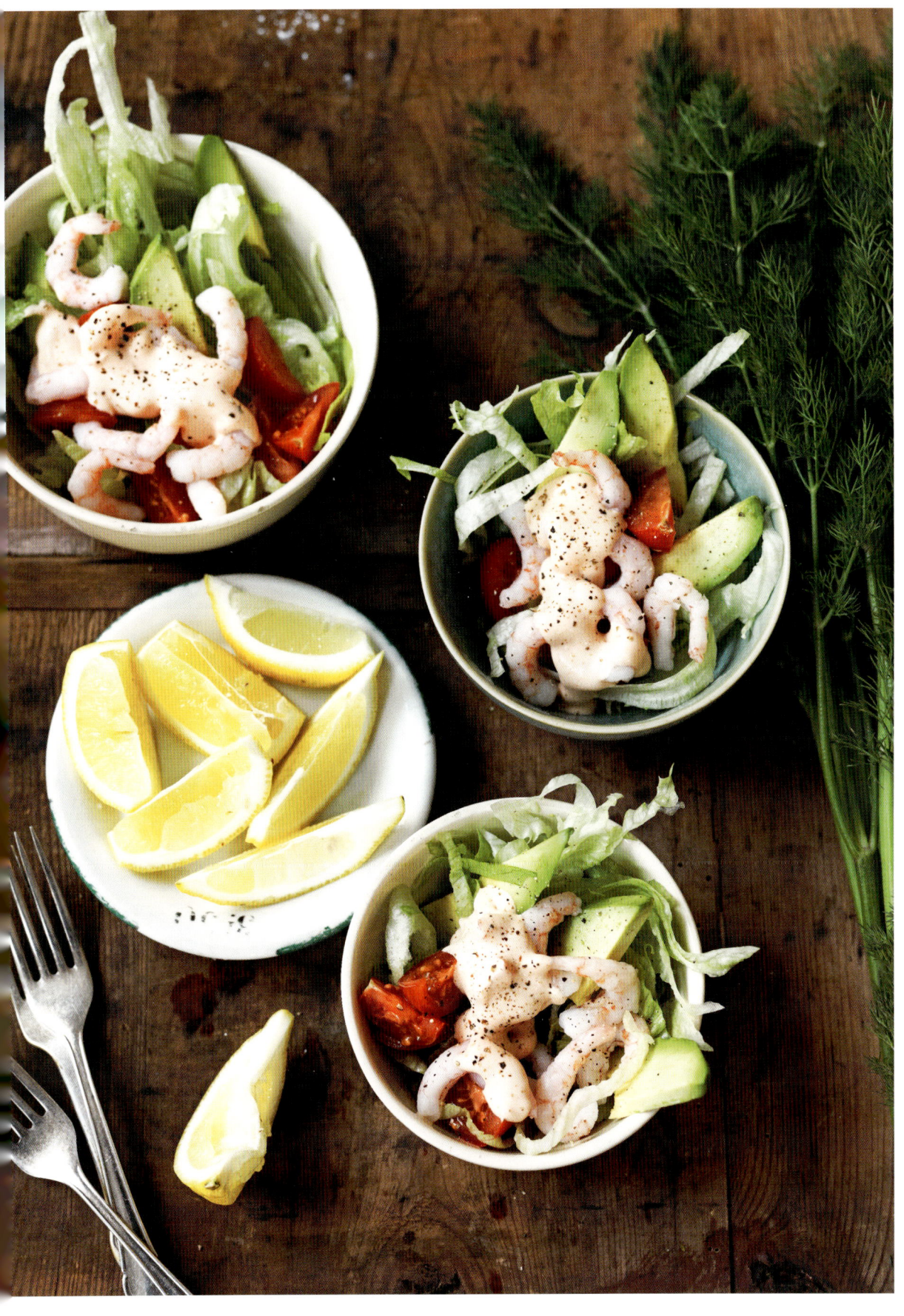

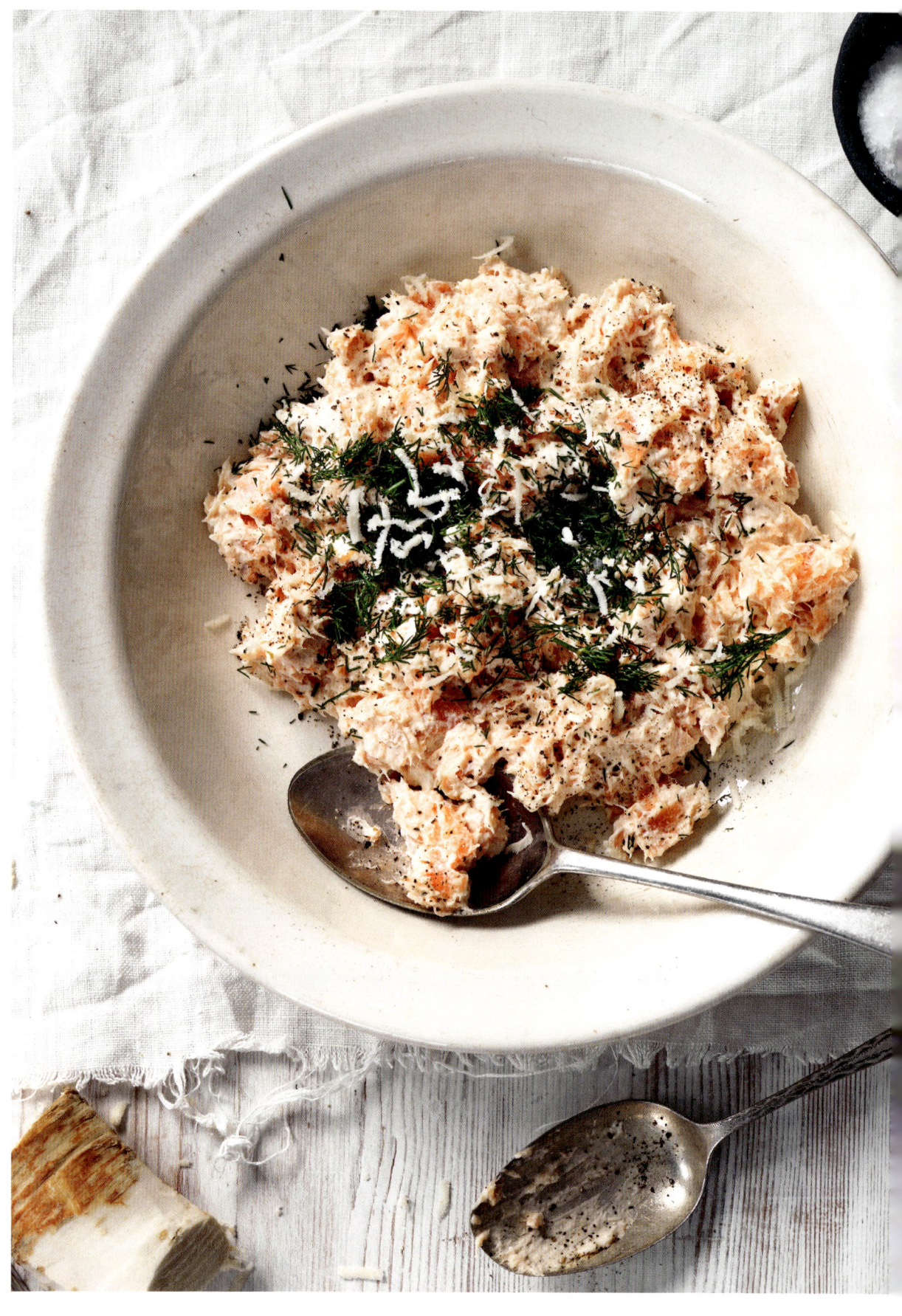

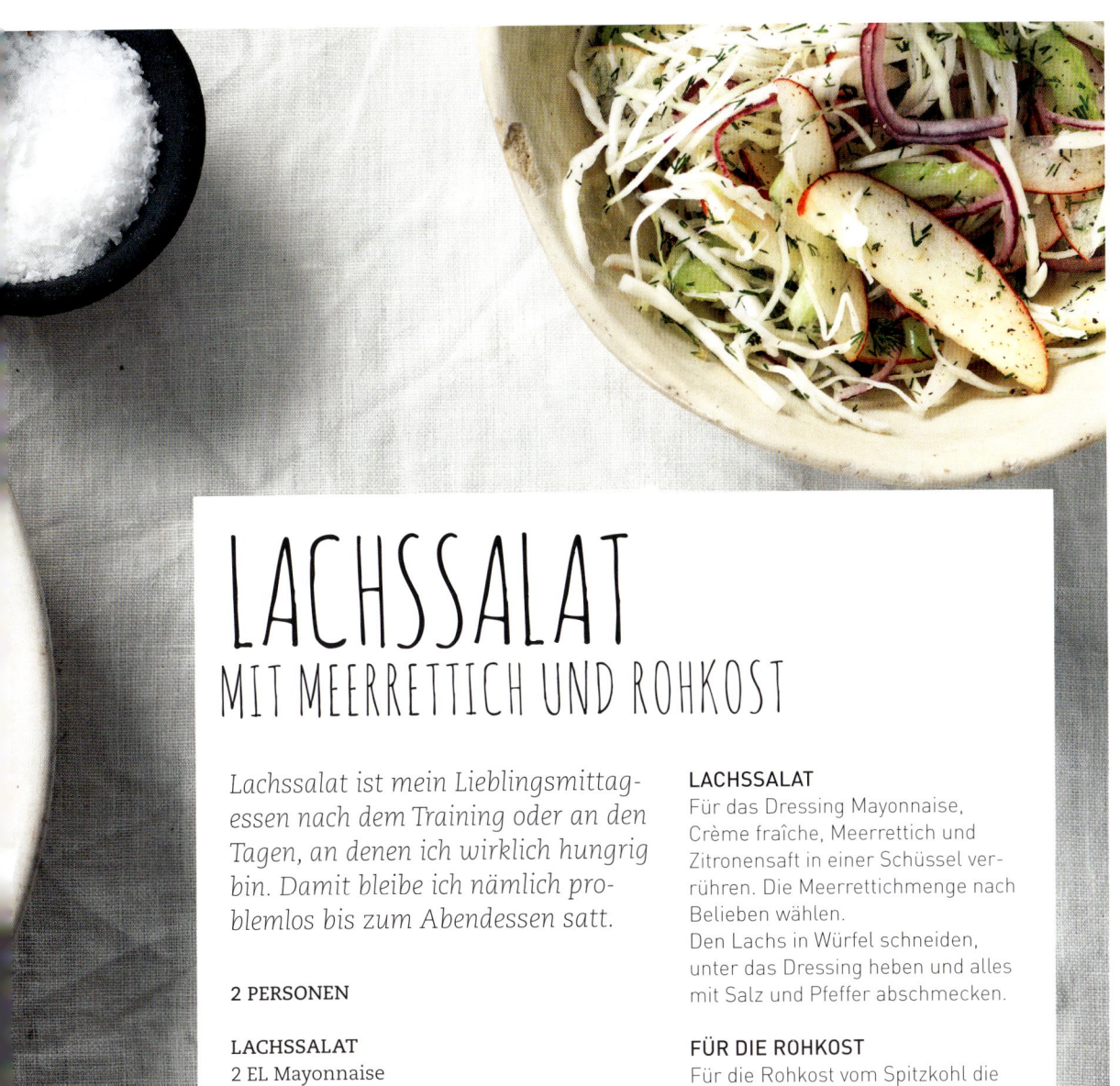

LACHSSALAT
MIT MEERRETTICH UND ROHKOST

Lachssalat ist mein Lieblingsmittagessen nach dem Training oder an den Tagen, an denen ich wirklich hungrig bin. Damit bleibe ich nämlich problemlos bis zum Abendessen satt.

2 PERSONEN

LACHSSALAT
2 EL Mayonnaise
2 EL Crème fraîche (38 % Fett)
fein geriebener, frischer Meerrettich, nach
   Belieben
1 EL Zitronensaft
100 g geräucherter Lachs
1 zubereitetes Lachsfilet vom Vortag
Salz und frisch gemahlener Pfeffer

FÜR DIE ROHKOST
etwa ¼ Spitzkohl
1–2 Stangen Staudensellerie
½ Apfel | ½ rote Zwiebel
1 Stängel Dill, fein gehackt
2–3 EL Olivenöl
2–3 TL Apfelessig
Salz und frisch gemahlener Pfeffer

LACHSSALAT
Für das Dressing Mayonnaise, Crème fraîche, Meerrettich und Zitronensaft in einer Schüssel verrühren. Die Meerrettichmenge nach Belieben wählen.
Den Lachs in Würfel schneiden, unter das Dressing heben und alles mit Salz und Pfeffer abschmecken.

FÜR DIE ROHKOST
Für die Rohkost vom Spitzkohl die äußeren Blätter und den Strunk entfernen. Den Sellerie waschen, putzen und mit dem Spitzkohl in sehr feine Streifen schneiden. Den Apfel waschen, vierteln, das Kerngehäuse entfernen und in Scheiben schneiden. Die Zwiebel abziehen und in dünne Scheiben schneiden. Alles in eine Schüssel geben und den Dill darüberstreuen.
Aus Öl, Essig, Salz und Pfeffer ein Dressing anrühren, über den Rohkostsalat geben und vorsichtig vermischen. Zum Lachssalat servieren.

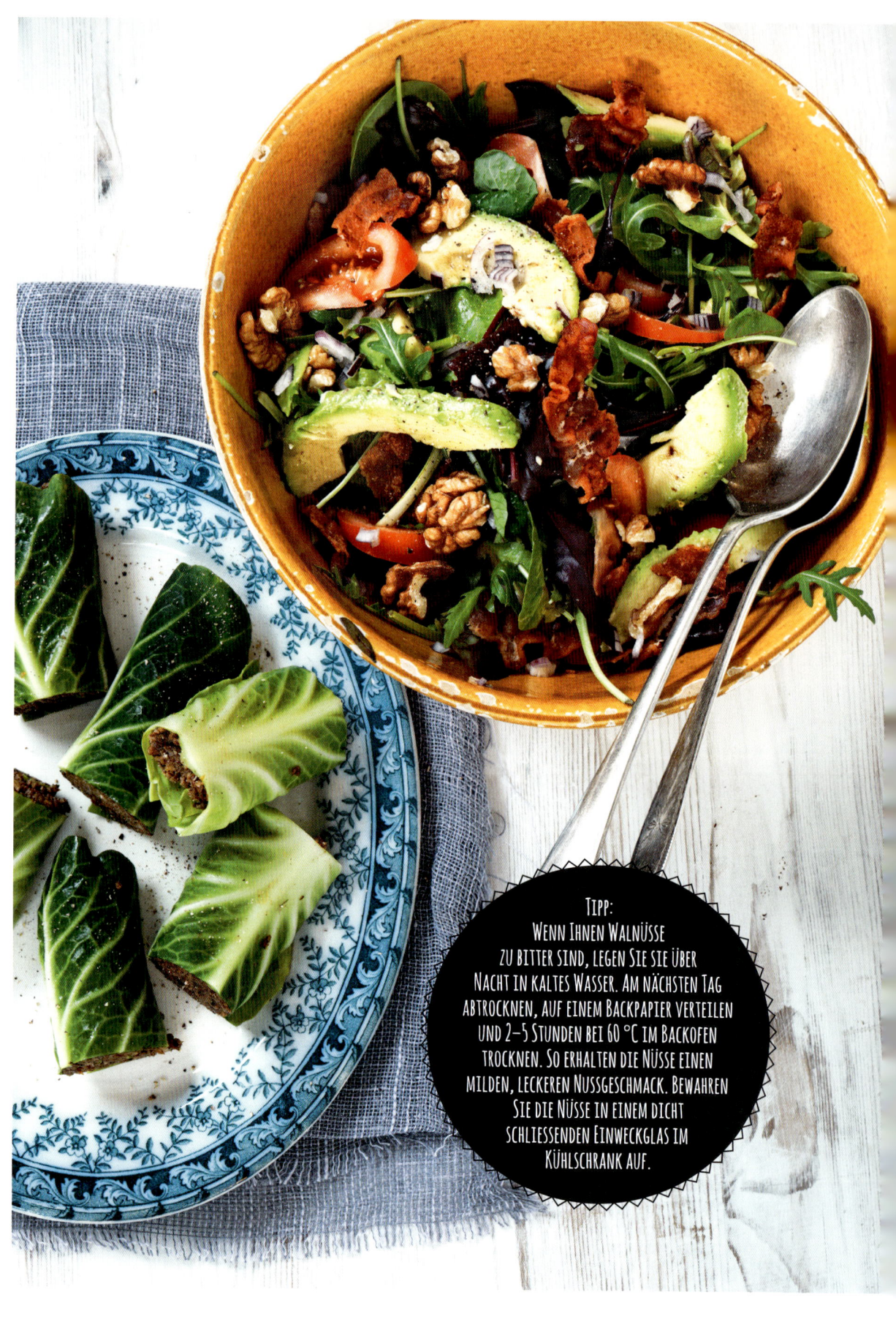

TIPP:
WENN IHNEN WALNÜSSE
ZU BITTER SIND, LEGEN SIE SIE ÜBER
NACHT IN KALTES WASSER. AM NÄCHSTEN TAG
ABTROCKNEN, AUF EINEM BACKPAPIER VERTEILEN
UND 2–5 STUNDEN BEI 60 °C IM BACKOFEN
TROCKNEN. SO ERHALTEN DIE NÜSSE EINEN
MILDEN, LECKEREN NUSSGESCHMACK. BEWAHREN
SIE DIE NÜSSE IN EINEM DICHT
SCHLIESSENDEN EINWECKGLAS IM
KÜHLSCHRANK AUF.

AVOCADOSALAT
MIT FRÜHSTÜCKSSPECK UND WALNÜSSEN

Ein schmackhafter und sättigender Mittagssalat.

2 PERSONEN

200 g Frühstücksspeck
2 Handvoll zarte Salatblätter,
    z. B. junger Rucola
2 Tomaten
1 reife Avocado
1 rote Zwiebel
2 EL Zitronensaft
60 g Walnüsse

Den Frühstücksspeck im Backofen oder in einer Pfanne knusprig braten. In Würfel schneiden und abkühlen lassen. Den Salat waschen, trockenschleudern und in mundgerechte Stücke zerteilen. Die Tomaten waschen und achteln. Die Avocado längs halbieren, den Kern entfernen, das Fruchtfleisch aus der Schale lösen und klein würfeln. Die Zwiebel abziehen und fein hacken. Alles in einer Schüssel mit dem Zitronensaft vermischen.
Die Walnüsse grob hacken und über den Salat streuen.

WRAPS MIT WALNUSSFARCE

Kohlblätter, z. B. vom Spitzkohl, sind gut für Wraps geeignet. Hier wurden sie für eine vegetarische Version verwendet, aber sie können auch mit einem Rest Fleisch vom Vorabend gefüllt werden.

2 PERSONEN

4 große Kohlblätter

WALNUSSFARCE
150 g Walnüsse
80 g sonnengetrocknete Tomaten (eingeweicht oder in Öl eingelegt)
100 g braune Champignons
2 EL Olivenöl
1 EL Tamari (glutenfreie Sojasauce)
1 EL Kokoszucker (kann weggelassen werden)
2 TL getrockneter Salbei oder Petersilie
2 TL getrockneter Oregano
1 Msp. Cayennepfeffer

Für die Walnussfarce alle Zutaten in der Küchenmaschine mit der Impuls-Funktion zu einer groben Farce zerkleinern. Die Walnussfarce mittig auf die Kohlblätter verteilen, die Seiten einklappen, einrollen und in der Mitte halbieren.

IN LIMETTENSAFT MARINIERTER LACHS

MIT ROTER ZWIEBEL UND KAPERN

Dieses Gericht schmeckt so gut, dass wir es oft Gästen als Vorspeise servieren. Aber es passt auch hervorragend als luxuriöses Mittagessen im Alltag. Da der Lachs roh mariniert wird, sollte tiefgefrorener Fisch verwendet werden.

Den Lachs in dünne Scheiben schneiden, während er noch leicht gefroren ist. Die Lachsscheiben auf einen Teller legen, den Limettensaft darüberträufeln und alles einige Stunden stehen lassen.

Mit Zwiebel und Kapern bestreuen und eventuell einen grünen Salat mit einem Dressing aus Crème fraîche mit Knoblauch und gehackten, frischen Kräuter dazu reichen.

2 PERSONEN

250 g Lachs (TK)
Saft von 6 Limetten
1 rote Zwiebel, fein gehackt
3–4 EL Kapern

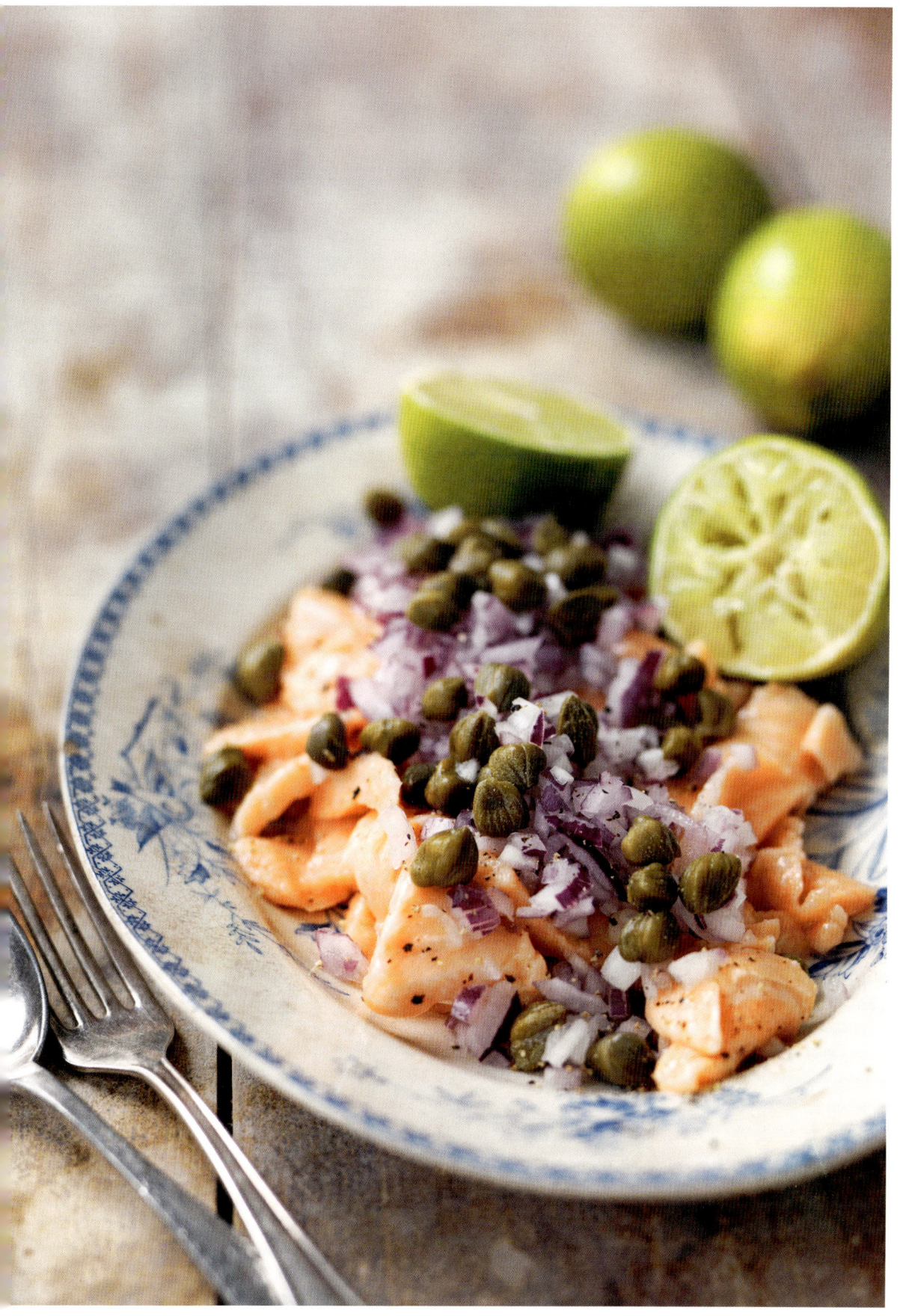

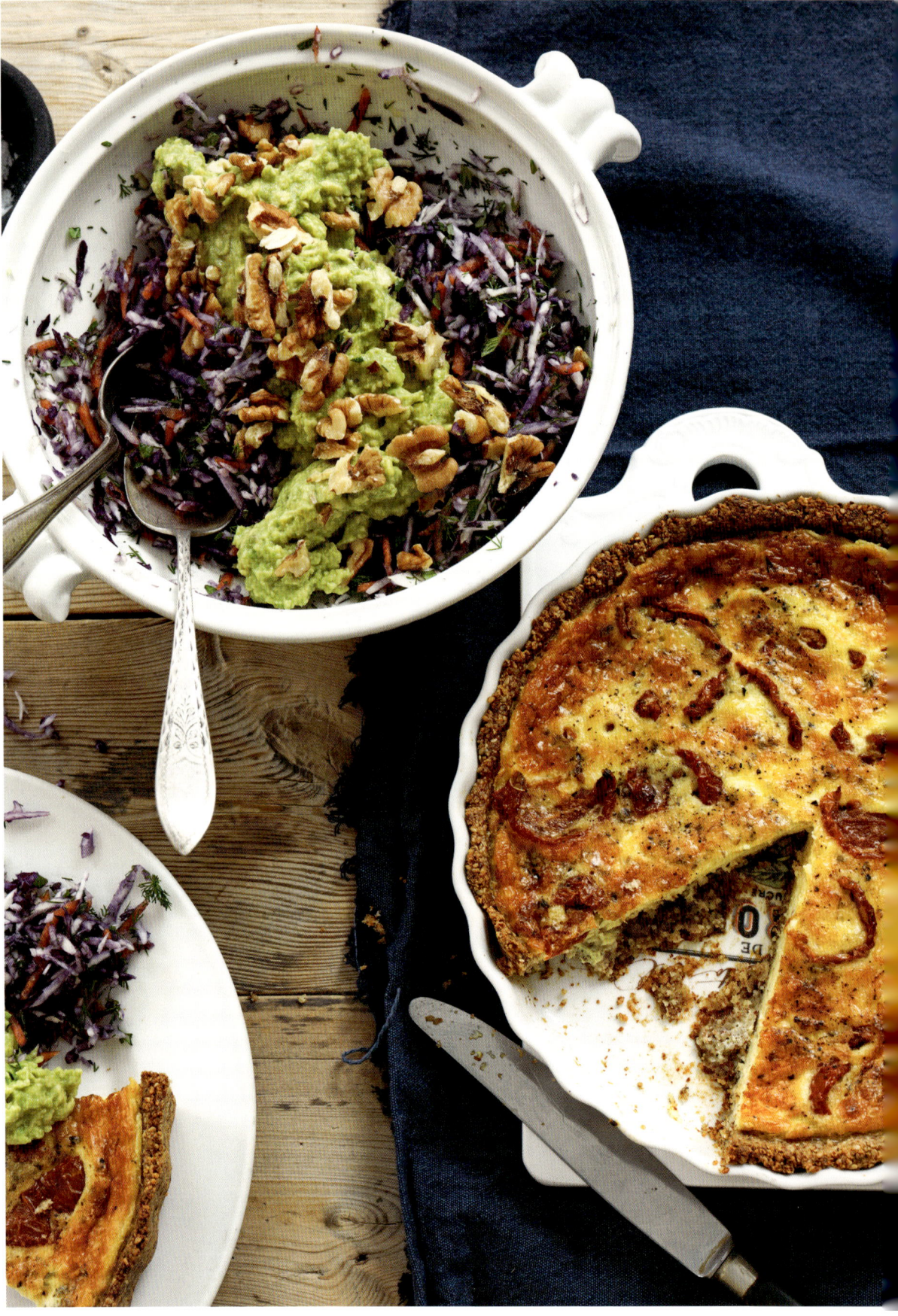

KÄSE-TARTE
MIT TAMMAM-SALAT

Diese Tarte ist ideal für alle, denen ihre Lieblingsgerichte aus Getreide fehlen. Der Salat dazu hat seinen Namen nach einem Restaurant auf Kreta erhalten, wo ich ihn zum ersten Mal gegessen habe.

4 PERSONEN

FÜR DEN TEIG

2 EL Sesam
180 g selbst gemahlenes Mandel-
    mehl (siehe Seite 44)
1 EL Flohsamenschalen
40 g weiche oder geschmolzene
    Butter
1 Ei
1 TL Salz
Butter oder Kokosöl zum Einfet-
    ten der Form

FÜR DIE FÜLLUNG

3 Eier
250 g Sahne
1 TL Oregano
1 Prise Salz
300 g geriebener Käse
150 g sonnengetrocknete
    Tomaten, in Öl eingelegt

FÜR DEN SALAT

120 g Weißkohl
120 g Rotkohl
120 g Karotten
1 Handvoll Minze, fein gehackt
1 Handvoll Dill, fein gehackt
2–3 EL kalt gepresstes Olivenöl
2 reife Avocados
1 Knoblauchzehe
Saft von ½ Limette
Salz und frisch gemahlener
    Pfeffer
75 g Walnüsse, grob gehackt

Für den Teig den Sesam in der Küchenmaschine zu Mehl mahlen und mit Mandelmehl, Flohsamenschalen, Butter, Ei und Salz verkneten. Eine Tarteform (Durchmesser 20 cm) mit Butter oder Kokosöl einfetten, den Teig in die Form drücken und mit einer Gabel einige Male einstechen. Im Kühlschrank 30 Minuten ruhen lassen. Inzwischen den Backofen auf 180 °C vorheizen.
Den Tarte-Boden etwa 10 Minuten backen, bis er etwas Farbe bekommen hat. Dann herausnehmen und die Temperatur auf 200 °C erhöhen.

Für die Füllung die Eier mit Sahne und Oregano verrühren. Den geriebenen Käse auf dem Tarte-Boden verteilen und die Eiermischung darübergeben. Die Tomaten auf der Mischung verteilen. Die Tarte auf der unteren Schiene im Backofen etwa 25 Minuten backen.

Für den Salat Weißkohl, Rotkohl und Karotten raspeln und mit den Kräutern in einer Schüssel vermischen. Das Olivenöl unterrühren.
Die Avocados längs halbieren, die Kerne entfernen, das Fruchtfleisch aus der Schale lösen und mit einer Gabel in einer Schüssel zerdrücken. Den Knoblauch abziehen und dazu pressen. Mit Limettensaft, Salz und Pfeffer abschmecken. Das Avocadomus auf den Salat geben und mit grob gehackten Walnüssen bestreuen.

Die Tarte mit dem Tammam-Salat oder mit einem grünen Salat servieren.

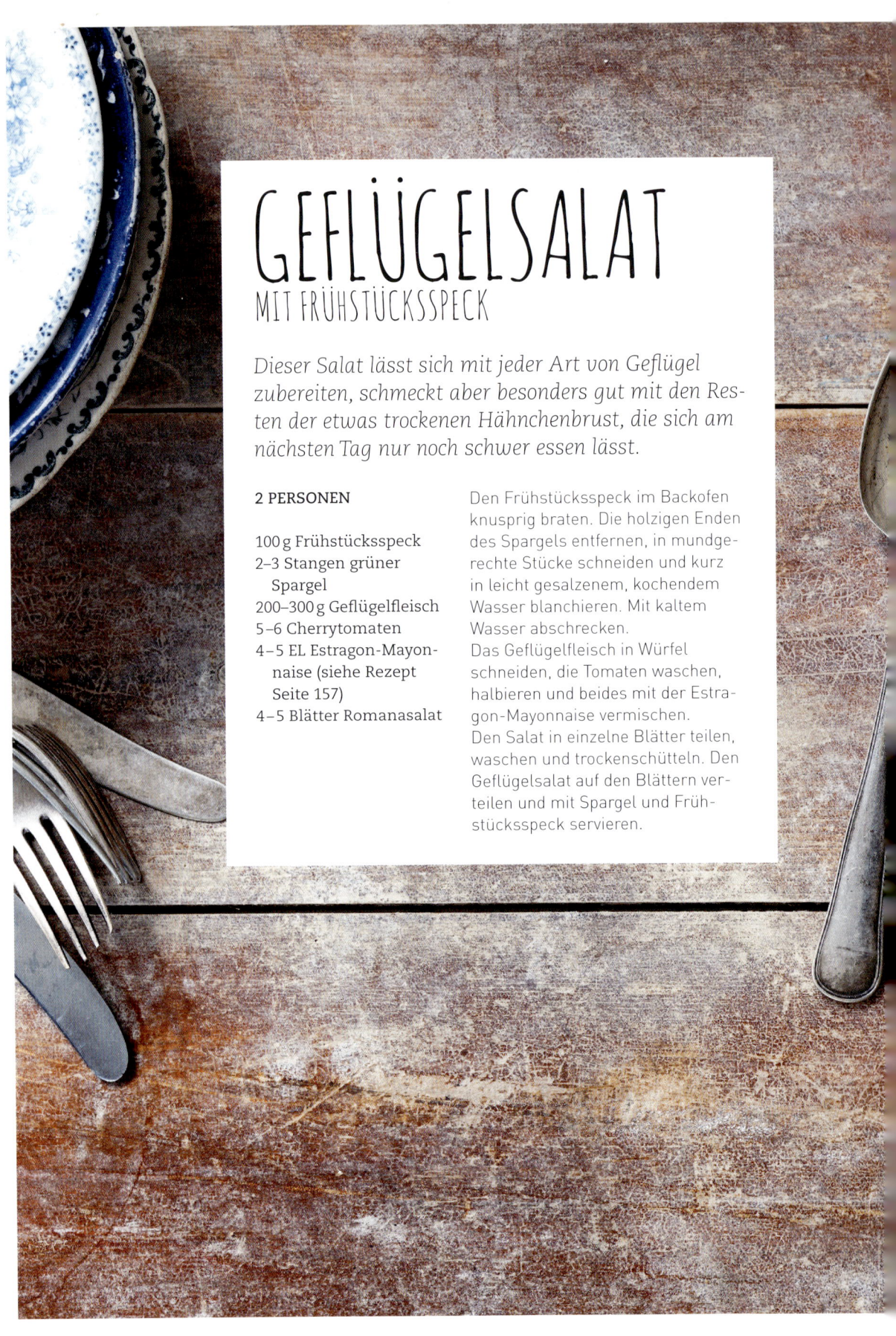

GEFLÜGELSALAT
MIT FRÜHSTÜCKSSPECK

Dieser Salat lässt sich mit jeder Art von Geflügel zubereiten, schmeckt aber besonders gut mit den Resten der etwas trockenen Hähnchenbrust, die sich am nächsten Tag nur noch schwer essen lässt.

2 PERSONEN

100 g Frühstücksspeck
2–3 Stangen grüner
    Spargel
200–300 g Geflügelfleisch
5–6 Cherrytomaten
4–5 EL Estragon-Mayon-
    naise (siehe Rezept
    Seite 157)
4–5 Blätter Romanasalat

Den Frühstücksspeck im Backofen knusprig braten. Die holzigen Enden des Spargels entfernen, in mundgerechte Stücke schneiden und kurz in leicht gesalzenem, kochendem Wasser blanchieren. Mit kaltem Wasser abschrecken.

Das Geflügelfleisch in Würfel schneiden, die Tomaten waschen, halbieren und beides mit der Estragon-Mayonnaise vermischen.

Den Salat in einzelne Blätter teilen, waschen und trockenschütteln. Den Geflügelsalat auf den Blättern verteilen und mit Spargel und Frühstücksspeck servieren.

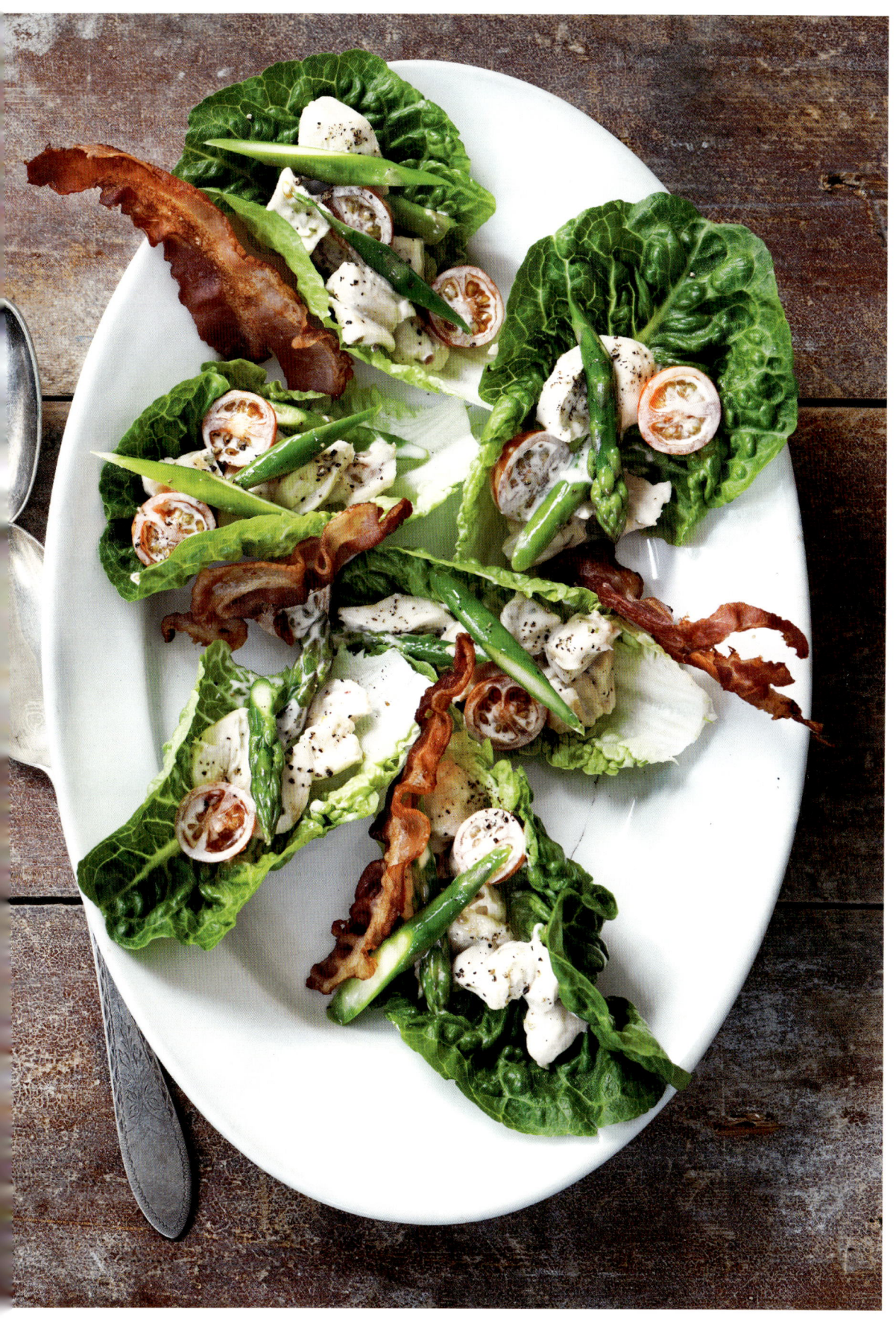

MITTAGSPFANNKUCHEN
MIT ASIATISCHER FÜLLUNG

Diese Pfannkuchen sind einfach genial und passen zu fast allem. Hier haben sie einen asiatischen Touch, aber sie lassen sich z. B. auch mit den verschiedenen Mittagssalaten aus diesem Buch füllen.

CA. 4–5 PORTIONEN

2 Eier
2 Eiweiß
75 g griechischer Joghurt
25 g Sahne
½ TL Salz
4 TL Flohsamenschalen
Kokosöl zum Braten

FÜR DIE FÜLLUNG
250 g Schweinefleisch, auch mit
   Fettrand
1–2 Karotten
4 Brokkoliröschen
6 Champignons
1 Knoblauchzehe, gepresst
2 cm Ingwer, gerieben
2–3 EL Tamari (glutenfreie Sojasauce)
Salz und frisch gemahlener Pfeffer
Kokosöl zum Braten

Für die Pfannkuchen Eier, Eiweiß und Joghurt verrühren, dann die übrigen Zutaten unterrühren. Eine beschichtete Pfanne erhitzen, das Öl zerlassen und nacheinander 4–5 Pfannkuchen backen. Zur Seite stellen und abkühlen lassen.

Für die Füllung das Schweinefleisch in dünne Streifen schneiden. Die Karotten schälen und in dünne Stäbchen schneiden. Brokkoli und Champignons klein schneiden.

Das Öl in einer Pfanne erhitzen. Den Knoblauch kurz anschwitzen, das Fleisch hinzufügen und 5–7 Minuten braten. Dann das Gemüse und den geriebenen Ingwer dazugeben und gut umrühren. Tamari darüberträufeln und weitere 5 Minuten braten. Mit Salz und Pfeffer abschmecken.

Die warme Füllung auf den Pfannkuchen verteilen und diese zusammenrollen. Sofort servieren.

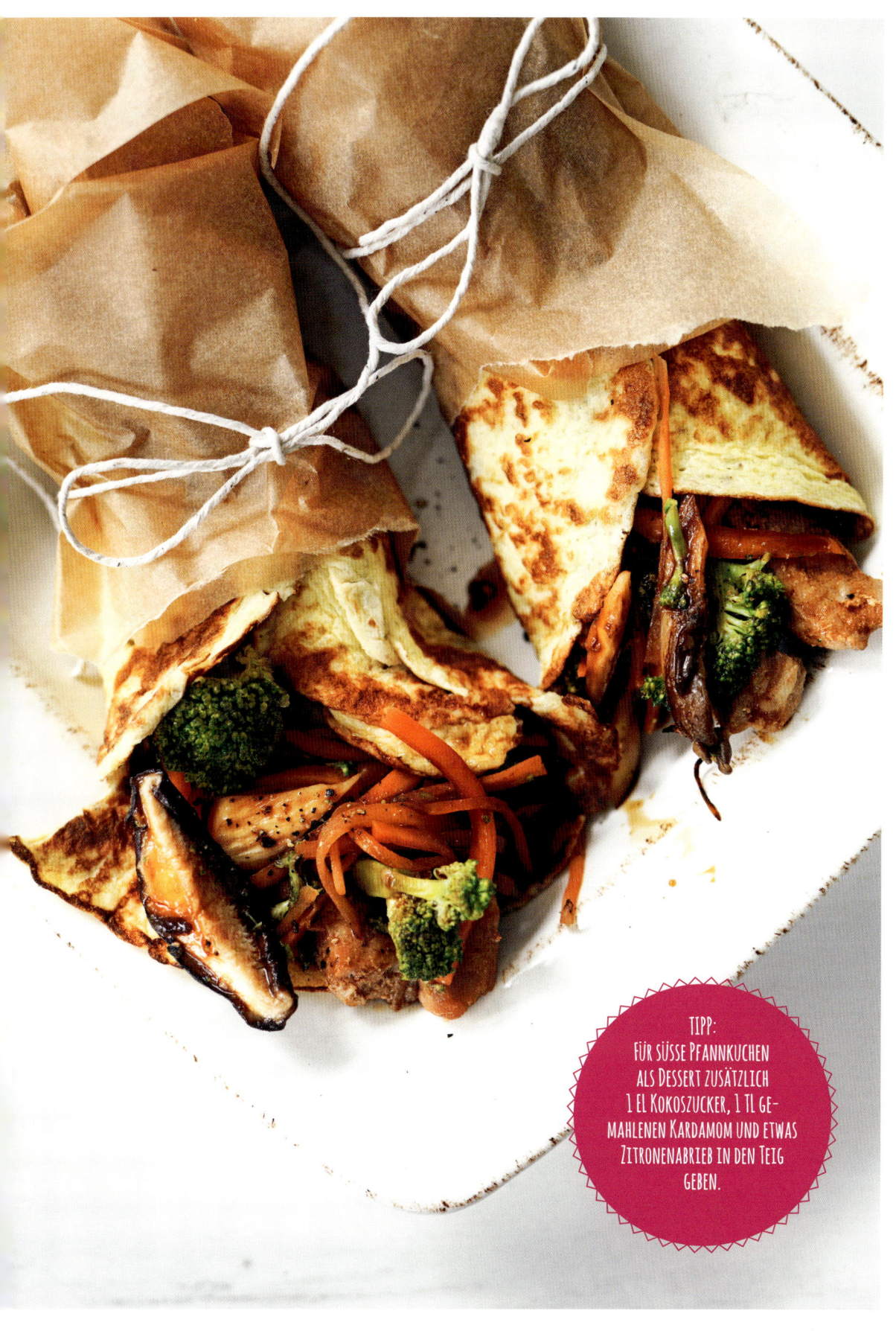

TIPP:
FÜR SÜSSE PFANNKUCHEN
ALS DESSERT ZUSÄTZLICH
1 EL KOKOSZUCKER, 1 TL GE-
MAHLENEN KARDAMOM UND ETWAS
ZITRONENABRIEB IN DEN TEIG
GEBEN.

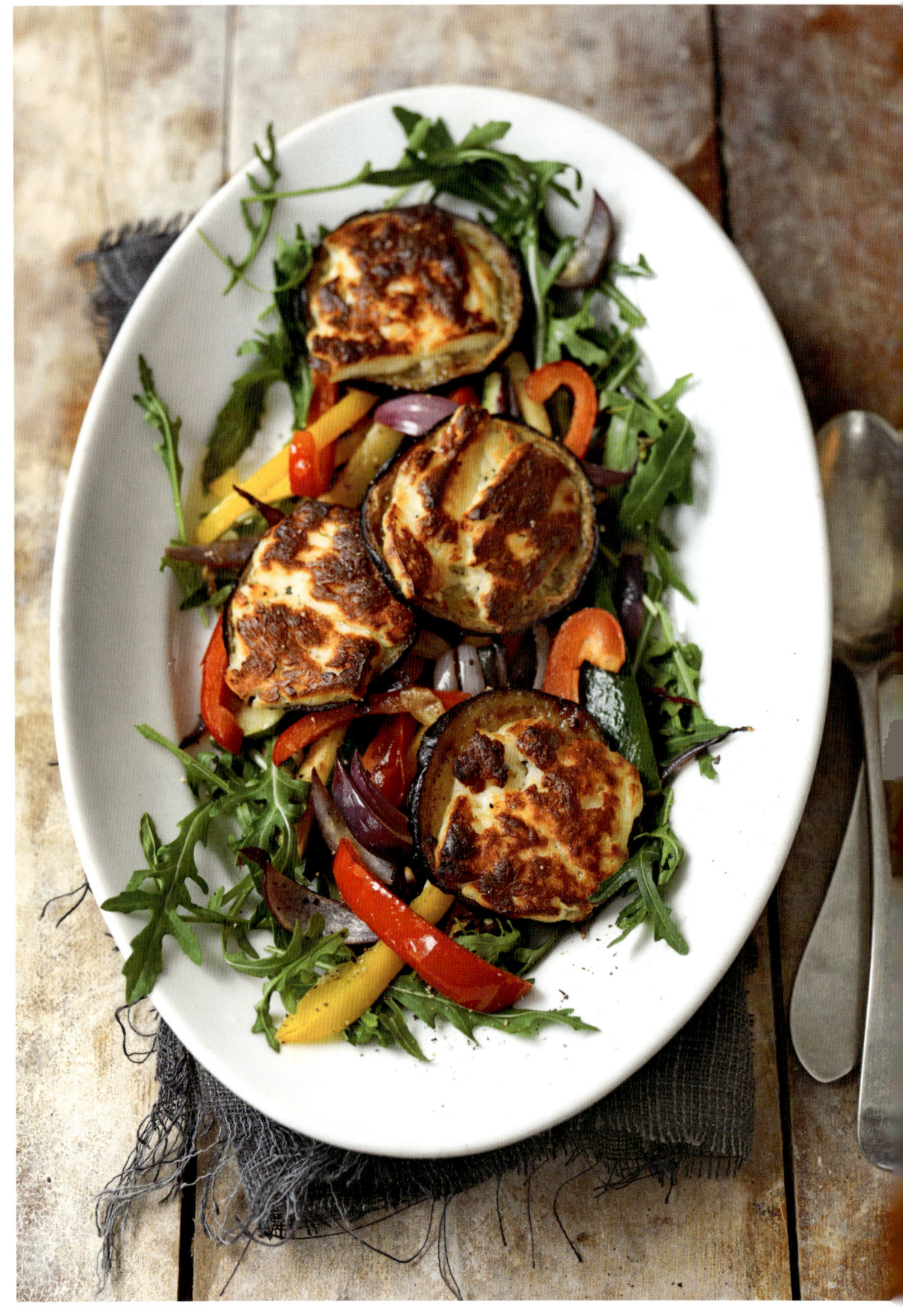

GEGRILLTER HALLOUMI
MIT GEBRATENEM GEMÜSE

Halloumi ist ein Käse aus Zypern, der aus Kuh-, Schaf- und Ziegenmilch hergestellt wird. Er erinnert an Feta, hat aber einen milden Minzegeschmack. Er kann so gegessen werden, der ganze Geschmack entfaltet sich aber erst, wenn der Käse gebraten oder gegrillt wird.

2 PERSONEN

1 Aubergine
Salz
250 g Halloumi
1 Zucchini
1 rote Paprika
1 gelbe Paprika
1 rote Zwiebel
2 Knoblauchzehen, fein gehackt
frisch gemahlener Pfeffer
1 Handvoll Rucola
Olivenöl zum Bestreichen und Braten

Den Backofen auf 230 °C vorheizen. Ein Backblech mit Backpapier auslegen.

Die Aubergine in Scheiben schneiden und auf das Backpapier legen. Mit etwas Öl bestreichen und mit Salz bestreuen. Im Backofen 10 Minuten backen.
Den Halloumi-Käse in Scheiben schneiden, auf die Auberginen legen und etwa 5 Minuten überbacken, dabei immer kontrollieren.

Die Paprika waschen und von Samen und Scheidewänden befreien. Die Zucchini waschen, die Zwiebel abziehen und alles in grobe Stücke schneiden. In der Pfanne Öl erhitzen und den Knoblauch mit dem Gemüse bissfest braten. Mit Salz und Pfeffer würzen.

Den Rucola waschen, trockenschütteln und in einer flachen Schale oder auf Tellern verteilen, das gebratene Gemüse darauflegen und mit den Auberginenscheiben belegen.

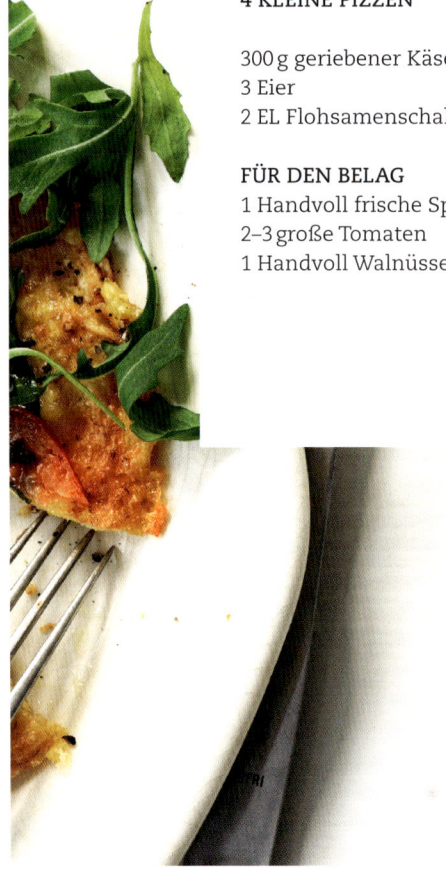

MINIPIZZEN
MIT KÄSEBODEN

Ein beliebtes Pizzarezept sind diese Käsepizzen, deren Boden teilweise aus Käse besteht. Dieser ist etwas knuspriger als der Boden der Blumenkohlpizza, die ebenfalls in diesem Buch zu finden ist.

4 KLEINE PIZZEN

300 g geriebener Käse
3 Eier
2 EL Flohsamenschalen

FÜR DEN BELAG
1 Handvoll frische Spinatblätter
2–3 große Tomaten
1 Handvoll Walnüsse

Den Backofen auf 225 °C (Umluft) vorheizen. Ein Backblech mit Backpapier auslegen.

Käse, Eier und Flohsamenschalen in einer Schüssel vermengen und den Teig in vier Kreisen dünn auf das Backpapier streichen. Auf der oberen Schiene im Backofen etwa 10 Minuten backen, bis die Böden einen goldgelben Rand haben. Inzwischen den Spinat waschen und trockenschleudern. Die Tomaten waschen und in Scheiben schneiden. Die Pizzaböden herausnehmen und Spinat und Tomaten darauf verteilen. Die Walnüsse darüberstreuen. Die Pizzen weitere 5 Minuten backen. Vor dem Servieren etwas abkühlen lassen.

Dazu einen frischen grünen Salat servieren.

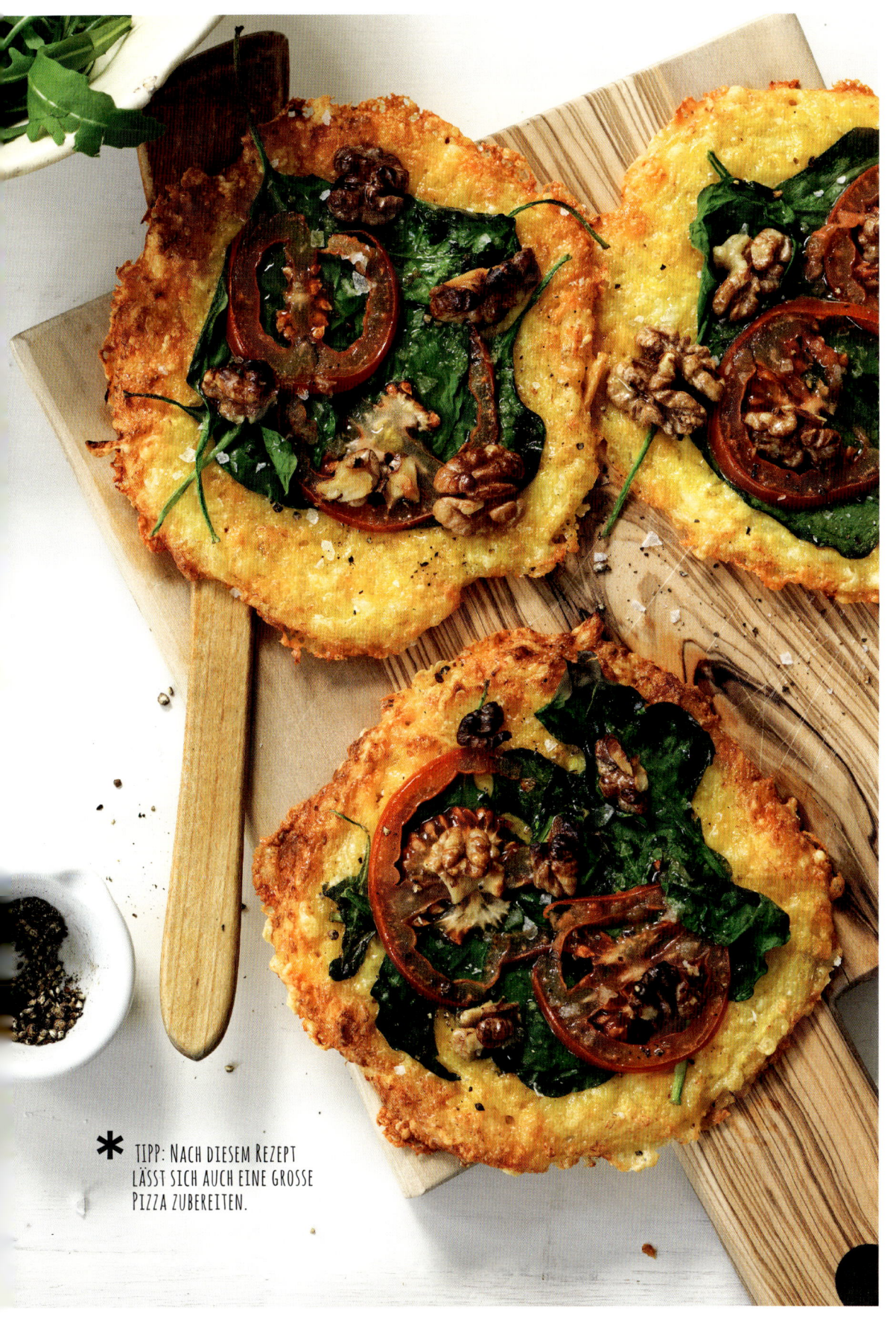

★ TIPP: Nach diesem Rezept lässt sich auch eine grosse Pizza zubereiten.

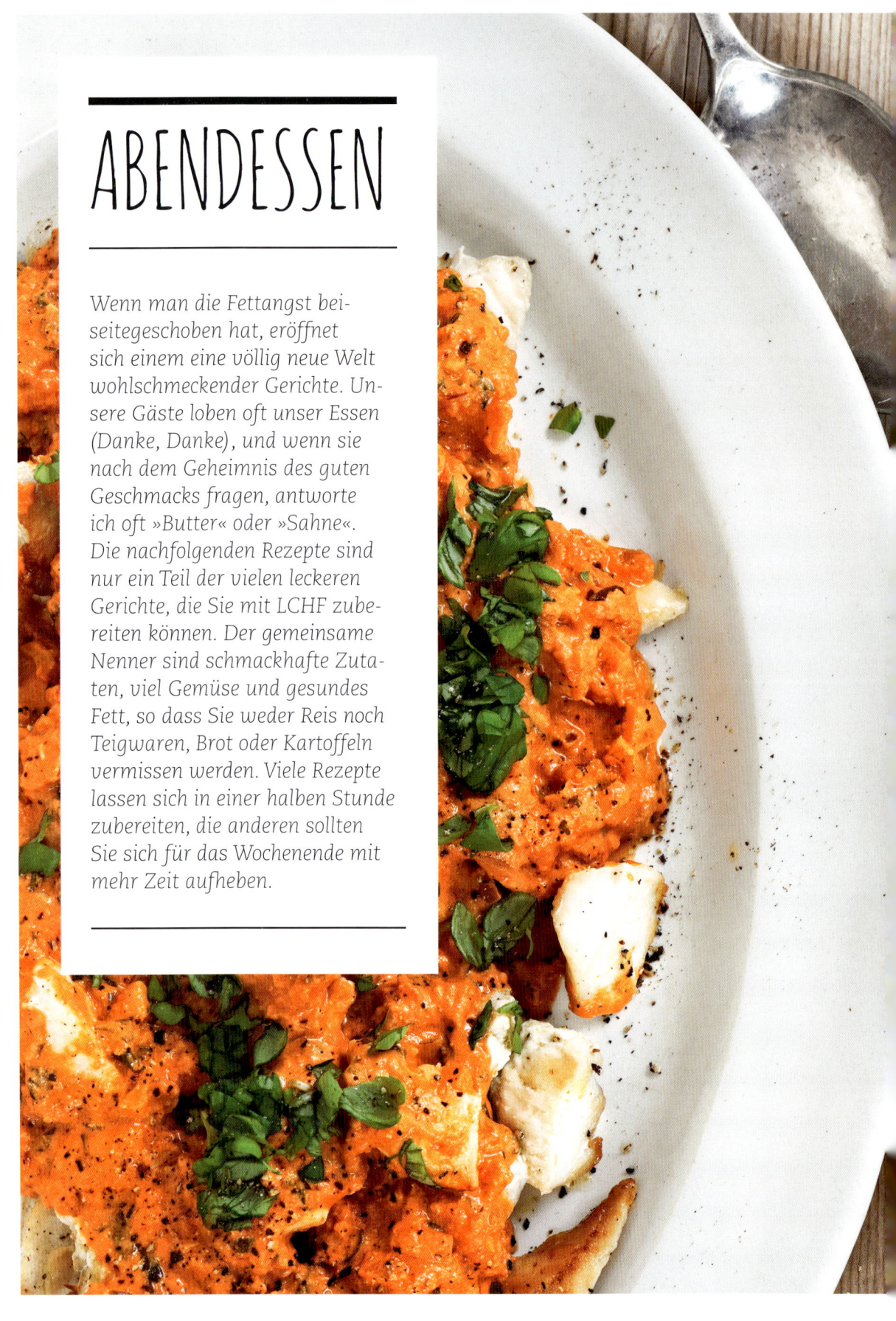

ABENDESSEN

Wenn man die Fettangst bei-
seitegeschoben hat, eröffnet
sich einem eine völlig neue Welt
wohlschmeckender Gerichte. Unsere Gäste loben oft unser Essen
(Danke, Danke), und wenn sie
nach dem Geheimnis des guten
Geschmacks fragen, antworte
ich oft »Butter« oder »Sahne«.
Die nachfolgenden Rezepte sind
nur ein Teil der vielen leckeren
Gerichte, die Sie mit LCHF zubereiten können. Der gemeinsame
Nenner sind schmackhafte Zutaten, viel Gemüse und gesundes
Fett, so dass Sie weder Reis noch
Teigwaren, Brot oder Kartoffeln
vermissen werden. Viele Rezepte
lassen sich in einer halben Stunde
zubereiten, die anderen sollten
Sie sich für das Wochenende mit
mehr Zeit aufheben.

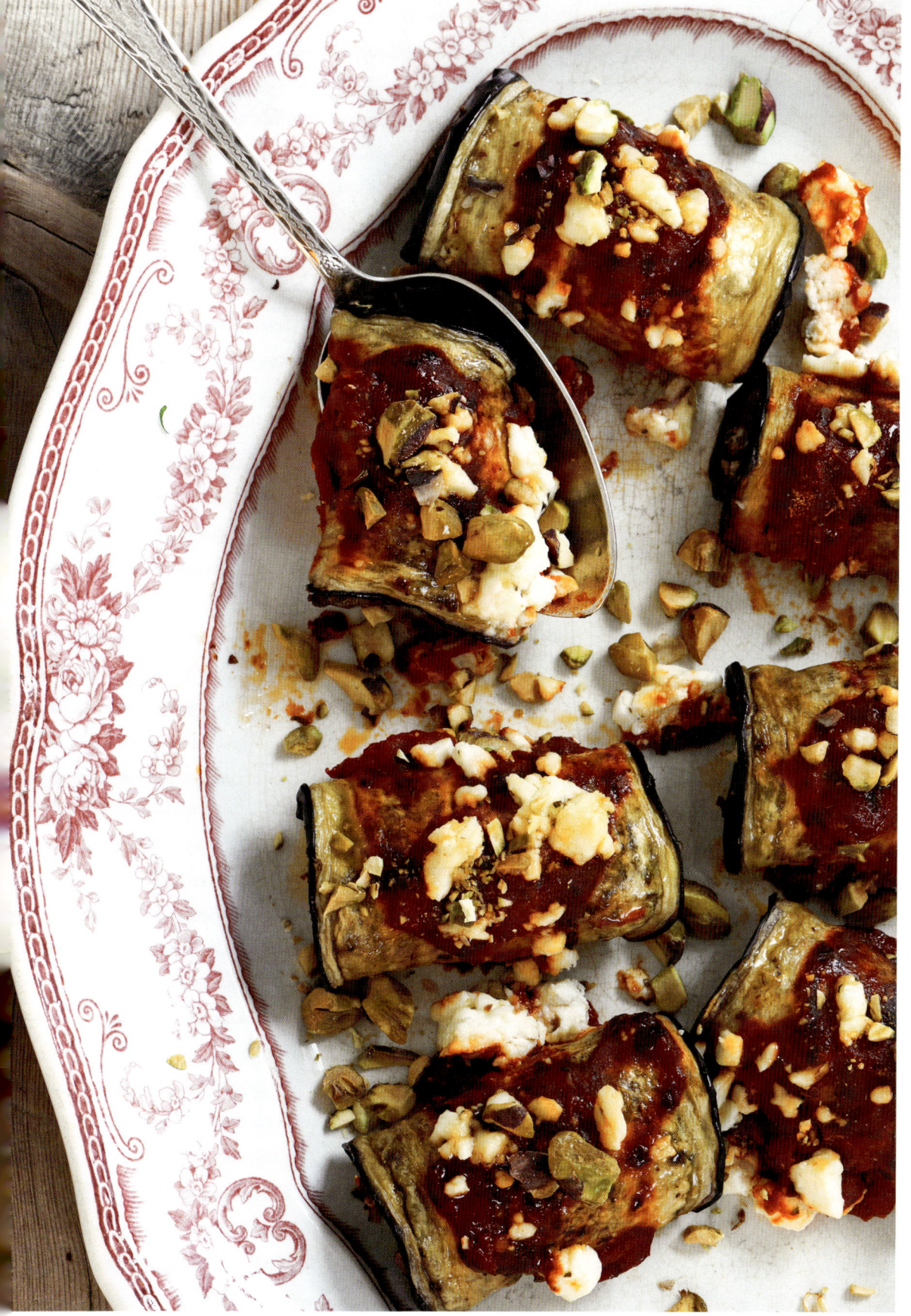

SCHARFE THAISUPPE
MIT VIEL GEMÜSE

*Dies ist meine Lieblings-Thaisuppe, oder besser gesagt thai-inspi-
rierte Suppe, denn ich habe sie bei unseren Reisen nach Thailand
noch nie auf einer Speisekarte gesehen. Neben dem guten und
scharfen Geschmack enthält sie eine große Menge Gemüse. Auf
diese Weise füllt man problemlos sein Gemüsekonto auf.*

4-6 PERSONEN

3 große Karotten
2 rote Paprika
1 Brokkoli
1 Zwiebel
4 Knoblauchzehen, gepresst
½–1 EL gelbe Currypaste (nach
    Geschmack und Schärfe)
30 g frischer Ingwer, gerieben
1½–2 Stängel Zitronengras,
    fein gewürfelt
2 frische rote Chilischoten,
    Kerne entfernt und fein
    gewürfelt
1 l Gemüsebrühe
2 Dosen Kokosmilch (à 400 ml)
200 ml trockener Weißwein
    (oder ein Schuss Weißwein-
    essig)
2 EL Tamari (glutenfreie
    Sojasauce)
3 EL Fischsauce
Saft von 1 Limette
1 Prise Kurkuma (oder Safran)
Kokosöl zum Braten
Salz und Kokoszucker

Karotten schälen, Paprika waschen und von
Samen und Scheidewänden befreien, Brokkoli
waschen und die Zwiebel abziehen. Alles klein
schneiden.

Das Öl in einem großen Topf erhitzen und
Knoblauch, gelbe Currypaste sowie Zwiebel,
Karotten und Ingwer hineingeben. Anschwitzen, bis die Karotten weich sind. Paprika,
Brokkoli, Zitronengras und Chili sowie Brühe,
Kokosmilch, Weißwein, Tamari, Fischsauce
und Limettensaft hinzufügen. Kurkuma für eine schöne gelbe Farbe hineingeben. Alles etwa
25 Minuten zugedeckt köcheln lassen.

Etwas von dem Kochwasser abgießen, beiseite
stellen. Die restlichen Zutaten mit dem Pürierstab oder in der Küchenmaschine zu einer
feinen, cremigen Masse mixen und zurück in
den Topf geben.

Die Suppe noch einmal aufkochen lassen und
mit Salz und Kokoszucker abschmecken. Falls
die Suppe zu dick ist, etwas von dem Kochwasser hinzugießen.

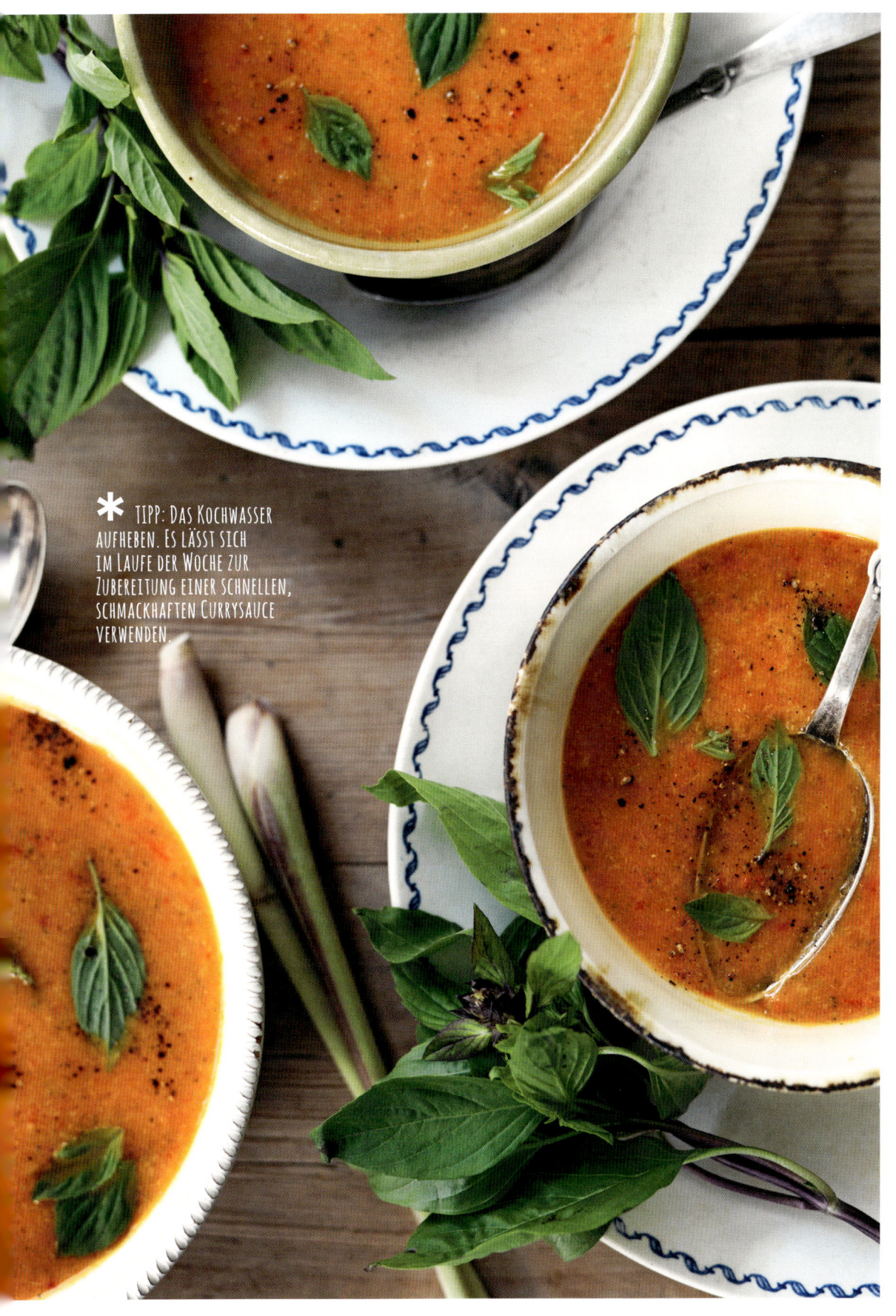

✳ TIPP: Das Kochwasser
aufheben. Es lässt sich
im Laufe der Woche zur
Zubereitung einer schnellen,
schmackhaften Currysauce
verwenden.

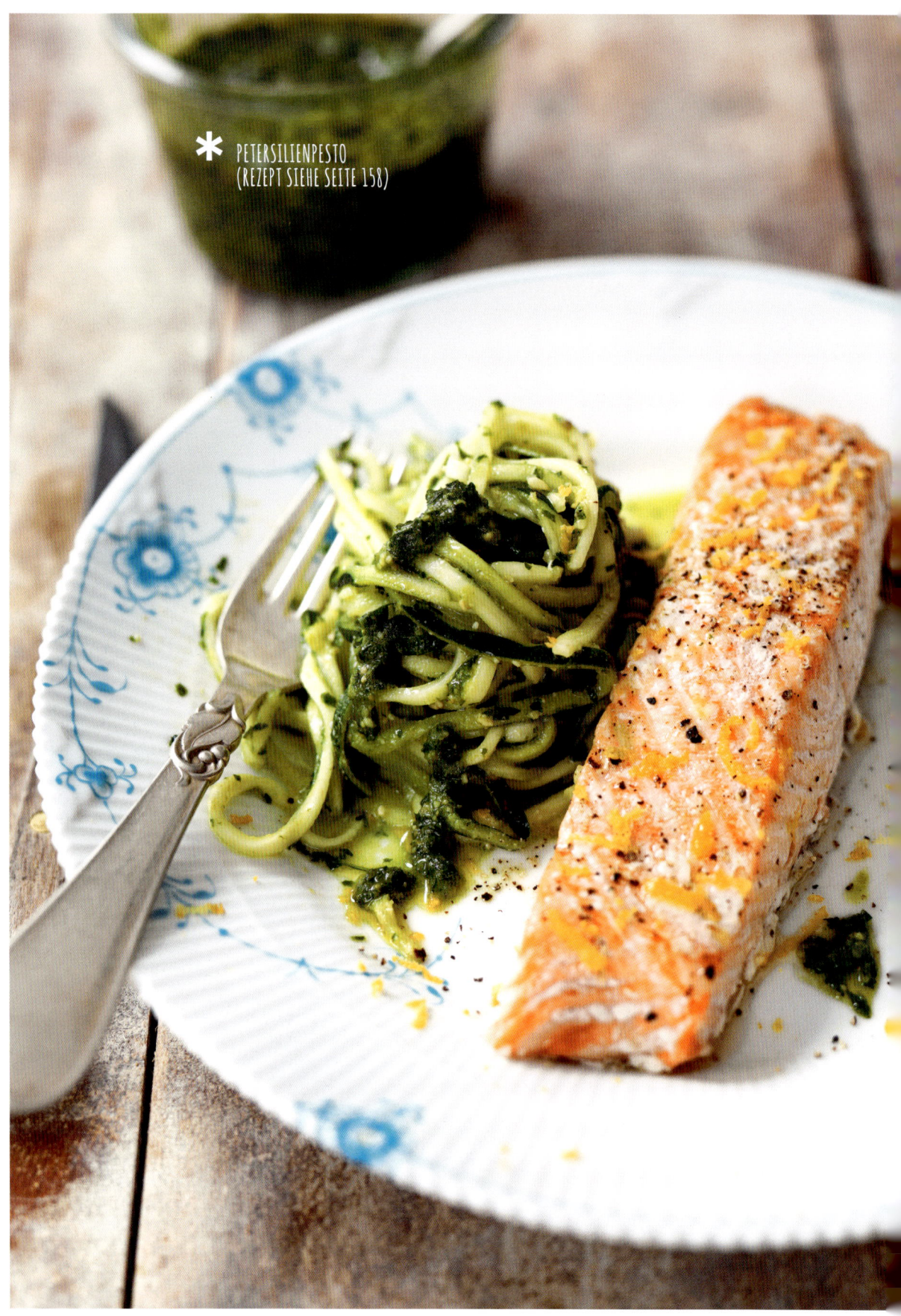

* PETERSILIENPESTO
(REZEPT SIEHE SEITE 158)

GEBACKENER LACHS
MIT ZUCCHININUDELN UND PETERSILIENPESTO

Zucchininudeln sind ein beliebter Nudelersatz. Wenn Sie Besitzer eines Spiralschneiders sind, können Sie damit ein eindrucksvolles Gericht zaubern. Wenn nicht, verwenden Sie einen Karottenschäler, um damit dünne Streifen zu schneiden.

4 PERSONEN

4 gute Lachsfilets
Salz und frisch gemahlener Pfeffer
800 g Zucchini
Petersilienpesto (Rezept siehe
   Seite 158)
Abrieb von 1 unbehandelten Zitrone
Öl für die Form

Den Backofen auf 180 °C vorheizen. Eine feuerfeste Form mit etwas Öl einfetten.
Die Lachsfilets abspülen und mit Küchenpapier trockentupfen. In die Form legen und mit Salz und Pfeffer würzen. Im Backofen etwa 25 Minuten backen.

Für die Nudeln die Zucchini waschen, putzen und in sehr dünne Streifen schneiden oder durch den Spiralschneider drehen. Die Streifen in eine Schüssel legen, mit etwas Salz bestreuen und zur Seite stellen. Kurz vor dem Servieren die Streifen in ein Sieb geben und mit kochend heißem Wasser übergießen, abtropfen lassen.
Die »Nudeln« mit dem Petersilienpesto vermischen und zum Lachs servieren, mit Zitronenabrieb bestreuen.

SCHOLLENPÄCKCHEN
MIT RAHMSPINAT UND CREMIGEM BLUMENKOHLPÜREE

Scholle im Päckchen mit Gemüse ist ein einfaches und schnelles Fischgericht für den Alltag. Die Füllung lässt sich je nach Geschmack variieren. Meine sind mit Rahmspinat gefüllt und werden mit Blumenkohlpüree mit Frischkäsegeschmack serviert. Das Püree ist ein guter Ersatz für das traditionelle Kartoffelpüree.

4 PERSONEN

650 g Schollenfilets
300 g frischer Spinat oder TK
    (aufgetaut und ausge-
    presst)
25 g Butter
100 g Sahne
100 g Parmesan, gerieben
Salz und frisch gemahlener
    Pfeffer

FÜR DAS PÜREE
1 Blumenkohl
100 g Schlagsahne
100 g Frischkäse
1 EL Butter
1 TL gemahlene Muskatnuss
Salz und weißer Pfeffer

Den Backofen auf 200 °C vorheizen.

Die Schollenfilets abspülen und mit Küchenpapier trockentupfen. Den Spinat waschen und trocken-schütteln. Butter in einem Topf bei geringer Temperatur zerlassen und den Spinat mit der Sahne hinzufügen. Den Parmesan dazugeben und gut umrühren.

Die Schollenfilets auf vier Stücke Backpapier verteilen und in eine flache Auflaufform legen. Mit Salz und Pfeffer würzen und den Rahmspinat daraufgeben. Die Päckchen schließen und etwa 20 Minuten im Backofen backen.

Für das Püree den Blumenkohl waschen und in kleine Stücke schneiden. Salzwasser zum Kochen bringen und den Blumenkohl 6–8 Minuten kochen. Das Kochwasser abgießen, ein wenig beiseite stellen.
Den Blumenkohl mit Sahne, Frischkäse und Butter und ggf. etwas Kochwasser mit einer Gabel oder einem Pürierstab zu einem Püree zerdrücken. Mit Muskatnuss, Salz und Pfeffer abschmecken.

Die Fisch-Päckchen öffnen und mit dem Blumenkohlpüree servieren.

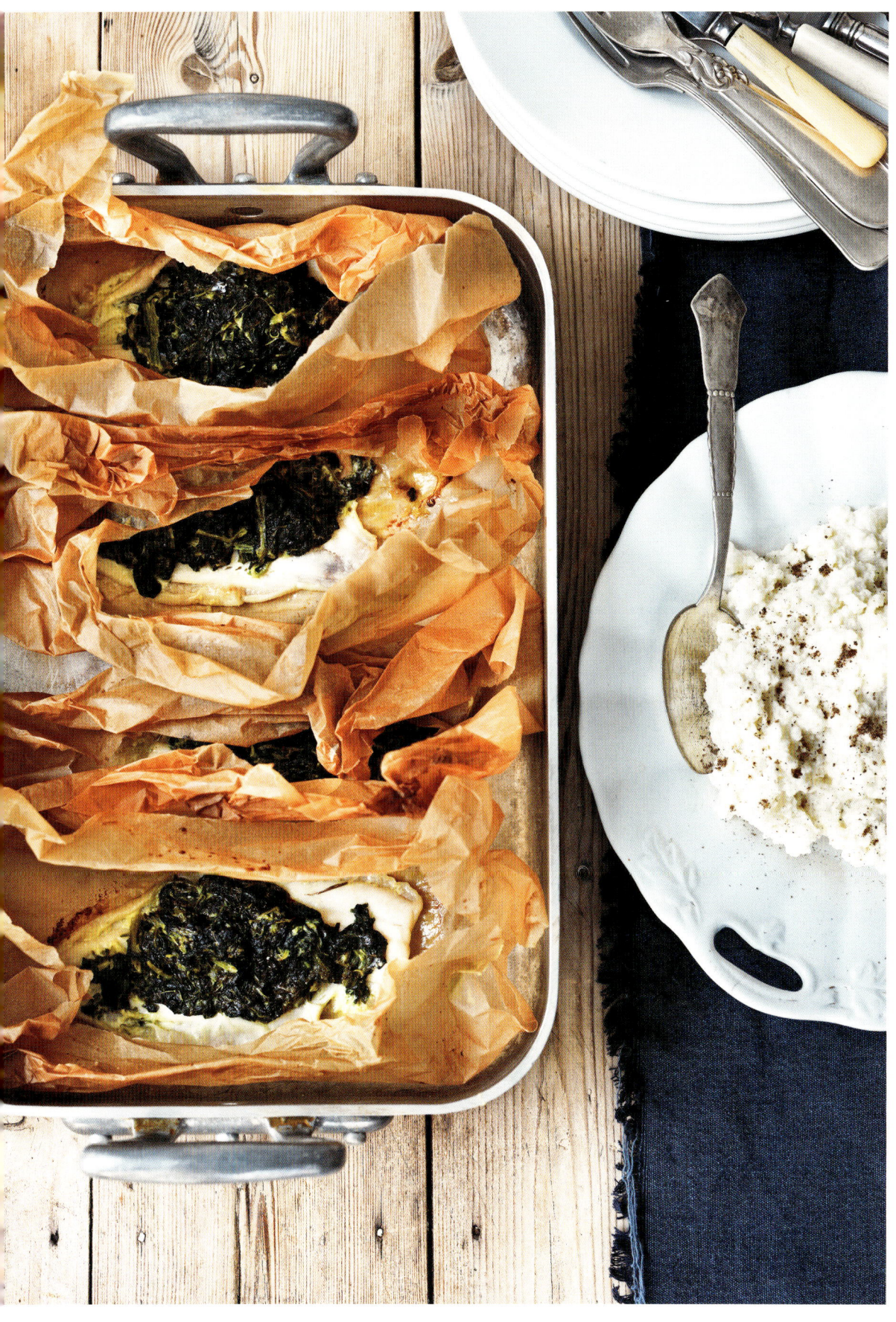

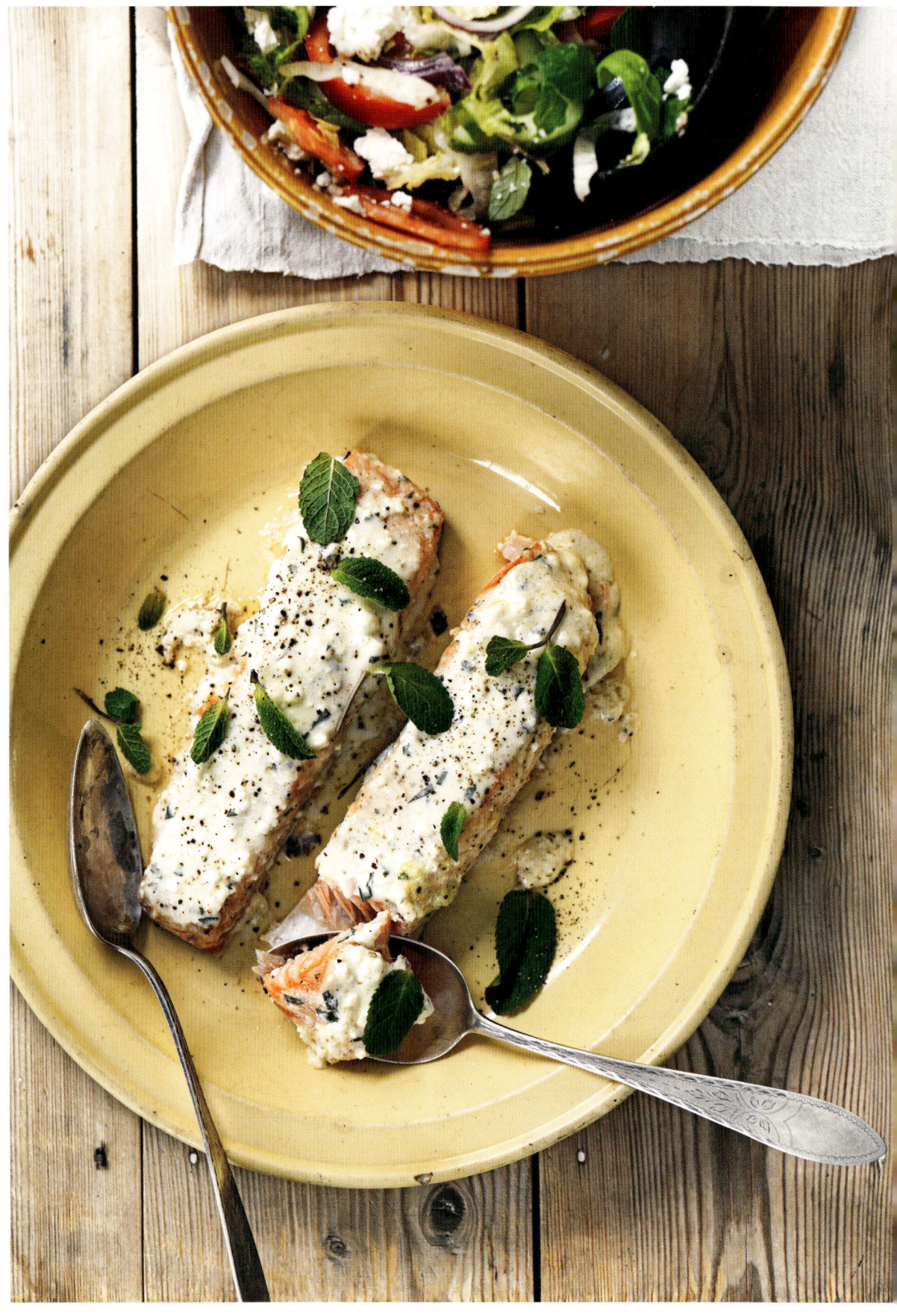

LACHS
MIT FETAHAUBE UND GRIECHISCHEM SALAT

Dieses Gericht sieht vielleicht nicht so schön aus, aber dafür macht es der Geschmack wieder wett. Der leicht fettige Geschmack des Lachses passt perfekt zu der säuerlichen Crème fraîche und dem salzigen Feta.

4 PERSONEN

4 gute Lachsfilets
Salz und frisch gemahlener
    Pfeffer
180 g Feta (möglichst aus
    Schaf- oder Ziegenmilch)
100 g Crème fraîche (38 % Fett)
1 Knoblauchzehe, gepresst
1 EL Sahne
20 Minzeblätter
Kokosöl zum Einfetten der
    Form

FÜR DEN SALAT
½ Eisbergsalat
½ Gurke
4–6 Tomaten
½ Fenchel
1 rote Zwiebel
1 Handvoll gute Oliven
4 EL kalt gepresstes Olivenöl
200 g Feta
etwas getrockneter Oregano

Den Backofen auf 180 °C vorheizen. Eine feuerfeste Form mit etwas Öl einfetten. Die Lachsfilets abspülen, trockentupfen und in die Form legen. Mit Salz und Pfeffer würzen.
Den Feta in einer Schüssel zerdrücken, Crème fraîche und Knoblauch hinzufügen und alles gut verrühren. Bei Bedarf mit Sahne verdünnen. Die Minzeblätter waschen und trockenschütteln. Einige Minzeblätter zum Garnieren beiseite legen. Den Rest fein hacken und unter das Fetamus rühren. Mit Salz und Pfeffer abschmecken.
Auf jedes Lachsfilet etwas Fetamus streichen und auf der mittleren Schiene im Backofen etwa 25 Minuten backen.

Den Salat waschen, trockenschleudern und fein schneiden. Gurke, Tomaten und Fenchel waschen. Zwiebel abziehen. Die Gurke längs halbieren und in dicke Scheiben schneiden. Die Tomaten achteln und mit Fenchel und Zwiebel in dünne Scheiben schneiden. Alles in einer Schüssel mit den Oliven vermischen und das Olivenöl unterheben. Den Feta über den Salat krümeln und Oregano darüberstreuen.

Die Lachsfilets mit Minzeblättern bestreuen und mit dem griechischen Salat servieren.

FISCHFILET
MIT BLUMENKOHLRÖSTI UND ROH GEBRATENER ROTER BETE

Mit Fischfilet kann man nichts falsch machen, vor allem nicht, wenn man Kinder hat. Diese hier sind mit Sesam paniert, das macht den Fisch sehr schmackhaft und knusprig.

4 PERSONEN

650 g Schollenfilets
2 Eier
150 g Sesam
Salz und frisch gemahlener Pfeffer
Butter oder Kokosöl zum Braten

FÜR DIE RÖSTI
500 g Blumenkohlreis (siehe
    Seite 110)
1 Zwiebel, fein gehackt
2 Eier
100 g geriebener Käse (gerne mit
    viel Geschmack)
1 EL Flohsamenschalen

FÜR DIE ROTE BETE
400 g Rote Bete
100 g Haselnüsse
50 ml Balsamico
1 Stängel glattblättrige Petersilie,
    fein gehackt
Butter zum Braten

Zuerst für die Rösti den Backofen auf 200 °C vorheizen. Ein Backblech mit Backpapier auslegen.
Den Blumenkohlreis mit Zwiebel, Eiern, geriebenem Käse und Flohsamenschalen verrühren. Den Rösti-Teig in kleinen Häufchen auf das Backpapier legen und diese zu Fladen pressen. Im Backofen 20 Minuten backen, bis sie goldbraun sind.

Für die Fischfilets die Eier in einen tiefen Teller schlagen und verquirlen, den Sesam auf einen zweiten Teller geben.
Die Schollenfilets abspülen, trockentupfen und mit Salz und Pfeffer würzen. Nacheinander zunächst in Ei und dann in Sesam wälzen. Die panierten Schollen beiseite legen.
In einer Pfanne reichlich Butter oder Kokosöl erhitzen und die Schollen bei mittlerer Temperatur von beiden Seiten braten. Dabei gelegentlich kontrollieren, damit der Sesam nicht verbrennt.

Die Rote Bete schälen und klein würfeln. Die Haselnüsse grob hacken und in einer Pfanne ohne Fett rösten. Beiseite stellen.
Eine Pfanne erhitzen, die Butter zerlassen und die Rote Bete-Würfel mit dem Balsamico etwa 10 Minuten köcheln lassen, bis der Essig eingekocht ist und die Rote Bete bissfest ist.
Die gerösteten Haselnüsse über die Rote Bete streuen und mit Petersilie garnieren. Die Schollenfilets und die Blumenkohlrösti dazu servieren.

Zu Fischfilet gehört eine gute, selbst gemachte Remoulade (Rezept siehe Seite 158).

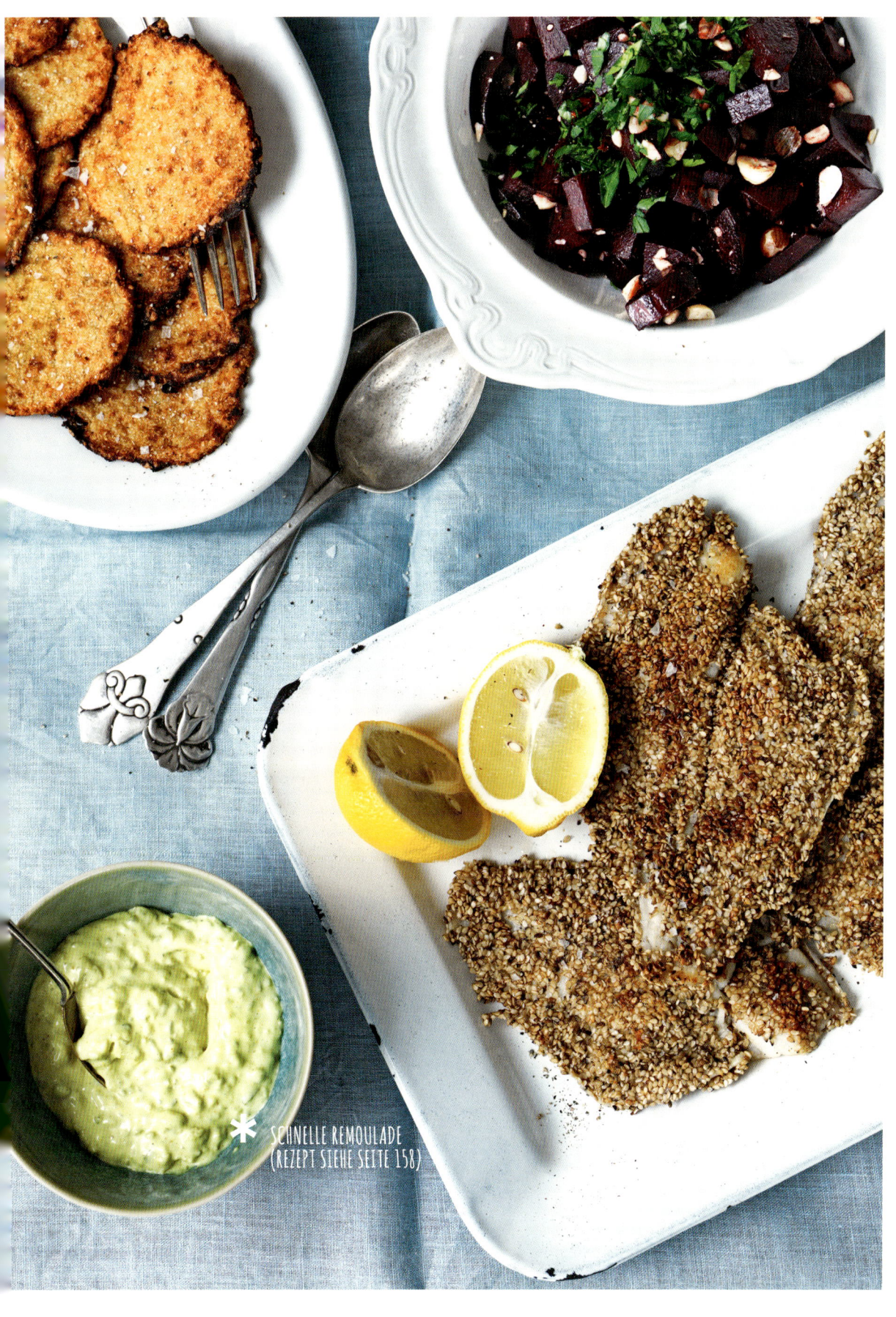

SCHNELLE REMOULADE
(REZEPT SIEHE SEITE 158)

SONNENBLUMENFISCH
MIT SOMMERSALAT UND KRÄUTERDRESSING

Dieses Gericht wurde mit Pollack zubereitet, einem schmackhaften Fisch für die ganze Familie mit festem Fleisch, der nicht den intensiven Fischgeschmack wie z. B. Kabeljau hat.

4 PERSONEN

650 g Pollack (oder Schellfisch)
Salz und frisch gemahlener Pfeffer
100 g Parmesan
Schale von 2 unbehandelten Limetten
100 g Sonnenblumenkerne
Kokosöl zum Einfetten der Form

FÜR DEN SOMMERSALAT
150 g Mischsalat, z. B. Rucola, Feldsalat,
   Spinatblätter usw.
1 große reife Avocado

FÜR DAS KRÄUTERDRESSING
200 g Crème fraîche (38 % Fett)
1 EL Sahne
1 Knoblauchzehe, gepresst
1 Handvoll gemischte Kräuter,
   fein gehackt
Salz und frisch gemahlener Pfeffer

Den Backofen auf 225 °C vorheizen. Eine feuerfeste From mit etwas Öl einfetten.
Die Pollackfilets abspülen, trockentupfen, mit Salz und Pfeffer würzen und in die Form legen. Den Parmesan fein reiben und mit der Limettenschale mischen. Die Mischung auf dem Fisch verteilen und zuletzt eine Schicht Sonnenblumenkerne daraufgeben. Den Fisch auf der oberen Schiene im Backofen etwa 20 Minuten backen.

Den Salat waschen, trocken schleudern und klein schneiden. Die Avocado längs halbieren, den Kern entfernen, das Fruchtfleisch aus der Schale lösen und in dünne Scheiben schneiden.
Für das Dressing Crème fraîche, Sahne, Knoblauch und Kräuter verquirlen und mit Salz und Pfeffer abschmecken.

Den Salat und die Avocado auf dem Teller neben dem Fisch anrichten oder in einer Schüssel servieren und mit dem Dressing beträufeln.

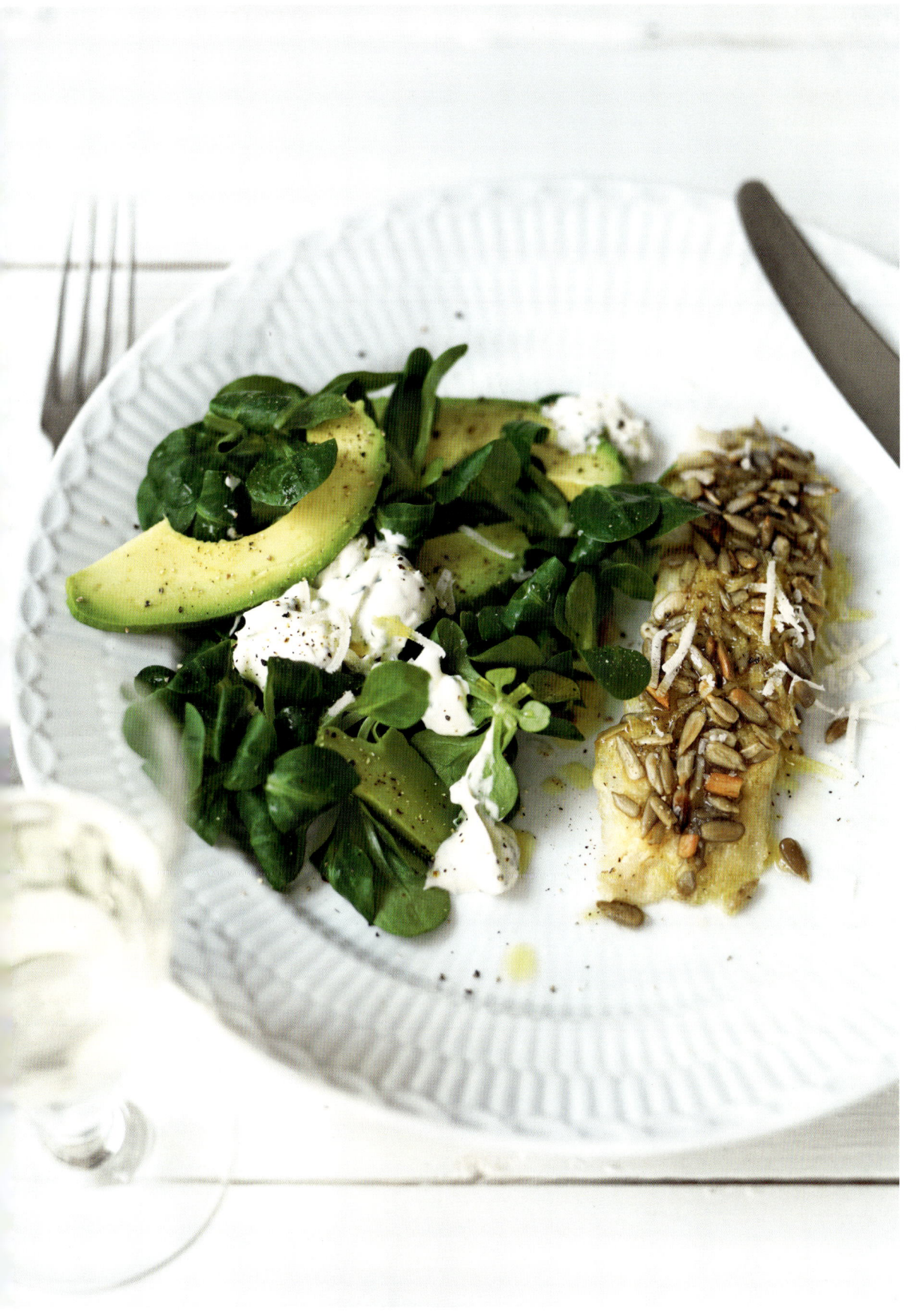

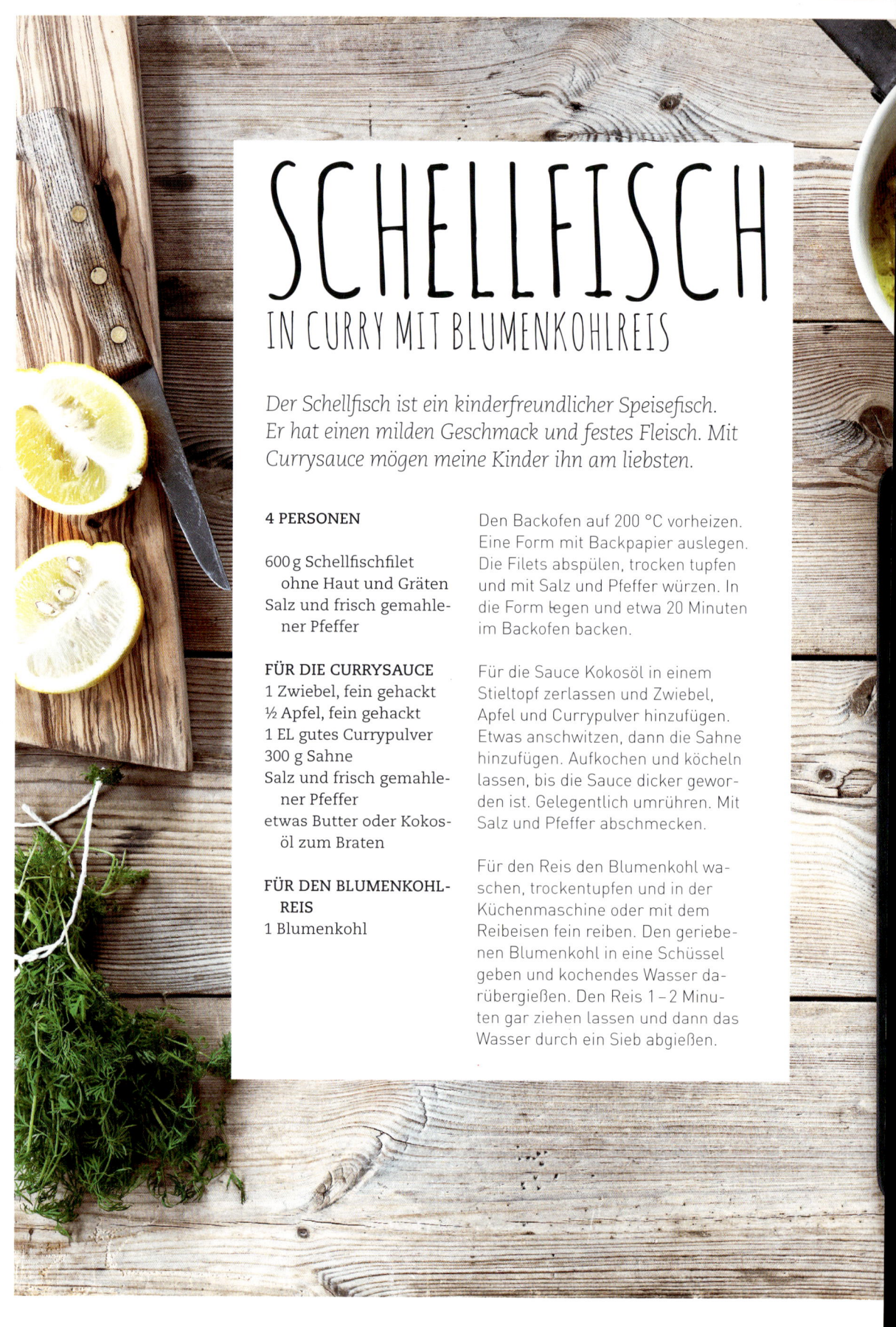

SCHELLFISCH

IN CURRY MIT BLUMENKOHLREIS

*Der Schellfisch ist ein kinderfreundlicher Speisefisch.
Er hat einen milden Geschmack und festes Fleisch. Mit
Currysauce mögen meine Kinder ihn am liebsten.*

4 PERSONEN

600 g Schellfischfilet
    ohne Haut und Gräten
Salz und frisch gemahle-
    ner Pfeffer

FÜR DIE CURRYSAUCE
1 Zwiebel, fein gehackt
½ Apfel, fein gehackt
1 EL gutes Currypulver
300 g Sahne
Salz und frisch gemahle-
    ner Pfeffer
etwas Butter oder Kokos-
öl zum Braten

**FÜR DEN BLUMENKOHL-
    REIS**
1 Blumenkohl

Den Backofen auf 200 °C vorheizen.
Eine Form mit Backpapier auslegen.
Die Filets abspülen, trocken tupfen
und mit Salz und Pfeffer würzen. In
die Form legen und etwa 20 Minuten
im Backofen backen.

Für die Sauce Kokosöl in einem
Stieltopf zerlassen und Zwiebel,
Apfel und Currypulver hinzufügen.
Etwas anschwitzen, dann die Sahne
hinzufügen. Aufkochen und köcheln
lassen, bis die Sauce dicker gewor-
den ist. Gelegentlich umrühren. Mit
Salz und Pfeffer abschmecken.

Für den Reis den Blumenkohl waschen, trockentupfen und in der
Küchenmaschine oder mit dem
Reibeisen fein reiben. Den geriebenen Blumenkohl in eine Schüssel
geben und kochendes Wasser darübergießen. Den Reis 1–2 Minuten gar ziehen lassen und dann das
Wasser durch ein Sieb abgießen.

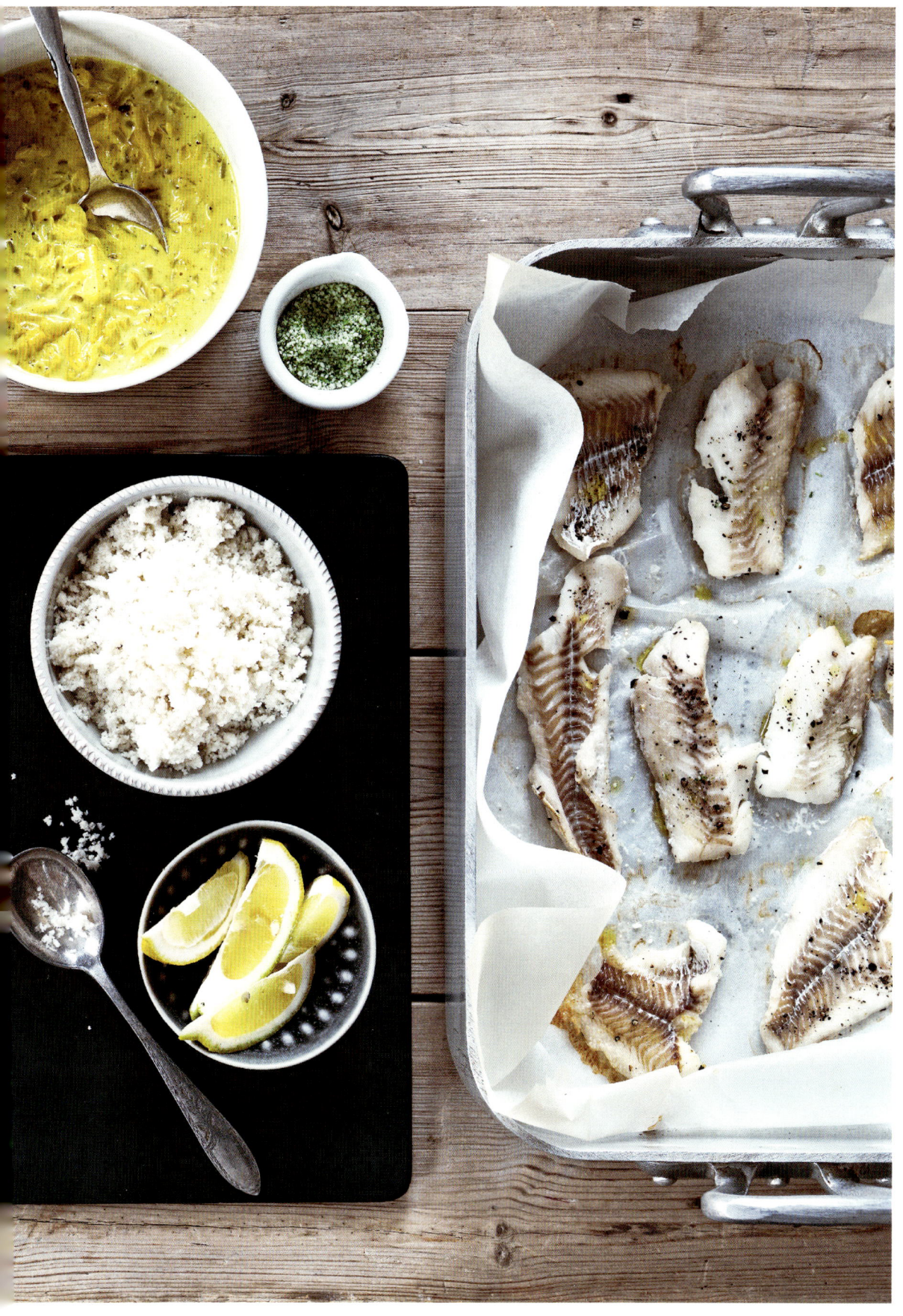

THAI-FISCHFRIKADELLEN
MIT GURKENSALAT UND SCHARFEM DIP

Die würzigen Thai-Frikadellen sind eine leckere Variante der klassischen Fischfrikadellen. Hier werden ein thai-inspirierter Gurkensalat und ein scharfer Dip dazu gereicht. Ich mache mein Fischhack in der Regel selbst in der Küchenmaschine. Oder Sie bitten Ihren Fischhändler, Fischhack für Sie zuzubereiten.

4 PERSONEN

FÜR DIE FRIKADELLEN
600 g Fisch (Scholle, Kabeljau, Schellfisch, Pollack, Lachs – kein Pangasius)
2 Eier
1 EL Flohsamenschalen
1 EL frischer Ingwer, gerieben
Saft von ½ Limette
1–3 TL gelbe Currypaste (je nach Geschmack und Schärfe)
Salz und frisch gemahlener Pfeffer
Kokosöl zum Braten

FÜR DEN GURKENSALAT
1 Gurke
1 rote Zwiebel, fein gehackt
1 rote Chilischote (kann weggelassen werden), fein gehackt
1 Handvoll Koriander, fein gehackt

FÜR DAS DRESSING
Saft von 2 Limetten
2 EL Essig
2 EL süße Chilisauce

FÜR DEN DIP
200 g Mayonnaise
1 EL Currypaste

Für den Salat die Gurke längs halbieren, die Kerne mit einem Löffel entfernen und die Gurke in Würfel schneiden. Mit der Zwiebel, der Chilischote und dem Koriander vermischen.
Für das Dressing Limettensaft, Essig und süße Chilisauce verquirlen. Über den Salat gießen und den Salat etwa eine Stunde ziehen lassen.

Bitte beachten Sie: Dieser Salat enthält etwas Zucker von der Chilisauce. Diese kann durch ½ gehackte frische Chilischote und 2 EL Kokoszucker ersetzt werden.

Für die Fischfrikadellen alle Zutaten in der Küchenmaschine mit dem großen Messer zerkleinern. Die Hackmasse zu kleinen Kugeln formen. Eine Pfanne erhitzen und Kokosöl zerlassen. Die Frikadellen von allen Seiten gar braten.

Für den Dip die Mayonnaise mit Currypaste zu einem guten, scharfen Dressing verrühren.

Die Thai-Frikadellen mit dem scharfen Dip und dem Gurkensalat servieren.

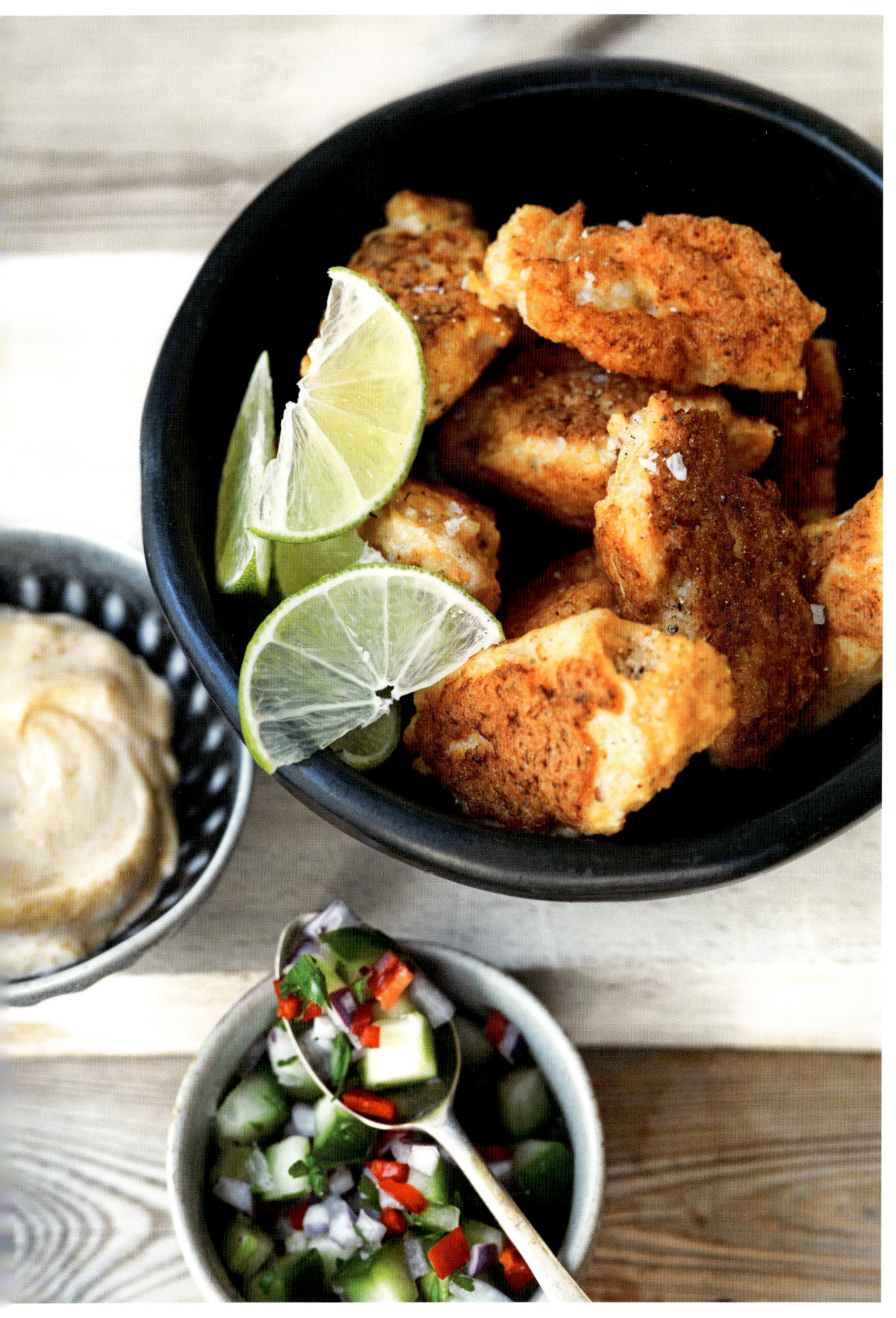

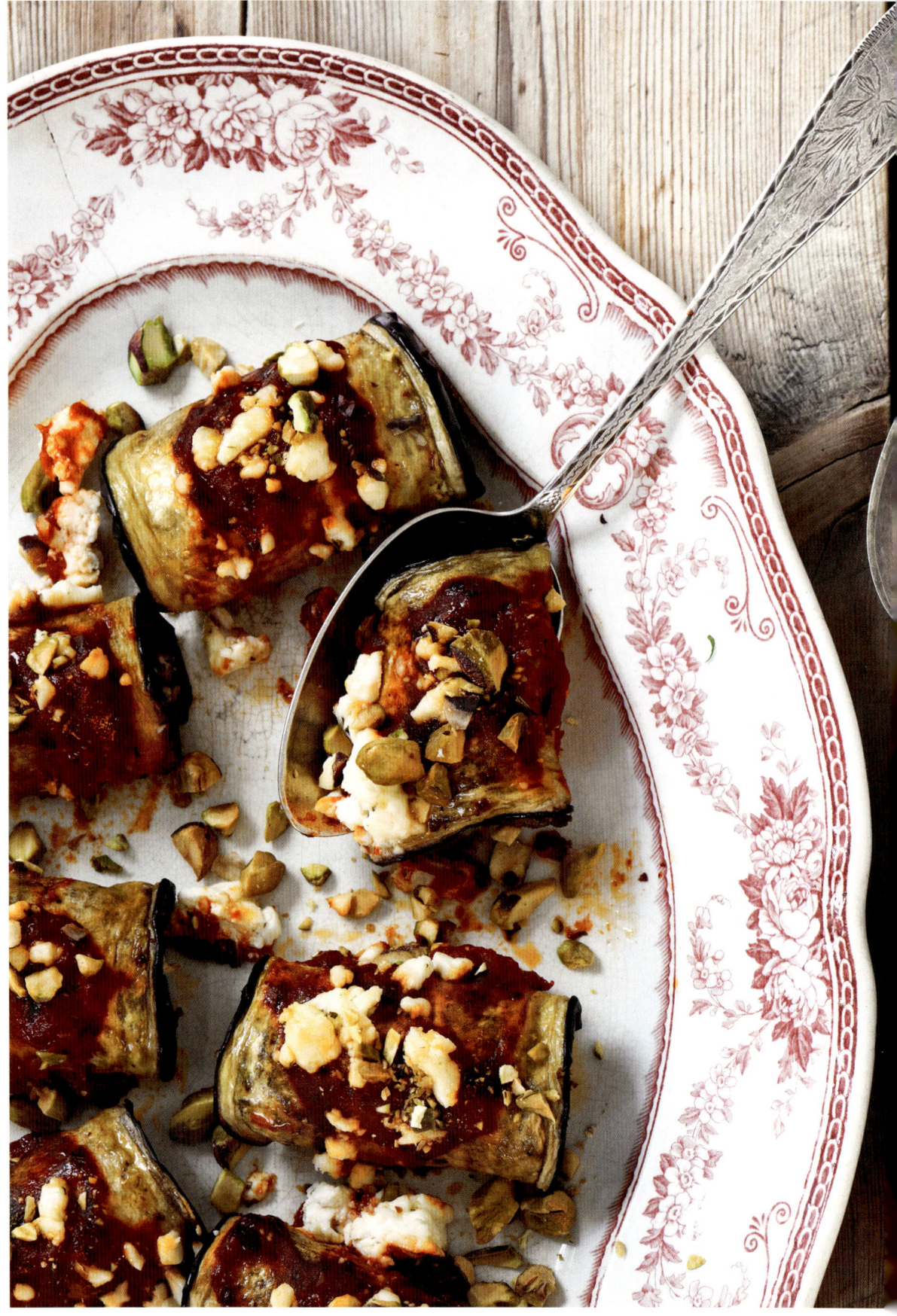

AUBERGINENROLLEN
MIT WALNUSSFARCE

4 PERSONEN

2–3 große Auberginen
Salz
Olivenöl zum Bestreichen

FÜR DIE FÜLLUNG
300 g Walnussfarce (Rezept siehe
   Seite 83)
120 g ungesalzene Pistazien, grob
   gehackt
2 Frühlingszwiebeln,
   fein geschnitten
1 EL Kapern
300 ml Tomatensauce mit Butter
   (Rezept siehe Seite 163)
75 g Feta zum Bestreuen

Die Auberginen waschen, trockentupfen und längs in möglichst dünne Scheiben schneiden. Ein Backblech mit Backpapier auslegen, die Auberginenscheiben darauflegen und mit reichlich Salz bestreuen. Etwa 1 Stunde liegen lassen. Den Backofen auf 225 °C (Grill) vorheizen. Die Auberginen abspülen und trockentupfen. Mit etwas Olivenöl einstreichen, in eine feuerfeste Form legen und auf der oberen Schiene im Backofen grillen, bis sie goldbraun und an den Seiten gebräunt sind. Die Temperatur auf 170 °C senken.

Die Walnussfarce herstellen und mit 70 g Pistazien, Frühlingszwiebeln und Kapern mischen. Auf jede Auberginenscheibe etwa 1 EL Füllung geben und die Scheiben zusammenrollen. Die Rollen in eine gefettete feuerfeste Form legen, die Tomatensauce mit Butter darübergeben und zum Schluss Feta darüberstreuen. Etwa 20 Minuten im Backofen backen.

Die Auberginen aus dem Backofen nehmen und mit den restlichen Pistazien bestreuen.
Dazu passt ein Fleischgericht oder ein frischer Salat.

HÄHNCHEN IN TOMATENSAUCE
MIT MASCARPONE

Kombiniert man eine klassische Tomatensauce mit cremigem Mascarpone-Frischkäse, ergibt das eine fantastische orange-farbene Sauce, die selbst Kinder mögen, die ansonsten Tomaten ablehnen.

4 PERSONEN

600 g Hähnchenbrustfilet
Butter für die Form und zum Braten

FÜR DIE TOMATENSAUCE
2 große Zwiebeln, fein gehackt
4 Knoblauchzehen, fein gehackt
1 rote Chilischote, fein gehackt
2 Dosen gehackte Tomaten (à 400 g)
  oder 800 g passierte Tomaten
2 EL konzentriertes Tomatenmark
1 Handvoll Basilikumblätter
¾ Bund frischer Thymian
1 EL getrockneter Rosmarin
1 EL Kokoszucker (kann weggelassen
  werden)
250 g Mascarpone
Salz und frisch gemahlener Pfeffer
Kokosöl zum Braten

Den Backofen auf 200 °C vorheizen. Eine feuerfeste Form mit Butter einfetten. Die Hähnchenbrustfilets abspülen, trockentupfen und in mundgerechte Stücke schneiden. In die Form legen und einige Butterflöckchen darauf verteilen. Im Backofen etwa 20 Minuten backen.

Für die Tomatensauce in einem Topf Kokosöl zerlassen und Zwiebeln, Knoblauch und Chilischote bei mittlerer Temperatur braten, bis die Zwiebeln glasig sind. Die gehackten Tomaten und das Tomatenmark hinzufügen. Basilikum und Thymian waschen, trockenschütteln und fein hacken. Einige gehackte Basilikumblätter beiseite legen. Mit Rosmarin und Kokoszucker in die Sauce geben.

Die Sauce eine Weile zugedeckt köcheln, dann den Mascarpone unterrühren, bis die Sauce eine cremige und weiche Konsistenz hat. Die fertig gebratenen Hähnchenbrustfilets hinzufügen und alles noch einmal aufkochen. Mit Salz und Pfeffer abschmecken.

Auf einer Platte anrichten, mit Basilikumblättern bestreuen und eventuell Blumenkohlreis dazu reichen (Rezept siehe Seite 110).

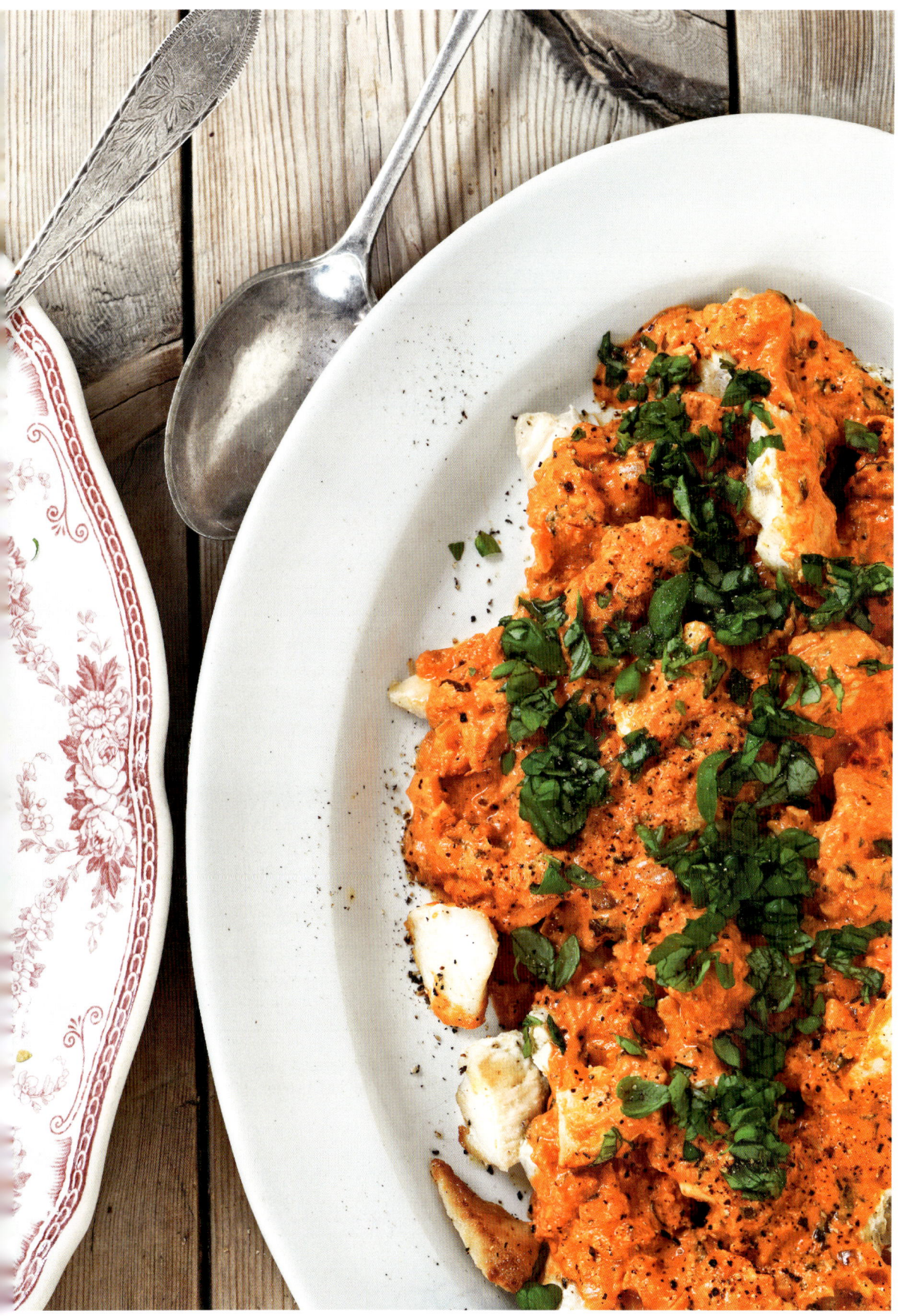

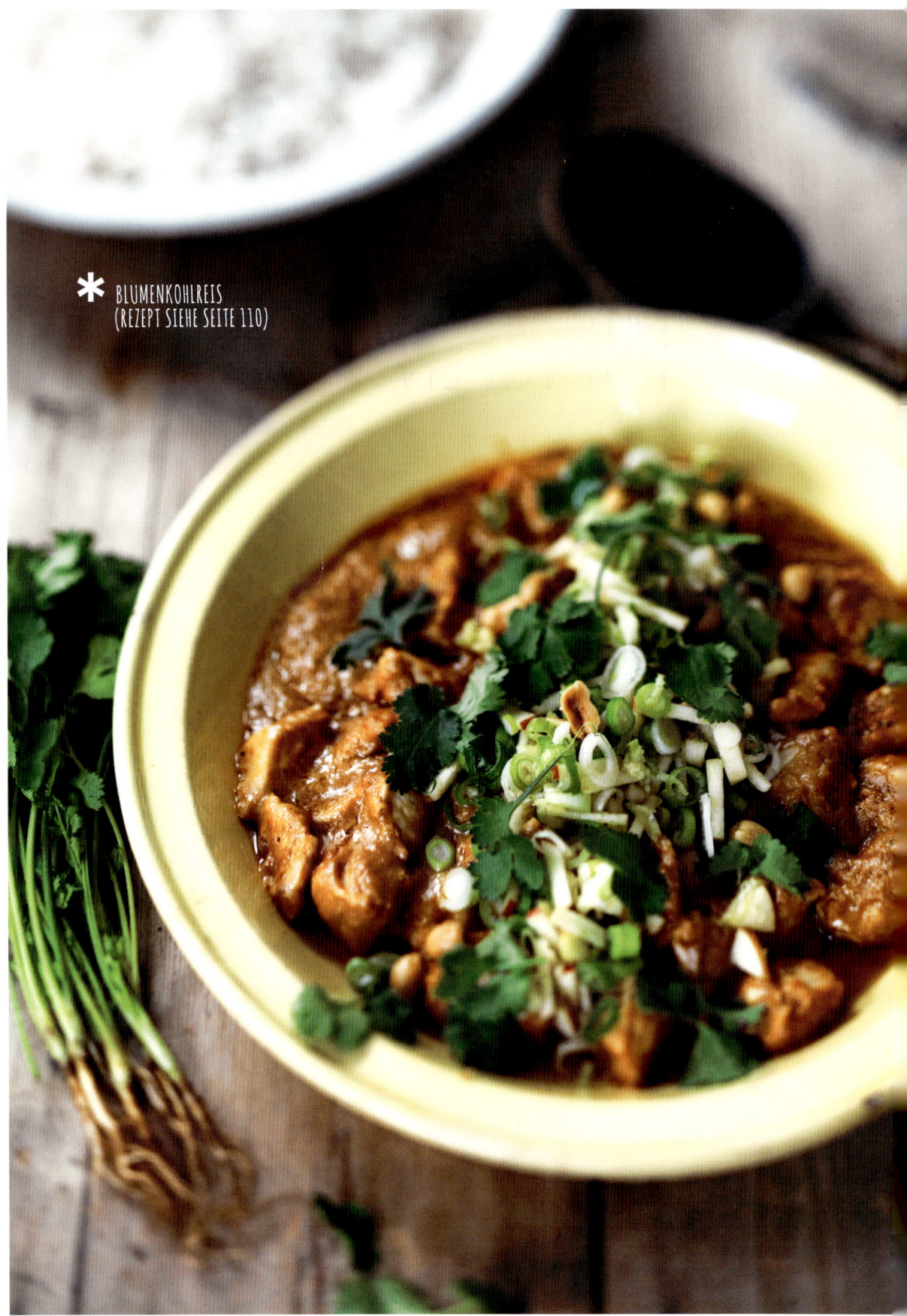

✳ BLUMENKOHLREIS
(REZEPT SIEHE SEITE 110)

HÄHNCHEN
IN CREMIGER ERDNUSSSAUCE

Dieses Gericht ist der Inbegriff des »Comfort food«: weich, cremig und voller Geschmack und perfekt für kalte Wintertage.

4 PERSONEN

600 g Hähnchenbrustfilet
Butter oder Kokosöl zum Braten

FÜR DIE SAUCE
1–2 TL Currypaste (Farbe und Menge nach Geschmack)
200 ml Kokosmilch
200 g Schlagsahne
Saft von ½ Limette
2 EL Tamari (glutenfreie Sojasauce)
4 EL Erdnussbutter (ohne Stücke)
Salz und frisch gemahlener Pfeffer
Butter oder Kokosöl zum Braten

ZUM GARNIEREN
1 Stängel Koriander, fein gehackt
2 Frühlingszwiebeln, fein geschnitten
½ Apfel mit Schale, in feine Scheiben geschnitten
Abrieb von ½ unbehandelten Limette
1 kleine Handvoll Erdnüsse

FÜR DIE BEILAGE
1 Portion Blumenkohlreis (Rezept siehe Seite 110)

Die Hähnchenbrustfilets abspülen, trockentupfen und in Würfel schneiden.
In einer Pfanne oder einem Topf Butter oder Kokosöl erhitzen und das Fleisch bei mittlerer Temperatur gar braten.

Für die Sauce etwas Kokosöl in einer Sautierpfanne erhitzen und die Currypaste hinzufügen, etwas anrösten, ohne dass sie anbrennt. Kokosmilch, Sahne, Limettensaft, Tamari und Erdnussbutter hinzufügen und rühren, bis die Sauce eine gleichmäßige cremige Konsistenz hat.
Die Hähnchenwürfel hinzufügen und alles etwas köcheln. Mit Salz und Pfeffer abschmecken.

Koriander, Frühlingszwiebeln, Apfel, Limettenabrieb und Erdnüsse vermischen und zum Schluss über das Gericht streuen. Heiß mit einer Portion Blumenkohlreis servieren.

HÄHNCHENKEBAB
MIT TABOULÉ

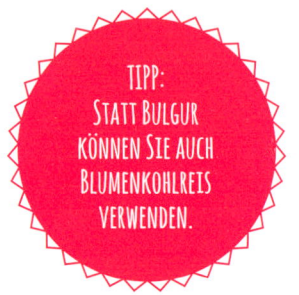

Ich bin immer wieder erstaunt, an wie viele neue Gerichte ich meine Kinder heranführen kann, wenn ich das Essen auf einem Spieß serviere. Ein Trick, der auch bei schlechten Essern funktioniert. Taboulé ist ein libanesischer Salat aus vielen Kräutern, wie Petersilie und Minze, die u. a. mit Bulgur vermischt werden. Hier wird er ohne Bulgur zubereitet.

4 PERSONEN

600 g Hähnchenbrustfilet
etwa 20 Holzspieße, in kaltem
  Wasser eingeweicht

FÜR DIE MARINADE
2 EL Ketchup (Seite 163)
2 EL Tamari
1 Knoblauchzehe, gepresst
1 EL Erdnussöl
1 EL Zitronensaft
1–2 TL frischer Ingwer, gerieben
2 TL Kokoszucker

FÜR DAS TABOULÉ
1 großer Stängel Petersilie
1 großer Stängel frische Minze
1 große Handvoll Rucolasalat
8 kleine Eiertomaten
½ Gurke | 1 rote Zwiebel
2 EL kalt gepresstes Olivenöl
2 EL frischer Zitronensaft
Salz und frisch gemahlener
  Pfeffer

FÜR DIE BEILAGE
Hummus (Seite 162)
Shawarma-Chili (Seite 162)

Die Hähnchenfilets abspülen, trockentupfen, in Streifen schneiden und in eine Schüssel legen. Alle Zutaten für die Marinade verrühren und diese auf dem Hähnchenfleisch verteilen. Einige Stunden im Kühlschrank ziehen lassen. Man kann die Marinade auch am Vorabend anrühren und das Hähnchenfleisch bis zum nächsten Abend ziehen lassen. Dann dringt der Geschmack noch tiefer ein.

Für das Taboulé die Kräuter und Rucola waschen, trockenschütteln und fein hacken. Tomaten und Gurke waschen und klein würfeln. Die Zwiebel abziehen und fein hacken. Alles in einer Schüssel mit einem Dressing aus Olivenöl, Zitronensaft, Salz und Pfeffer vermischen.

Den Backofen auf 200 °C vorheizen. Ein Backblech mit Backpapier auslegen. Die Hähnchenfilets längs auf die Spieße ziehen und auf das Backpapier legen. Im Backofen 20–25 Minuten backen, bis sie durchgegart sind.

Die Hähnchenkebabs mit Taboulé, Hummus und Shawarma-Chili servieren.

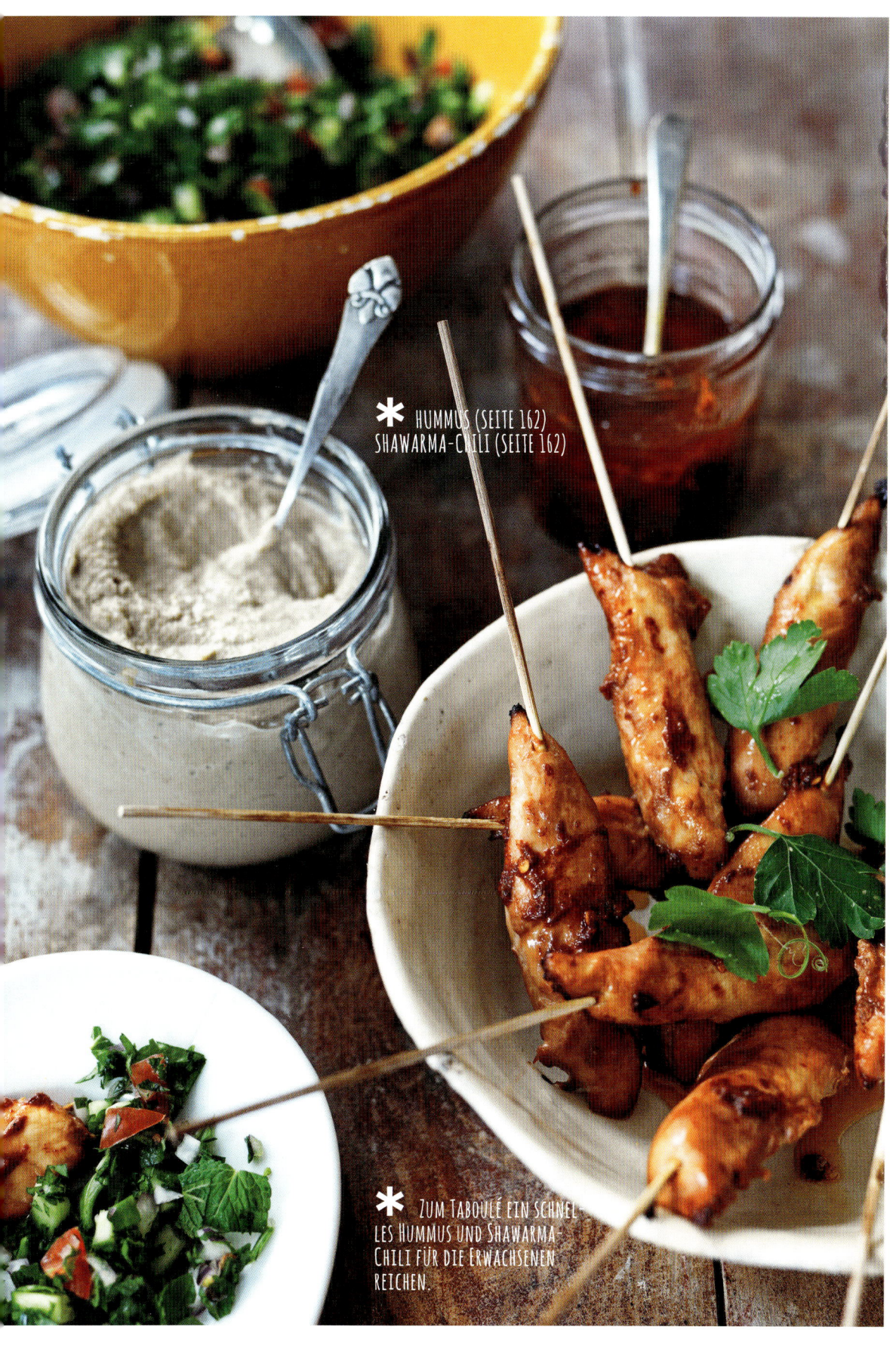

✱ HUMMUS (SEITE 162)
SHAWARMA-CHILI (SEITE 162)

✱ Zum Taboulé ein schnel-
les Hummus und Shawarma-
Chili für die Erwachsenen
reichen.

KNOBLAUCHHÄHNCHEN
MIT BLUMENKOHLREIS-SALAT MIT PINIEN-KERNEN, RADIESCHEN UND KRÄUTERN

Ein Hähnchen im Backofen ist immer lecker, aber was dieses Gericht zu etwas Besonderem macht, ist der schmackhafte Reissalat.

4 PERSONEN

1 ganzes Hähnchen
Salz und frisch gemahlener Pfeffer
40 g weiche Butter
3-4 Knoblauchzehen, gepresst
Butter für die Form

**FÜR DEN BLUMENKOHLREIS-
   SALAT**

100 g Pinienkerne | 1 Zwiebel
1 Karotte | 1 rote Paprika
5 Radieschen | ½ Gurke
300 g kalter Blumenkohlreis
   (Rezept siehe Seite 110)

FÜR DAS DRESSING

1 gute Handvoll gemischter Kräu-
   ter, z.B. Basilikum, Petersilie und
   Schnittlauch
100 ml kalt gepresstes Olivenöl
Abrieb von 2 unbehandelten
   Zitronen
Salz und frisch gemahlener Pfeffer

Den Backofen auf 200 °C vorheizen. Eine feuerfeste Form mit Butter einfetten.
Das Hähnchen abspülen, trockentupfen, mit Salz und Pfeffer würzen und in die Form legen. Die Butter klein schneiden und mit dem Knoblauch verrühren. Die Knoblauchbutter auf dem Hähnchen verteilen. Auch etwas in das Hähnchen und unter die Flügel geben und ein Stück obenauf legen, so dass die Butter im Backofen auf dem Hähnchen schmelzen kann. Im Backofen braten (etwa 1 Stunde für jedes Kilogramm), oder bis die Kerntemperatur des Brustfleisches 75 °C erreicht hat.

Inzwischen den Salat zubereiten. Die Pinienkerne in einer Pfanne ohne Fett rösten. Die Zwiebel abziehen, die Karotte schälen, die Paprika waschen, Samen und Scheidewände entfernen und Radieschen und Gurke waschen. Das Gemüse klein schneiden und in einer Schüssel mit Blumenkohlreis vermischen.

Für das Dressing alle Kräuter waschen, trockenschütteln und fein hacken. Mit Öl, Zitronenabrieb und etwas Salz und Pfeffer vermischen. Das Dressing über das Gemüse geben und den Salat etwas durchziehen lassen. Vor dem Servieren die Pinienkerne unterheben und zum Hähnchen servieren.

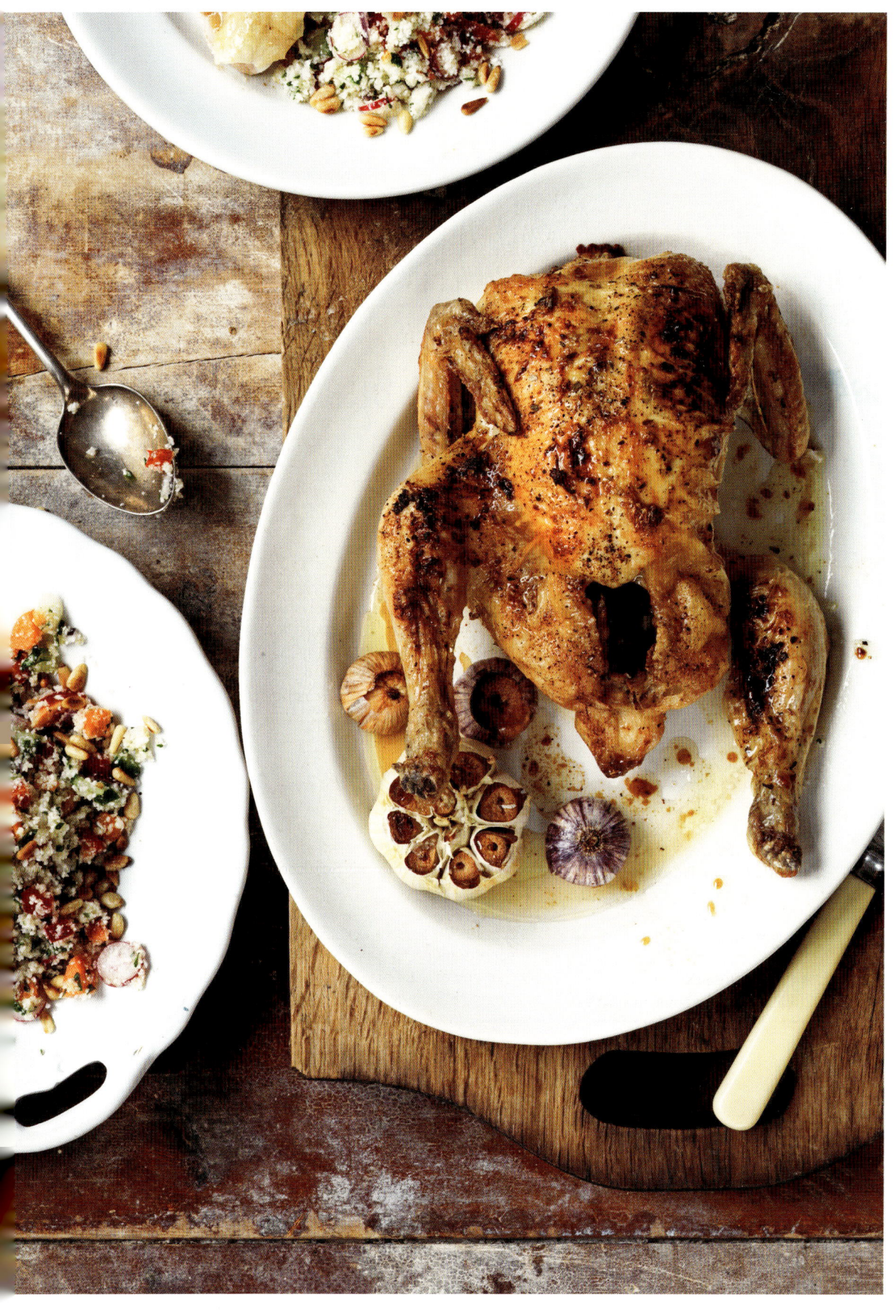

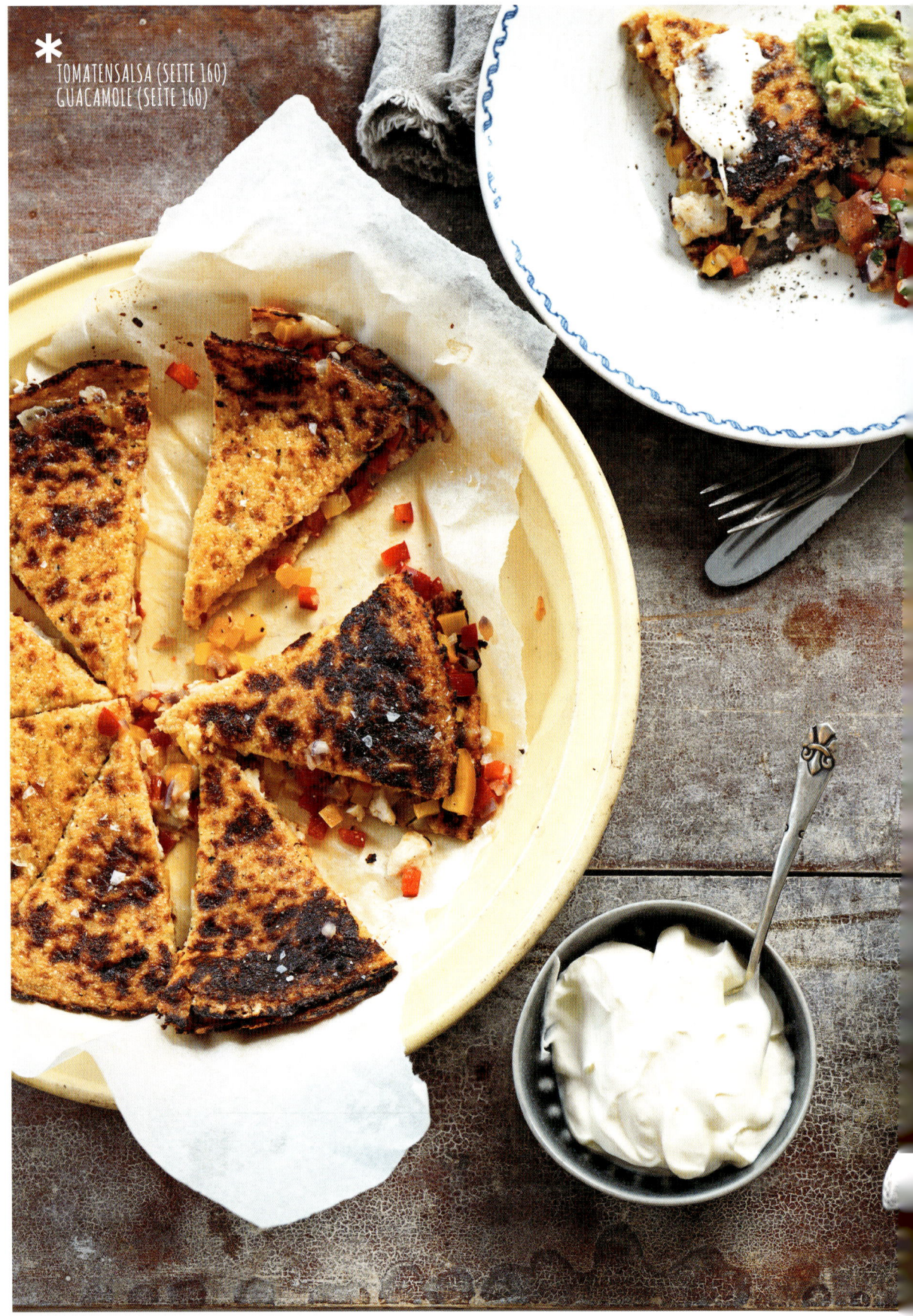

TOMATENSALSA (SEITE 160)
GUACAMOLE (SEITE 160)

MEXIKANISCHE QUESADILLA
MIT WÜRZIGEM HÄHNCHEN

Die mexikanische Küche ist in der Regel ziemlich fett, aber das passt uns ja sehr gut. Hier wurden die Weizentortillas jedoch durch Blumenkohltortillas ersetzt.

4 PERSONEN

FÜR DIE BLUMENKOHLTORTILLAS
500 g Blumenkohl
2 Eier
200 g geriebener Käse, z.B. Cheddar
1 Knoblauchzehe, fein gehackt
2 EL Flohsamenschalen
1 Handvoll frischer Koriander, fein
  gehackt

FÜR DIE FÜLLUNG
400 g Hähnchenbrustfilet
2 Paprika
1 rote Zwiebel, fein gehackt
1 EL Kreuzkümmel
1 EL gemahlener Koriander
1 TL Chilipulver
150 g geriebener Käse
Kokosöl zum Braten

FÜR DIE BEILAGE
Crème fraîche (38 % Fett)
Guacamole (Rezept siehe Seite 160)
Tomatensalsa mit frischem Koriander
  (Rezept siehe Seite 160)

Den Backofen auf 250 °C (Umluft) vorheizen. Ein Backblech mit Backpapier auslegen.

Den Blumenkohl waschen, trockentupfen und in der Küchenmaschine zerkleinern oder mit dem Reibeisen fein reiben. Mit Ei, Käse, Knoblauch, Flohsamenschalen und Koriander in einer Schüssel zu einem Teig verkneten und in vier Stücke teilen. Jedes Stück mit Frischhaltefolie bedecken und mit einem Teigroller flachrollen.
Auf das Backpapier legen und im Backofen etwa 10 Minuten backen, bis sie an den Kanten goldbraun sind. Auf einem Kuchengitter abkühlen lassen und zur Seite stellen. Den Backofen nicht ausschalten.

Für die Füllung das Hähnchenfleisch abspülen, trockentupfen und klein würfeln. Die Paprika waschen, Samen und Scheidewände entfernen und klein würfeln. In einer Pfanne das Kokosöl erhitzen, Zwiebel, Paprika und Gewürze anbraten. Die Hähnchenwürfel zugeben und gar braten.

Eine Schicht geriebenen Käse auf die vier Tortillas streuen und in den warmen Backofen geben, bis der Käse geschmolzen ist. Herausnehmen und das Hähnchenfleisch darübergeben. Die Tortillas zusammenlegen, in mundgerechte Stücke zerschneiden und mit Crème fraîche, Guacamole und Tomatensalsa servieren.

AUBERGINE ALLA PARMIGIANA
MIT GEBACKENEN GRÜNEN BOHNEN

Dies ist einer meiner absoluten Lebensretter. Ich habe dieses Gericht erfolgreich schon Leuten serviert, die keine Auberginen mögen und sie plötzlich mit großem Appetit gegessen haben. Und ob Sie es glauben oder nicht, die gebackenen grünen Bohnen schmecken wie Pommes frites.

4 PERSONEN

3 große Auberginen
Salz
3 Eier
250 g Parmesan, gerieben
Butter oder Kokosöl

FÜR DIE TOMATENSAUCE
5 EL Olivenöl
1 Knoblauchzehe, fein gehackt
800 g gehackte Tomaten aus der
    Dose oder passierte Tomaten
20 Basilikumblätter, fein gehackt
etwas Kokoszucker
Salz und frisch gemahlener
    Pfeffer

FÜR DIE BOHNEN
600 g grüne Bohnen (TK)
2–3 EL Olivenöl oder Butter
Salz

Für die Tomatensauce das Öl in einem Topf erhitzen, den Knoblauch anschwitzen. Tomaten, Basilikum und Kokoszucker hinzufügen. Die Sauce 30–40 Minuten köcheln lassen und mit Salz und etwas Pfeffer abschmecken.

Inzwischen die Auberginen waschen und längs in Scheiben schneiden, mit reichlich Salz bestreuen und mindestens 30 Minuten auf einem großen Teller ziehen lassen. Dann die Auberginenscheiben in kaltem Wasser abspülen und trockentupfen. Die Eier in einem tiefen Teller verquirlen und die Auberginenscheiben darin wenden. In einer Pfanne Butter oder Kokosöl zerlassen und die Auberginen goldgelb braten. Auf einem Stück Küchenpapier abtropfen lassen und zur Seite stellen.

Den Backofen auf 200 °C vorheizen. Eine feuerfeste Form mit Öl einfetten und schichtweise Tomatensauce, Auberginenscheiben und Parmesan einfüllen. Mit der Tomatensauce beginnen und mit Tomatensauce und Parmesan abschließen. Im Backofen etwa 25 Minuten backen, bis die Oberfläche goldbraun ist.

Für die Bohnen Öl oder Butter in einer Pfanne zerlassen und die gefrorenen Bohnen darin wenden. Auf einem mit Backpapier ausgelegten Backblech verteilen und mit Salz bestreuen. Im Backofen auf der unteren Schiene etwa 30 Minuten backen.

Das Gericht vor dem Servieren einige Minuten ruhen lassen.

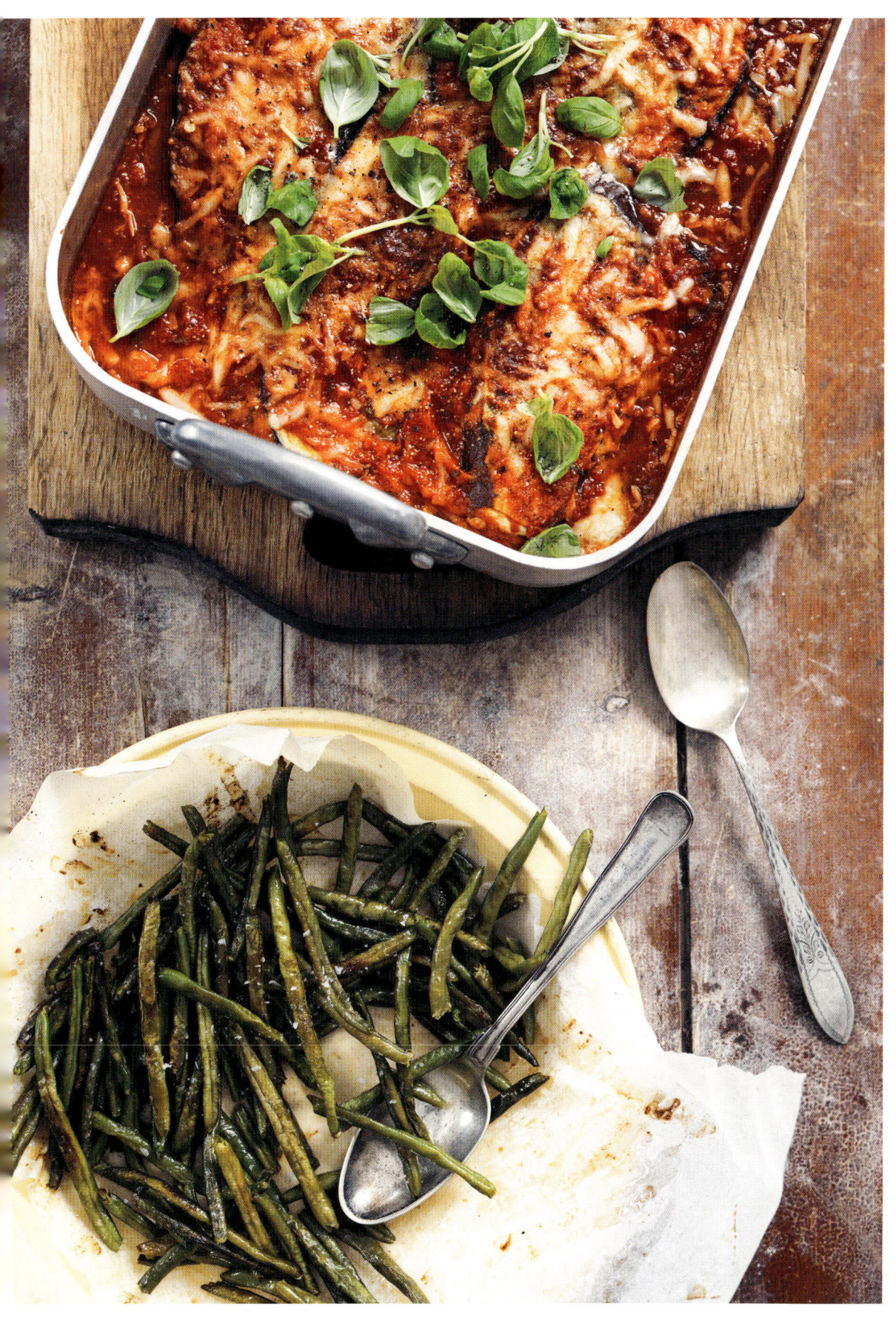

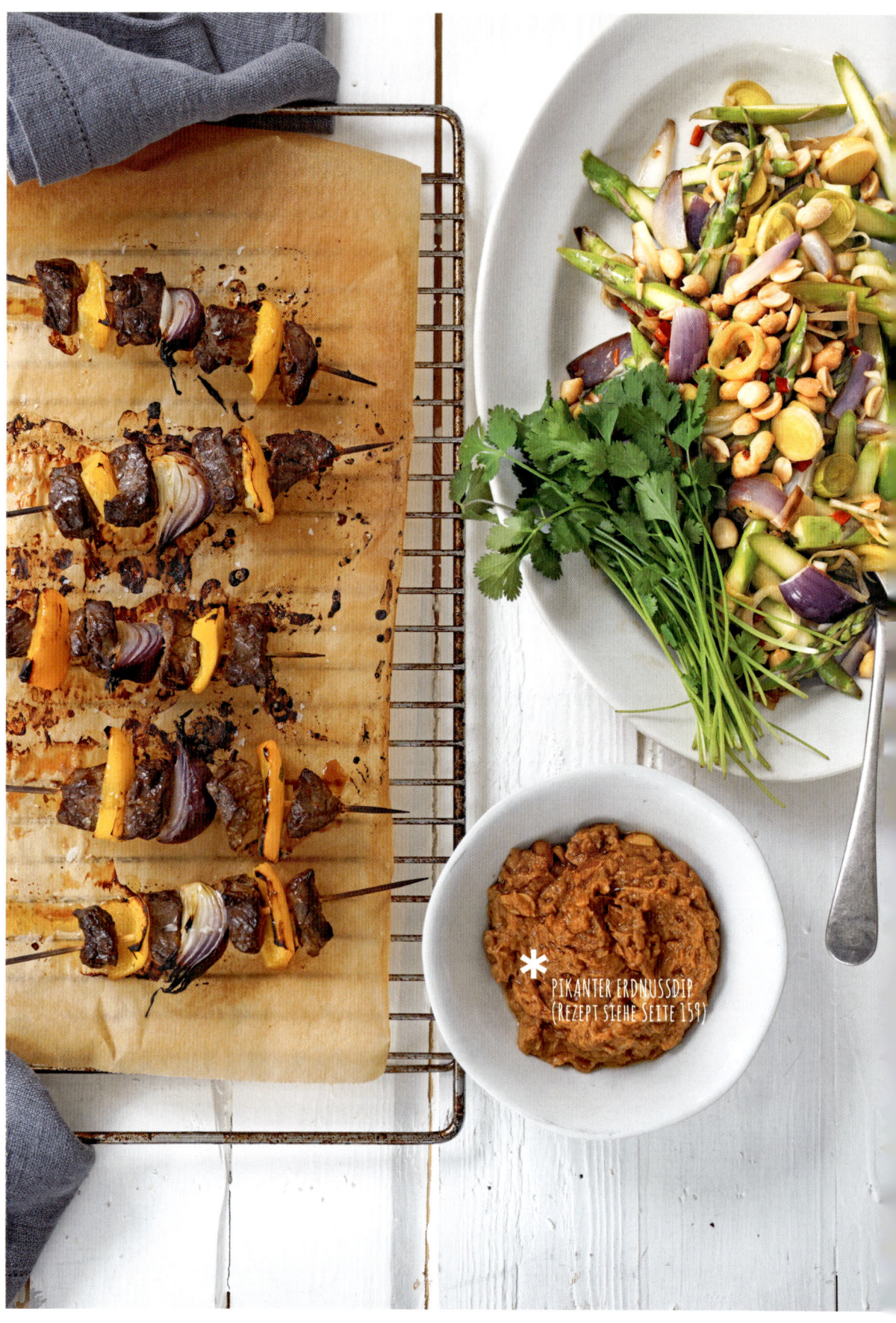

PIKANTER ERDNUSSDIP
(Rezept siehe Seite 159)

RINDFLEISCHSPIESS
MIT GEBRATENEM THAI-GEMÜSE

4 PERSONEN

600 g Rindfleisch (z. B. Hüfte, Lenden-
stück, Filet o. Ä.)
2 rote Zwiebeln, geachtelt
1 Paprika, klein geschnitten
etwa 20 Holzspieße, in kaltem Wasser
eingeweicht

FÜR DIE MARINADE

1 EL Sesamöl
2 EL Tamari (glutenfreie Sojasauce)
1 TL rote Currypaste
1 Knoblauchzehe, fein gehackt
1 EL Ingwer, gerieben
Saft von 1 Limette

FÜR DAS THAI-GEMÜSE

2 Stangen Lauch
400 g grüner Spargel
2 Knoblauchzehen, fein gehackt
1 rote Chilischote, fein gehackt
1 rote Zwiebel, fein gehackt
2 EL Tamari (glutenfreie Sojasauce)
100 g Erdnüsse
½ Bund Koriander
Kokosöl zum Braten

FÜR DIE BEILAGE

Pikanter Erdnussdip (Rezept siehe
Seite 159)

Das Fleisch abspülen, trockentupfen und in Würfel schneiden. Die Marinade in einer Schüssel zusammenrühren und das Fleisch darin wenden und gut mit der Marinade bedecken. Das Fleisch einige Stunden ziehen lassen.

Den Backofen auf 225 °C vorheizen. Einen Grillrost mit Backpapier belegen. Das Fleisch auf die Holzspieße ziehen, etwa vier Stück auf jeden Spieß, dazwischen Zwiebel und Paprika, und auf das Backpapier legen. Im Backofen auf der oberen Schiene etwa 15 Minuten braten, dabei öfter wenden.

Für das Thai-Gemüse den Lauch waschen, putzen und klein schneiden. Vom Spargel die holzigen Enden entfernen und in kleinere Stücke schneiden. Das Kokosöl in einer tiefen Pfanne oder einem Wok erhitzen und zuerst Knoblauch und Chili anbraten und danach das Gemüse zugeben. Alles mit Tamari schnell braten, bis es weich ist. Mit Erdnüssen und frischem Koriander garnieren.

Die Rindfleischspieße mit dem gebratenen Gemüse und dem pikanten Erdnussdip servieren.

ITALIENISCHE FLEISCHBÄLLCHEN
IN TOMATENSAUCE MIT ROSMARIN

Vielleicht hört sich dieses Gericht etwas alltäglich an. Wenn man sich die Zeit nimmt, seine eigene Tomatensauce zuzubereiten, wird man jedoch zehnfach durch den Geschmack belohnt.

4 PERSONEN

FÜR DIE TOMATENSAUCE
2 Zwiebeln
2 Knoblauchzehen
3 Dosen gehackte Tomaten (à 400 g)
2 EL fein gehackter Rosmarin
1 EL fein gehackter Thymian
25 ml Balsamico
1 EL Kokoszucker
50–80 g sonnengetrocknete Tomaten,
    gemixt oder 1 großer EL rotes Pesto
    (kann weggelassen werden, verstärkt
    aber den Geschmack)
140 g Oliven ohne Stein
Salz und frisch gemahlener Pfeffer
Kokosöl zum Braten

FÜR DIE FLEISCHBÄLLCHEN
600 g Rinderhack
2 Zwiebeln
3 Knoblauchzehen
2 Eier | 2 TL Paprikapulver
1 Zweig Rosmarin, fein gehackt
Salz und frisch gemahlener Pfeffer

Für die Tomatensauce Zwiebeln und Knoblauch abziehen und fein hacken. Kokosöl in einem Topf erhitzen und Zwiebeln und Knoblauch anschwitzen, bis die Zwiebeln glasig sind. Die übrigen Zutaten hinzugeben und alles 30–40 Minuten zugedeckt köcheln.

Inzwischen die Fleischbällchen zubereiten. Den Backofen auf 200 °C vorheizen. Ein Backblech mit Backpapier auslegen.
Das Fleisch in eine Schüssel geben. Zwiebeln und Knoblauch abziehen und fein hacken. Zwiebeln, Knoblauch sowie die übrigen Zutaten mit dem Fleisch verkneten. Den Fleischteig etwa 10 Minuten ruhen lassen. Dann mit einem Löffel kleine Fleischbällchen formen und diese auf das Backpapier legen. Im Backofen 15–20 Minuten braten. Die Bällchen herausnehmen, aber den Backofen nicht ausschalten.

Die gebratenen Fleischbällchen in eine feuerfeste Form legen und die Tomatensauce darübergießen. Die Form für 5–10 Minuten in den Backofen stellen. Man kann die Fleischbällchen auch in den Topf mit der Tomatensauce legen und sie zum Schluss mitkochen, das erfordert allerdings einen großen Topf.

Dazu geriebenen Käse und einen grünen Salat reichen.

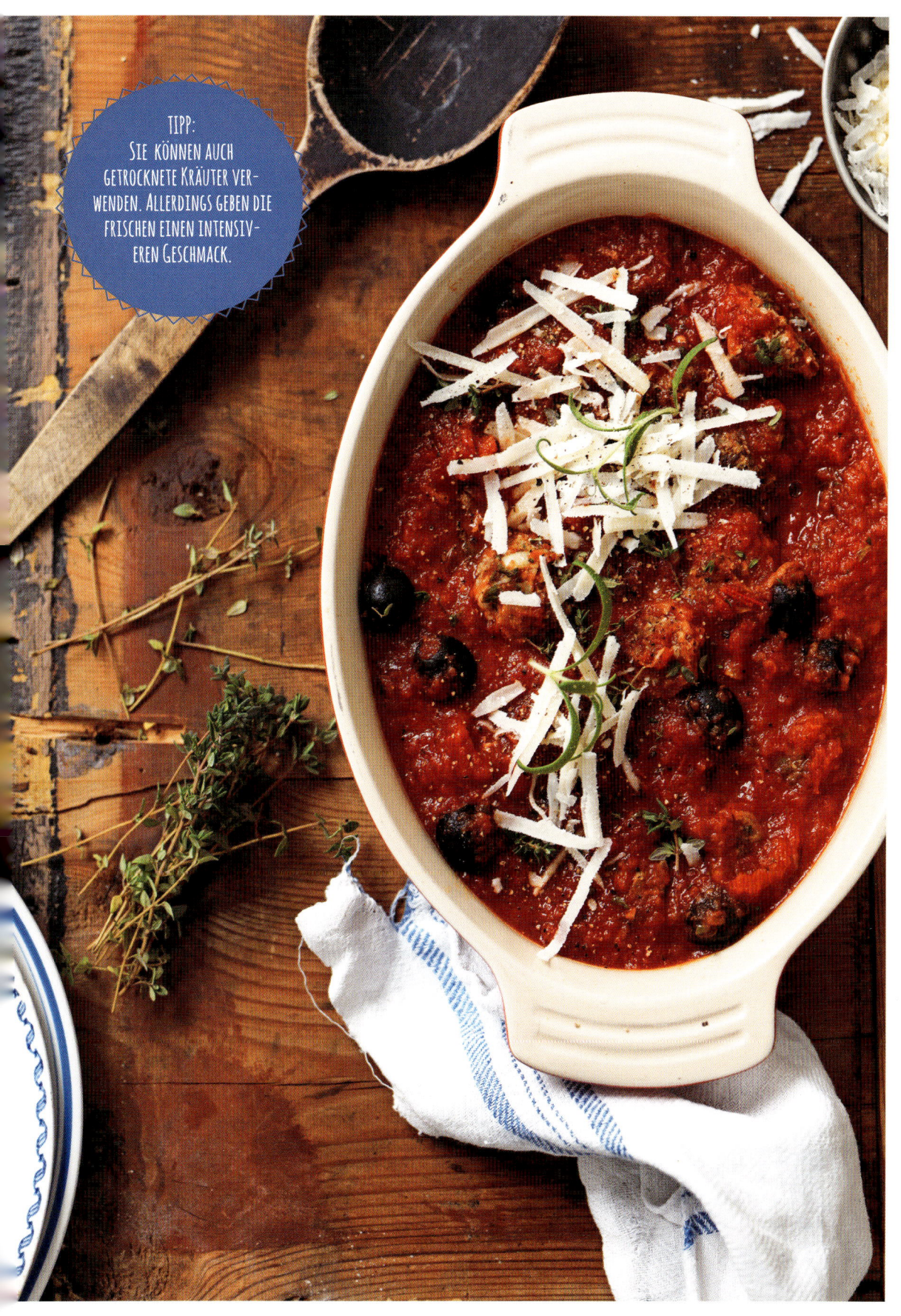

TIPP:
SIE KÖNNEN AUCH
GETROCKNETE KRÄUTER VER-
WENDEN. ALLERDINGS GEBEN DIE
FRISCHEN EINEN INTENSIV-
EREN GESCHMACK.

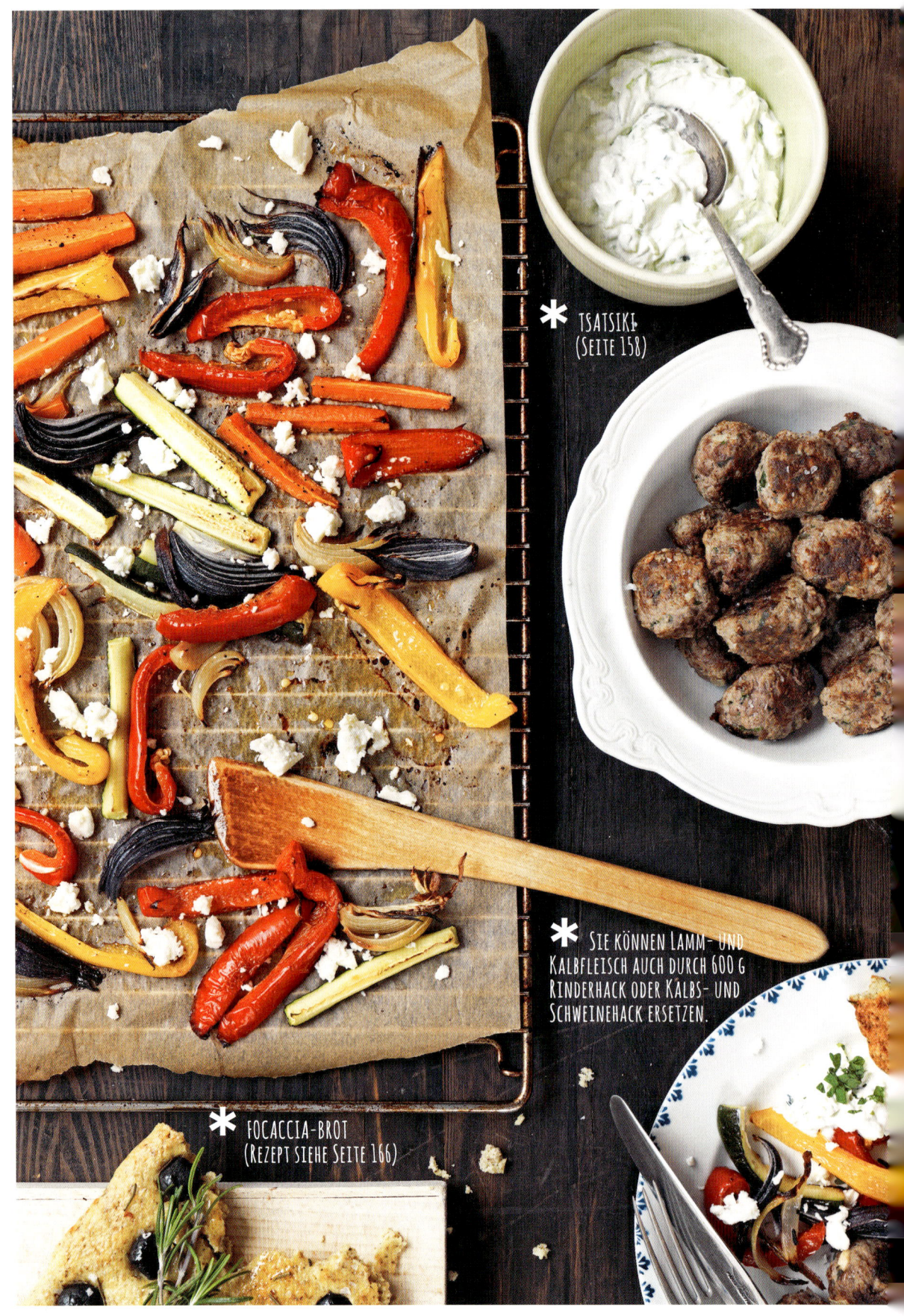

✳ TSATSIKI
(SEITE 158)

✳ SIE KÖNNEN LAMM- UND
KALBFLEISCH AUCH DURCH 600 G
RINDERHACK ODER KALBS- UND
SCHWEINEHACK ERSETZEN.

✳ FOCACCIA-BROT
(Rezept siehe Seite 166)

GRIECHISCHE FRIKADELLEN
UND GEBACKENES GEMÜSE MIT FETA-TOPPING

Dies ist wirklich ein Alltagsgericht der Luxusklasse. Farbenfrohes Essen schmeckt einfach besser. Hier erhalten Sie eine herrliche Kombination aus den würzigen griechischen Frikadellen, der Süße des Gemüses und dem salzigen Geschmack des Fetas.

4 PERSONEN

FÜR DIE FRIKADELLEN
300 g Lammhack
300 g Kalbshack
2 Eier
1 Zwiebel
2 Knoblauchzehen
100 g Feta
80 g Oliven, gehackt oder sonnengetrocknete Tomaten (kann weggelassen werden)
1 Handvoll Petersilie, fein gehackt
1 Handvoll Basilikumblätter,
   fein gehackt
Kokosöl oder Butter zum Braten

FÜR DAS GEMÜSE
1 Zucchini
2 rote Paprika
1 gelbe Paprika
2 große Karotten
2 Zwiebeln
2 rote Zwiebeln
50 ml Olivenöl
2 Knoblauchzehen, fein gehackt
2–4 Stängel Thymian
Salz | 100 g Feta

FÜR DIE BEILAGE
Tsatsiki (Rezept siehe Seite 158)
Focaccia-Brot (Rezept siehe Seite 166)

Das Fleisch in eine Schüssel geben und mit den Eiern vermischen. Zwiebel und Knoblauch abziehen und mit dem Feta fein hacken. Alles mit den Oliven und Kräutern zu dem Fleisch geben, miteinander verkneten und den Fleischteig ruhen lassen.

Den Backofen auf 225 °C vorheizen. Ein Backblech mit Backpapier auslegen. Zucchini und Paprika waschen, von Paprika Samen und Scheidewände entfernen. Karotten schälen, Zwiebeln abziehen. Das Gemüse in grobe Stücke schneiden und in einer Marinade aus Öl, Knoblauch und Thymian wenden. Das Gemüse auf dem Backpapier verteilen, salzen und etwa 30 Minuten im Backofen backen. Abkühlen lassen, den Feta hacken und darüberstreuen.

Inzwischen in einer Pfanne Kokosöl oder Butter erhitzen. Aus dem Fleischteig kleine Frikadellen formen und etwa 8 Minuten von allen Seiten braten.

Die Frikadellen mit dem Gemüse und mit Tsatsiki und Focaccia-Brot servieren.

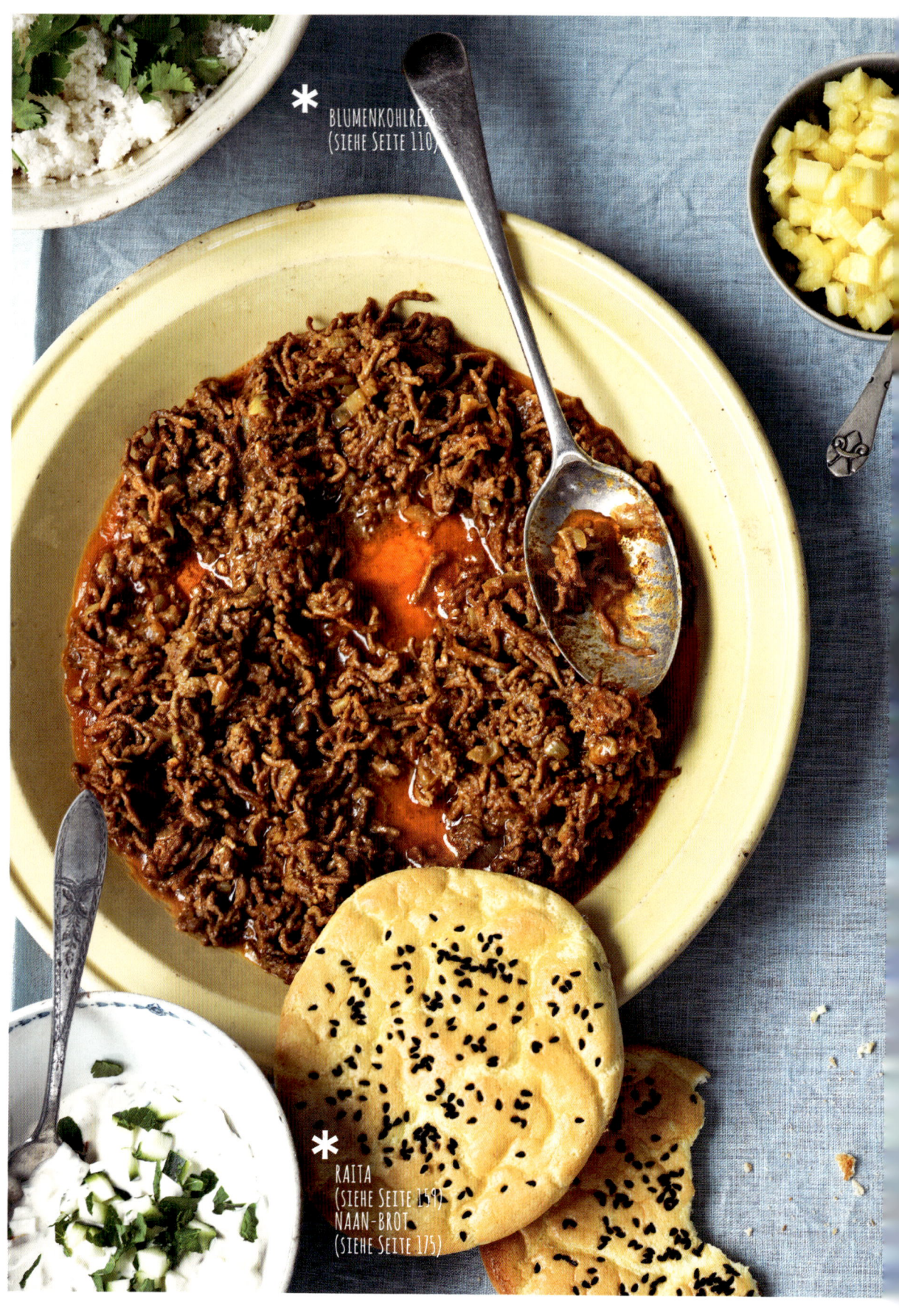

* BLUMENKOHLREIS
(SIEHE SEITE 110)

* RAITA
(SIEHE SEITE 159)
NAAN-BROT
(SIEHE SEITE 175)

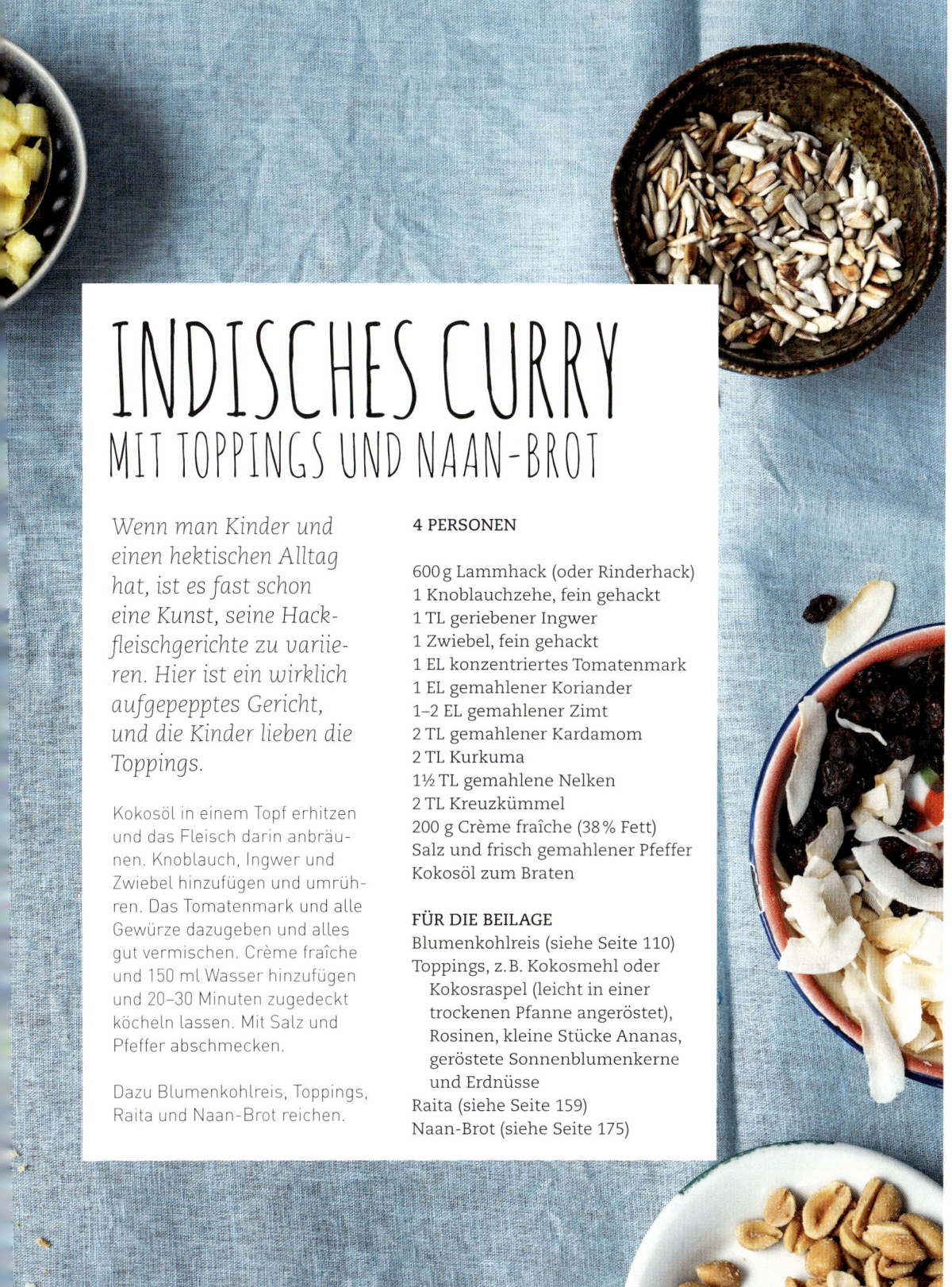

INDISCHES CURRY
MIT TOPPINGS UND NAAN-BROT

Wenn man Kinder und einen hektischen Alltag hat, ist es fast schon eine Kunst, seine Hackfleischgerichte zu variieren. Hier ist ein wirklich aufgepepptes Gericht, und die Kinder lieben die Toppings.

Kokosöl in einem Topf erhitzen und das Fleisch darin anbräunen. Knoblauch, Ingwer und Zwiebel hinzufügen und umrühren. Das Tomatenmark und alle Gewürze dazugeben und alles gut vermischen. Crème fraîche und 150 ml Wasser hinzufügen und 20–30 Minuten zugedeckt köcheln lassen. Mit Salz und Pfeffer abschmecken.

Dazu Blumenkohlreis, Toppings, Raita und Naan-Brot reichen.

4 PERSONEN

600 g Lammhack (oder Rinderhack)
1 Knoblauchzehe, fein gehackt
1 TL geriebener Ingwer
1 Zwiebel, fein gehackt
1 EL konzentriertes Tomatenmark
1 EL gemahlener Koriander
1–2 EL gemahlener Zimt
2 TL gemahlener Kardamom
2 TL Kurkuma
1½ TL gemahlene Nelken
2 TL Kreuzkümmel
200 g Crème fraîche (38 % Fett)
Salz und frisch gemahlener Pfeffer
Kokosöl zum Braten

FÜR DIE BEILAGE
Blumenkohlreis (siehe Seite 110)
Toppings, z.B. Kokosmehl oder Kokosraspel (leicht in einer trockenen Pfanne angeröstet), Rosinen, kleine Stücke Ananas, geröstete Sonnenblumenkerne und Erdnüsse
Raita (siehe Seite 159)
Naan-Brot (siehe Seite 175)

LOW CARBONARA

Dies ist ebenfalls ein sehr belieb-
tes LCHF-Gericht. Für diese Ver-
sion wurden die Nudeln durch
Gemüsespiralen ersetzt.

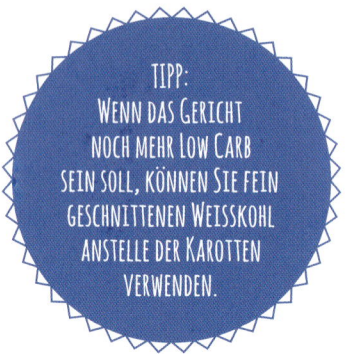

TIPP:
WENN DAS GERICHT
NOCH MEHR LOW CARB
SEIN SOLL, KÖNNEN SIE FEIN
GESCHNITTENEN WEISSKOHL
ANSTELLE DER KAROTTEN
VERWENDEN.

4 PERSONEN

3 Karotten
1 Zucchini
300 g Frühstücksspeck
1 Zwiebel, fein gehackt
300 g Blumenkohlreis (Rezept
    siehe Seite 110)
2 Eigelb
300 g Schlagsahne
150 g geriebener Parmesan
Salz und frisch gemahlener
    Pfeffer
1 Handvoll Basilikumblätter

Karotten schälen, Zucchini waschen und mit dem Spiralschneider zerkleinern. (Wenn Sie keinen haben, ist dies ein weiterer Grund, sich einen anzuschaffen.)

Den Frühstücksspeck in kleinere Stücke schneiden und in einer Pfanne ohne Fett knusprig braten. Die Zwiebel hinzufügen und anbraten. Dann den Blumenkohlreis und die Gemüsespiralen dazugeben.
Das Eigelb mit der Sahne verquirlen und den geriebenen Parmesan unterrühren. Die Mischung in die Pfanne geben und alles kurz aufkochen lassen. Mit wenig Salz abschmecken, da der Frühstücksspeck bereits sehr salzig ist.

Vor dem Servieren mit frisch gemahlenem Pfeffer würzen und etwas geriebenen Parmesan darüberstreuen oder dazu reichen. Mit Basilikum garnieren.

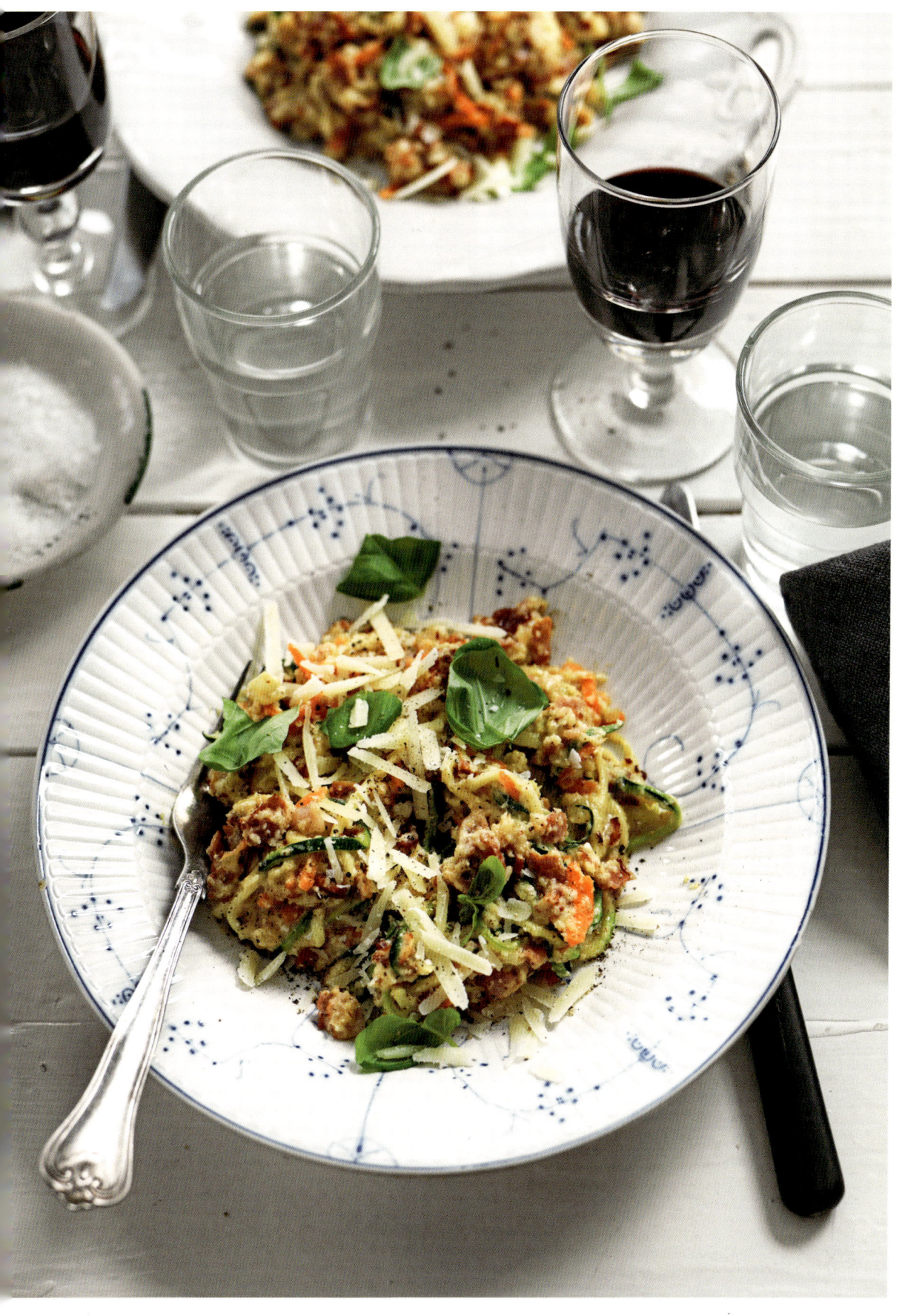

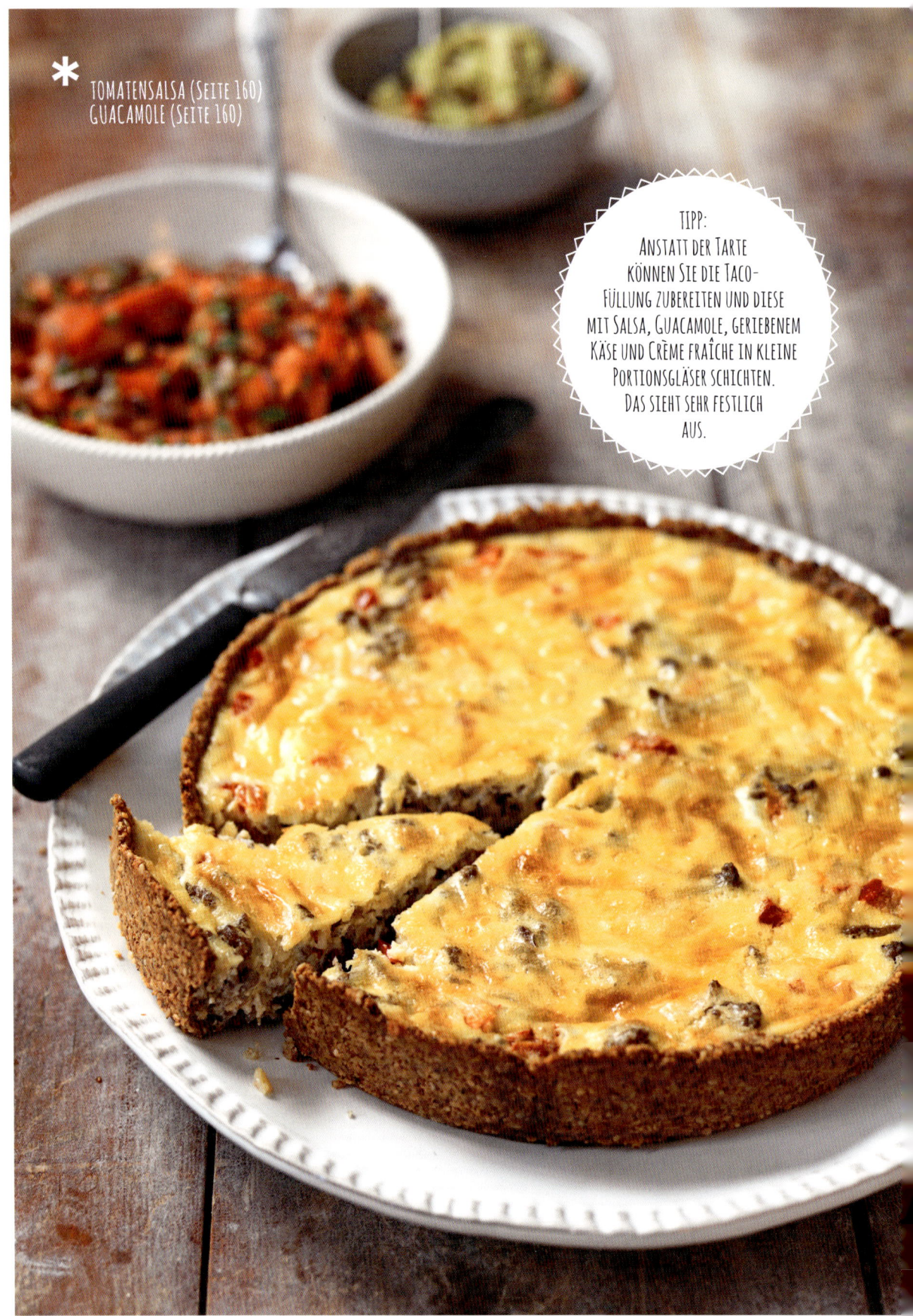

* Tomatensalsa (Seite 160)
Guacamole (Seite 160)

TIPP:
Anstatt der Tarte
können Sie die Taco-
Füllung zubereiten und diese
mit Salsa, Guacamole, geriebenem
Käse und Crème fraîche in kleine
Portionsgläser schichten.
Das sieht sehr festlich
aus.

MEXIKANISCHE TACO-TARTE
MIT TOMATENSALSA UND GUACAMOLE

Mexikanisches Essen lässt sich leicht als LCHF zubereiten. Hier kommt der Geschmack in einer Tarte mit Salsa, Crème fraîche und Guacamole als Beilage.

4 PERSONEN

FÜR DIE TEIG
170 g selbst gemahlenes Mandelmehl (siehe Seite 44)
1 EL Flohsamenschalen
50 g weiche Butter
1 Ei | Salz
Butter für die Form

FÜR DIE TACO-FÜLLUNG
1 rote Paprika | 1 Karotte
2 Knoblauchzehen, fein gehackt
1 Zwiebel, fein gehackt
400 g Rinderhack
1 EL Tomatenmark
2 TL Paprikapulver | 2 TL Chilipulver
1 TL gemahlener Kreuzkümmel
1 TL gemahlener Koriander
1 TL Cayennepfeffer
Salz
Butter oder Kokosöl zum Braten

FÜR DIE EIERMASSE
3 Eier
200 g Crème fraîche (38 % Fett)
200 g geriebener Käse (z. B. Cheddar)
Salz und frisch gemahlener Pfeffer

FÜR DIE BEILAGE
Tomatensalsa mit Koriander (Rezept siehe Seite 160)
Guacamole (Rezept siehe Seite 160)
Crème fraîche (38 % Fett)

Für den Teig das Mandelmehl mit Flohsamenschalen, Butter, Ei und Salz mischen und zu einem Teig verkneten. Eine Springform (22 cm) mit Butter oder Kokosöl einfetten, den Teig hineindrücken und einige Male mit einer Gabel einstechen. Den Boden 30 Minuten im Kühlschrank ruhen lassen.

Den Backofen auf 180 °C vorheizen und den Tarte-Boden etwa 10 Minuten backen, bis er etwas Farbe bekommen hat. Herausnehmen und die Temperatur auf 200 °C erhöhen.

Für die Füllung die Paprika waschen, Samen und Scheidewände entfernen und klein würfeln. Die Karotten schälen und fein raspeln. Etwas Butter oder Kokosöl in einer Pfanne erhitzen und Knoblauch und Zwiebel anschwitzen. Das Fleisch hinzufügen und anbräunen. Die übrigen Zutaten dazugeben und 5–10 Minuten köcheln lassen. Mit Salz abschmecken.

Für die Eiermasse die Eier mit der Crème fraîche verquirlen, geriebenen Käse, Salz und Pfeffer unterrühren.

Die Taco-Füllung auf den vorgebackenen Tarte-Boden geben und die Eiermasse gleichmäßig darüber verteilen. Die Tarte 25 Minuten backen oder bis sie eine schöne goldgelbe Farbe hat. Mit Tomatensalsa, Guacamole und Crème fraîche servieren.

LOW CARB-LASAGNE

Auf Lasagne und Nudeln verzichten viele sehr ungern. Man kann aber sehr wohl herrliche LCHF-Lasagneplatten oder Nudeln herstellen. Der Vorteil ist, dass man mit diesen Platten Eiweiß anstatt Kohlenhydrate aufnimmt, was das Gericht wesentlich sättigender im Vergleich zum Original macht. Sie können die »Lasagneplatten« auch in Streifen geschnitten als Fettuccine verwenden.

4 PERSONEN

FÜR DIE NUDELN
4 Eier
125 g Frischkäse
5 große EL Flohsamenschalen
1 TL Oregano

FÜR DIE BÉCHAMELSAUCE
150 g Sahne
50 g geriebener Käse
   (z. B. Havarti)
½ TL gemahlene Muskatnuss
Salz und weißer Pfeffer

FÜR DIE HACKFLEISCHSAUCE
2 Knoblauchzehen, fein gehackt
2 Zwiebeln, fein gehackt
800 g Rinderhack
500 ml Tomatensauce mit Butter (Rezept siehe Seite 163)
1 EL getrockneter Oregano
1 EL getrocknetes Basilikum
Salz und frisch gemahlener
   Pfeffer
150–200 g geriebener Käse zum
   Überbacken
Butter oder Kokosöl zum Braten

Für die Hackfleischsauce Butter oder Kokosöl in einem Topf erhitzen und Knoblauch und Zwiebeln anschwitzen. Das Fleisch zufügen und anbräunen. Dann die Tomatensauce und die Gewürze hinzufügen. Die Sauce zugedeckt 30 – 40 Minuten köcheln lassen.

Den Backofen auf 150 °C vorheizen. Ein Backblech mit Backpapier auslegen.
Für die Nudeln die Eier schaumig schlagen, die übrigen Zutaten hinzufügen und gut verrühren, damit die Flohsamenschalen nicht klumpen. Den Teig gleichmäßig auf das Backpapier streichen. Die Menge passt genau auf ein Backblech. Im Backofen 13–15 Minuten backen. Das Blech herausnehmen und abkühlen lassen. Mit einem Pizzaschneider Lasagneplatten in der gewünschten Größe schneiden.

Für die Béchamelsauce Sahne in einem Topf aufkochen und den Käse darin schmelzen. Mit Muskatnuss, Salz und weißem Pfeffer würzen. Gut umrühren.

Den Backofen auf 200 °C vorheizen. Die Lasagne in eine feuerfeste Form schichten. Mit etwas Hackfleischsauce beginnen. Darauf lagenweise Béchamelsauce, Nudeln und Hackfleischsauce schichten. Mit einer Schicht Fleischsauce abschließen. Den geriebenem Käse darüberstreuen. Im Backofen 10–15 Minuten überbacken.

Dazu einen frischen grünen Salat reichen.

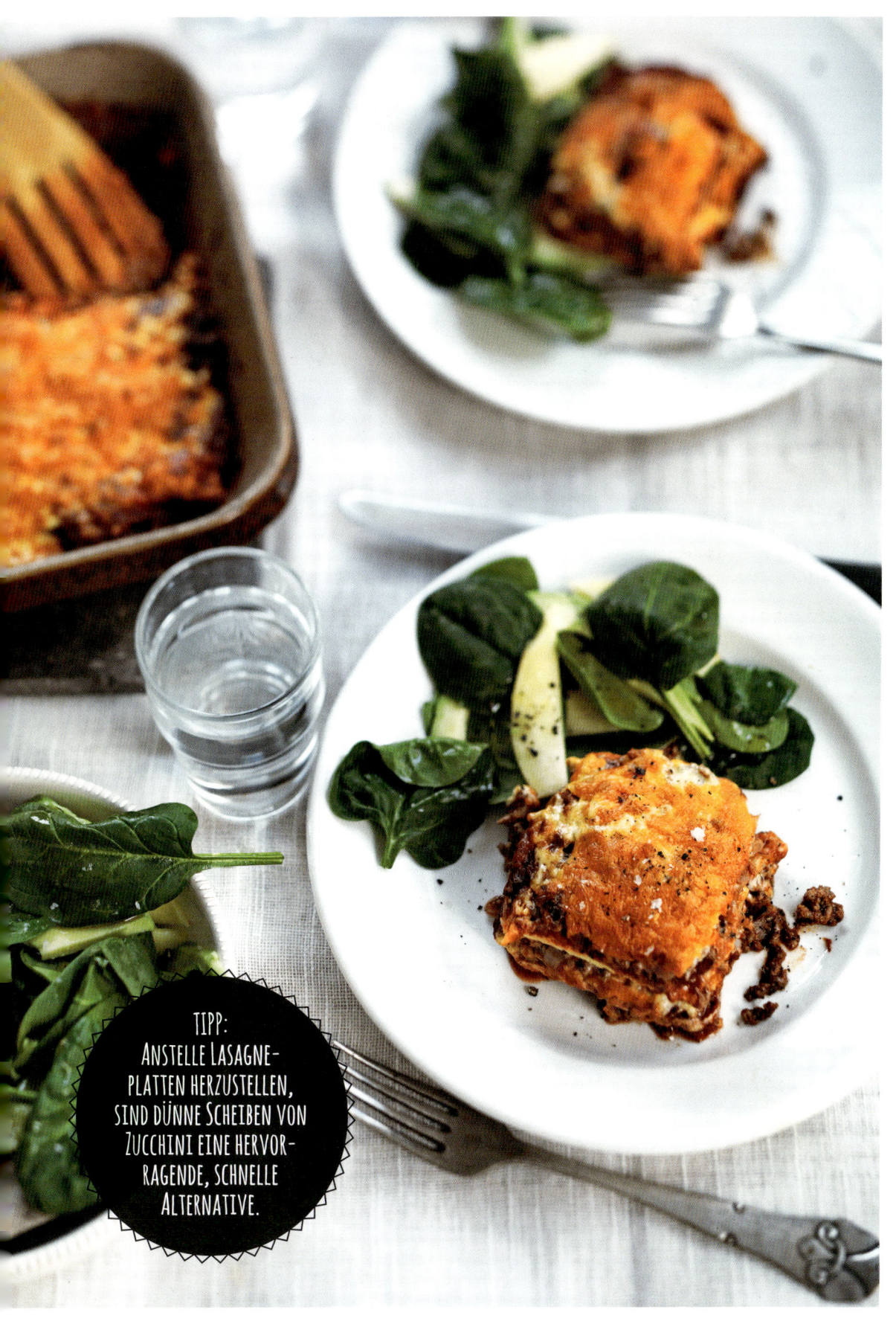

TIPP:
ANSTELLE LASAGNE-
PLATTEN HERZUSTELLEN,
SIND DÜNNE SCHEIBEN VON
ZUCCHINI EINE HERVOR-
RAGENDE, SCHNELLE
ALTERNATIVE.

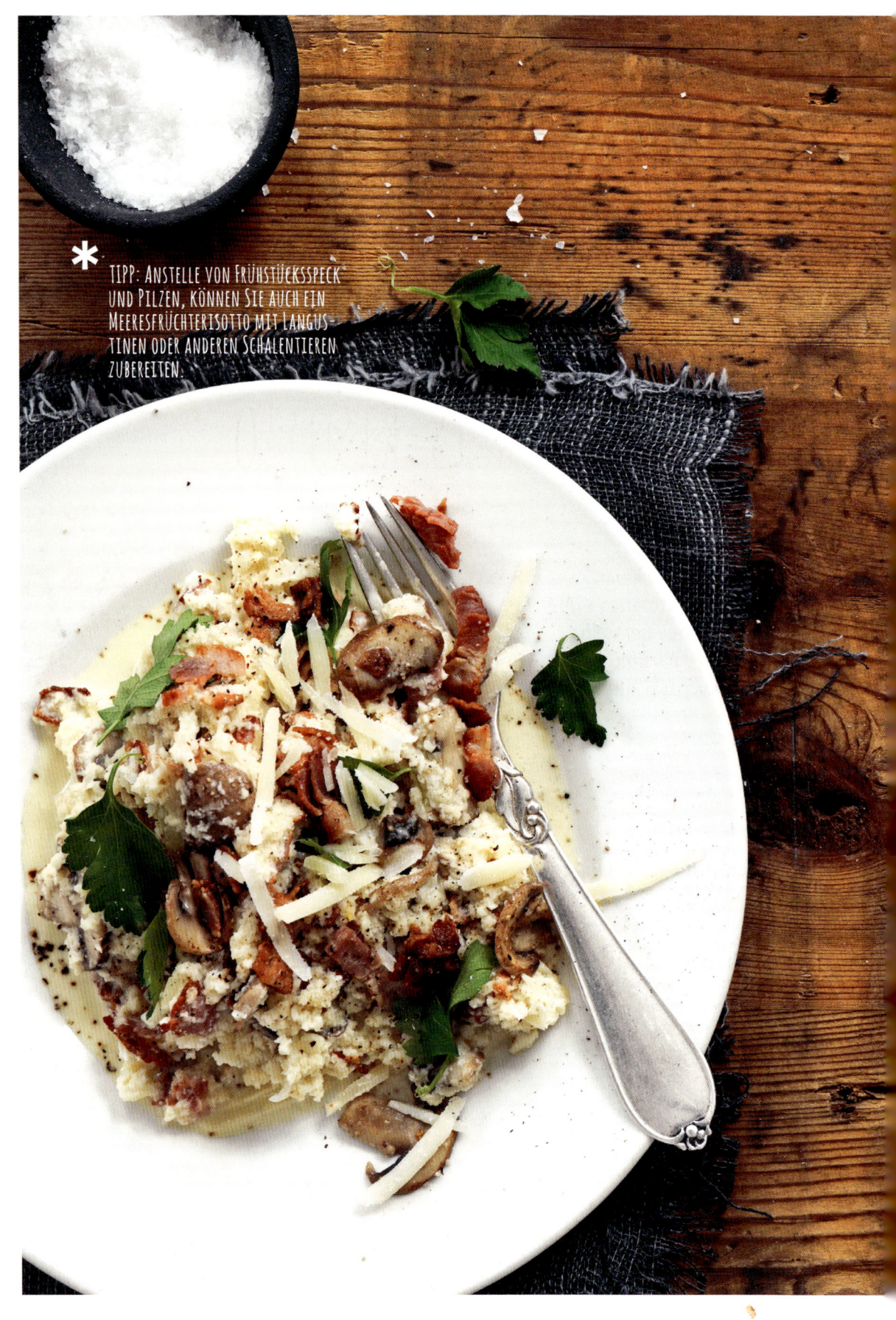

* TIPP: Anstelle von Frühstücksspeck und Pilzen, können Sie auch ein Meeresfrüchterisotto mit Langustinen oder anderen Schalentieren zubereiten.

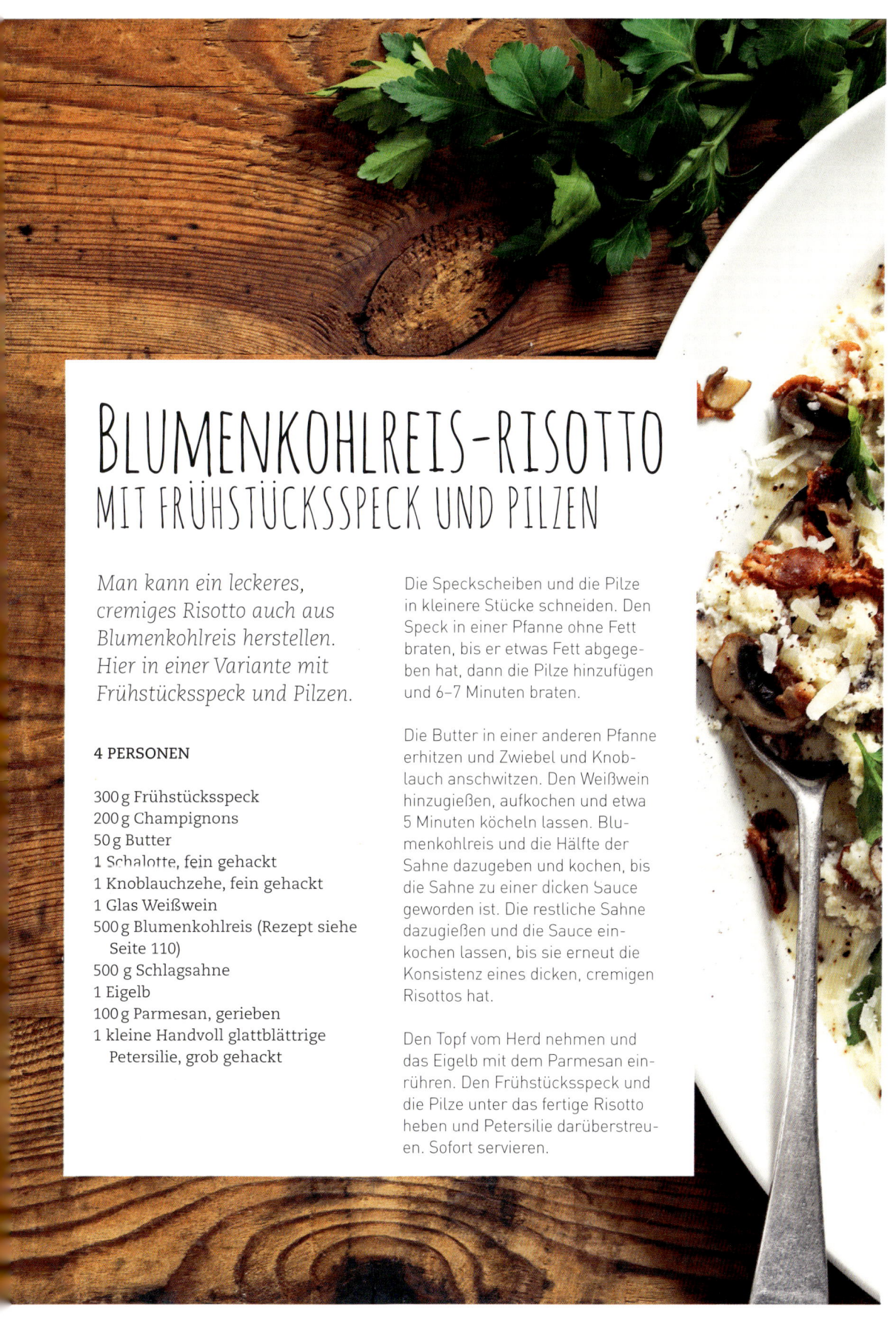

BLUMENKOHLREIS-RISOTTO
MIT FRÜHSTÜCKSSPECK UND PILZEN

Man kann ein leckeres, cremiges Risotto auch aus Blumenkohlreis herstellen. Hier in einer Variante mit Frühstücksspeck und Pilzen.

4 PERSONEN

300 g Frühstücksspeck
200 g Champignons
50 g Butter
1 Schalotte, fein gehackt
1 Knoblauchzehe, fein gehackt
1 Glas Weißwein
500 g Blumenkohlreis (Rezept siehe
   Seite 110)
500 g Schlagsahne
1 Eigelb
100 g Parmesan, gerieben
1 kleine Handvoll glattblättrige
   Petersilie, grob gehackt

Die Speckscheiben und die Pilze in kleinere Stücke schneiden. Den Speck in einer Pfanne ohne Fett braten, bis er etwas Fett abgegeben hat, dann die Pilze hinzufügen und 6–7 Minuten braten.

Die Butter in einer anderen Pfanne erhitzen und Zwiebel und Knoblauch anschwitzen. Den Weißwein hinzugießen, aufkochen und etwa 5 Minuten köcheln lassen. Blumenkohlreis und die Hälfte der Sahne dazugeben und kochen, bis die Sahne zu einer dicken Sauce geworden ist. Die restliche Sahne dazugießen und die Sauce einkochen lassen, bis sie erneut die Konsistenz eines dicken, cremigen Risottos hat.

Den Topf vom Herd nehmen und das Eigelb mit dem Parmesan einrühren. Den Frühstücksspeck und die Pilze unter das fertige Risotto heben und Petersilie darüberstreuen. Sofort servieren.

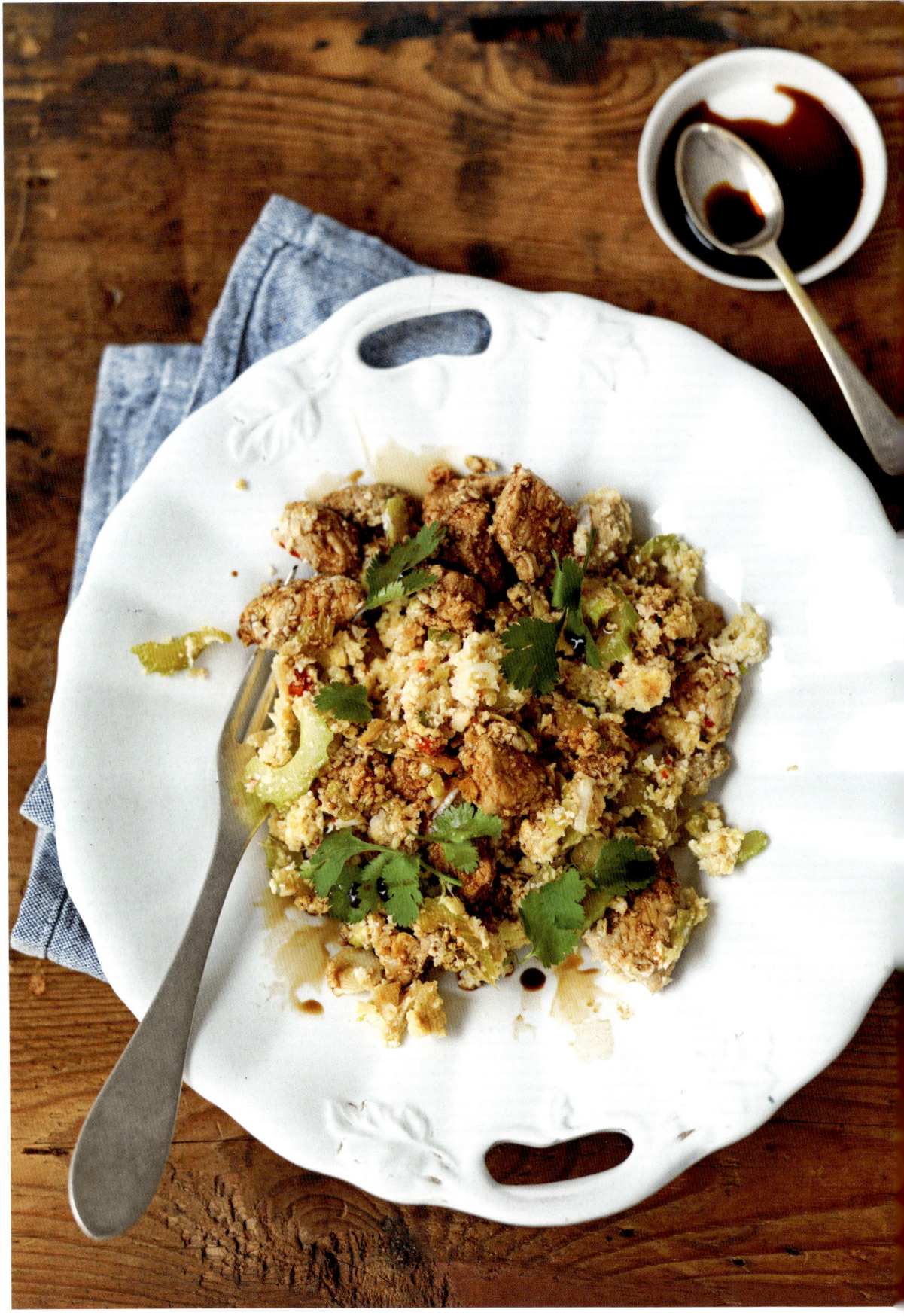

GEBRATENER
THAI-BLUMENKOHLREIS
MIT SCHWEINEFLEISCH

Gebratener Thai-Reis gehört zu den Lieblingsgerichten un-
serer Kinder, wenn wir in Thailand sind. Dort wird er aus
weißem Reis hergestellt, bei uns zu Hause gibt es ihn aus
Blumenkohlreis. Wir essen ihn alltags und an Feiertagen.

4 PERSONEN

600 g Schweinefleisch in
   Würfeln

FÜR DIE MARINADE
3 EL Hühnerbrühe
2 EL Fischsauce
2 EL Tamari
2 Knoblauchzehen, fein gehackt
1 EL Limettensaft
1 TL Kokoszucker

**FÜR DEN THAI-BLUMEN-
   KOHLREIS**
1 Chilischote (rot oder grün, je
   nach gewünschter Schärfe)
4 Frühlingszwiebeln
1 Stange Staudensellerie
3 Knoblauchzehen,
   fein gehackt
2 cm Ingwer, gerieben
1 EL Tamari | 2 Eier
500 g Blumenkohlreis (Rezept
   siehe Seite 110)
Kokosöl zum Braten

Für die Marinade alle Zutaten in einer
Schüssel mischen, das Schweinefleisch
darin ordentlich wenden und ziehen lassen.

Für den Thai-Reis die Chilischote längs
halbieren, die Kerne entfernen und die
Schote fein hacken. Frühlingszwiebeln
und Stangensellerie waschen, putzen
und klein schneiden.
Kokosöl in einer Pfanne oder einem
Wok erhitzen und Knoblauch, Chili und
Ingwer kurz anbraten. Das Schweinefleisch mit der Marinade hinzufügen
und alles etwa 10 Minuten braten. Frühlingszwiebeln und Sellerie dazugeben
und gut umrühren. Danach Tamari
dazugießen und alles einige Minuten
köcheln lassen.

Kokosöl in einer anderen Pfanne erhitzen. Die Eier in die Pfanne schlagen und
umrühren. Blumenkohlreis unterrühren
und gut vermischen. Dann den Blumenkohlreis zum Fleisch und Gemüse geben und alles gut durchmischen. Sofort
servieren.

HOTDOGS
MIT SELBST EINGELEGTEN ZWIEBELN UND GURKENSALAT

Eine hervorragende Idee: Hotdogs, die die Familien selbst zubereitet.
Dieses Gericht können Sie in kürzester Zeit auf den Tisch bringen,
wenn Sie die richtigen Dinge im Kühlschrank haben. Man kann
auch rohe Zwiebeln dazu servieren.

4 PERSONEN

8 gute Würstchen vom Metzger

FÜR DIE EINGELEGTEN ZWIEBELN
2–3 rote Zwiebeln
400–500 ml Essig
2–3 EL Kokoszucker
1 EL Salz
1 Lorbeerblatt
3 ganze weiße Pfefferkörner

1 Gurke

FÜR DIE BEILAGE
8 Gemüse-Fladenbrote (Rezept
   siehe Seite 168)
Ketchup (Rezept siehe Seite 163)
Remoulade (Rezept siehe
   Seite 158)

Die Zwiebeln abziehen und in dünne Scheiben schneiden. Die übrigen Zutaten in einem Topf aufkochen. Die Zwiebelscheiben hineinlegen, einige Minuten mitkochen und anschließend in der Marinade abkühlen lassen. Auf diese Weise auch den Gurkensalat herstellen.

Die Würstchen in einer Grillpfanne oder auf einem Grill braten, bis sie durchgebraten sind.

Alles einfach auf den Tisch stellen und die Familie ihre eigenen Hotdogs zusammenstellen lassen.

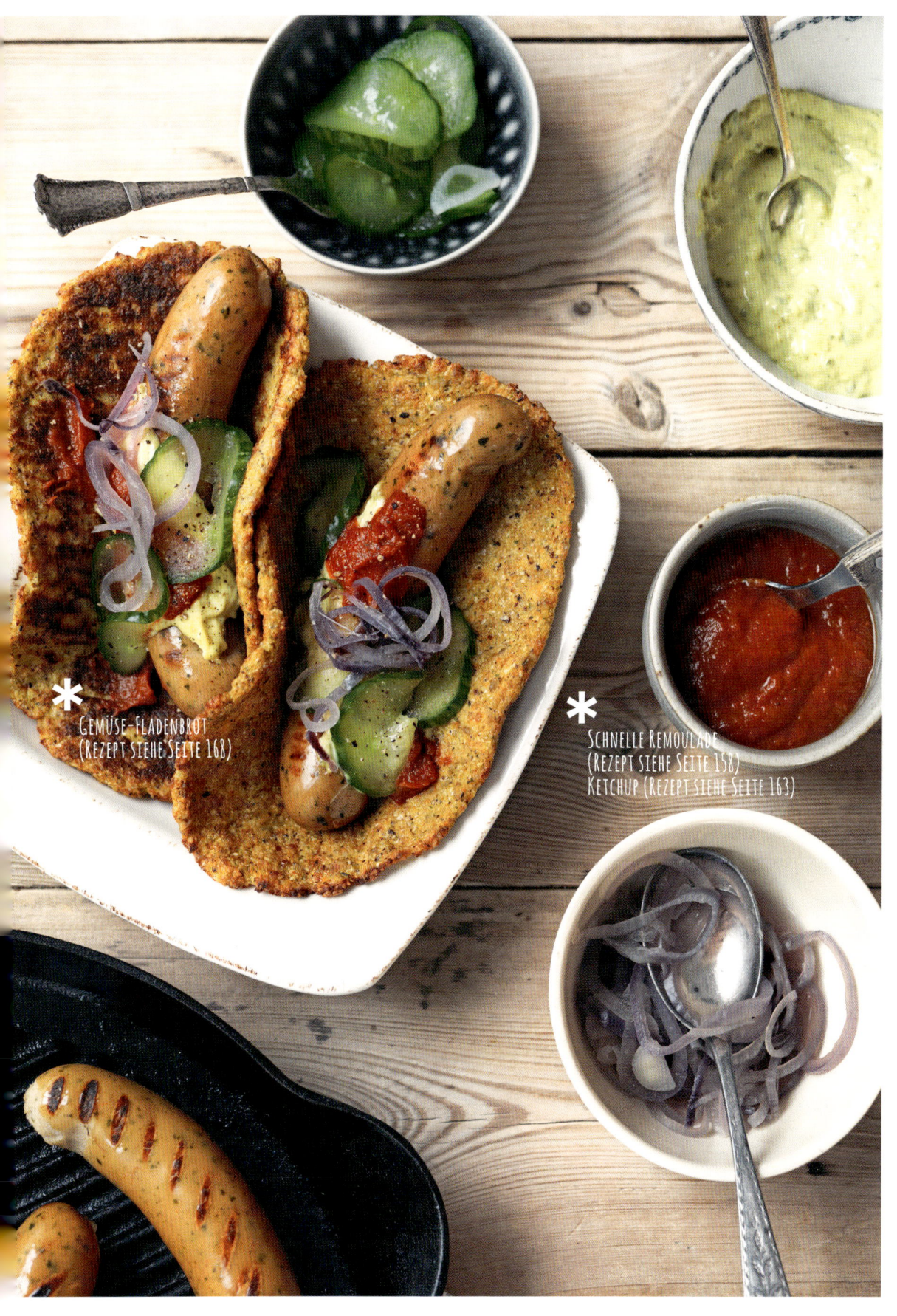

* GEMÜSE-FLADENBROT
(REZEPT SIEHE SEITE 168)

* SCHNELLE REMOULADE
(REZEPT SIEHE SEITE 158)
KETCHUP (REZEPT SIEHE SEITE 163)

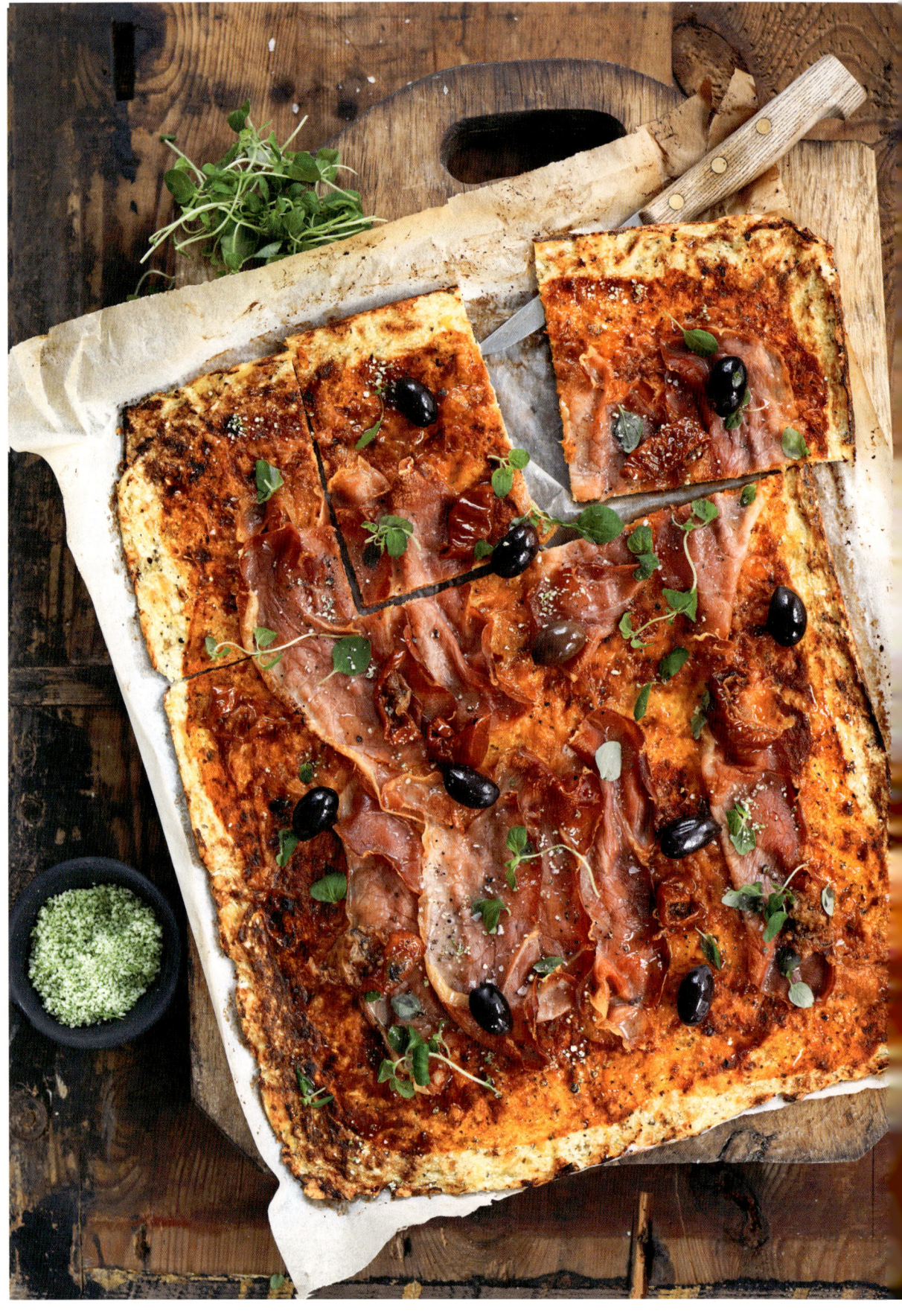

BLUMENKOHLPIZZA

Kaum ein LCHF-Rezept ist so bekannt und beliebt wie diese Blumenkohlpizza. Viele sind zunächst etwas skeptisch, denn es erscheint ja fast absurd, einen guten Pizzaboden aus Blumenkohl herzustellen. Aber das geht. Natürlich ist es nicht dasselbe wie die knusprigen italienischen Pizzen, aber es schmeckt wie Pizza. Auch die Kinder lieben sie, selbst die, die keinen Blumenkohl mögen.

1 GROSSE PIZZA

FÜR DEN BODEN
400 g Blumenkohl
2 Eier
150 g geriebener Käse
  (z.B. Cheddar)
1 EL getrockneter Oregano
2 EL Flohsamenschalen

FÜR DEN BELAG
5–6 EL passierte Tomaten
200 g geriebener Käse
100 g Parmaschinken
10–12 ganze schwarze Oliven
5–6 sonnengetrocknete
  Tomaten, in Öl eingelegt
etwas Thymian, fein gehackt

FÜR DAS KRÄUTERSALZ
1 gute Handvoll Kräuter, z.B.
  Salbei, Petersilie, Basilikum,
  Oregano oder Rosmarin
200 g grobes Salz

Den Backofen auf 230 °C (Umluft) vorheizen. Ein Backblech mit Backpapier auslegen.
Den Blumenkohl waschen, trockenschütteln und in der Küchenmaschine fein zerkleinern. Die restlichen Zutaten mit dem Blumenkohl in einer Schüssel zu einem Teig verrühren. Auf das Backpapier geben und bis an den Rand streichen. Entweder mit den Händen oder mit einem Teigroller auf einem Stück Frischhaltefolie über dem Teig. Im Backofen 12–13 Minuten backen. Das Blech herausnehmen, den Backofen angeschaltet lassen.

Den Pizzaboden mit passierten Tomaten bestreichen, eine Schicht geriebenen Käse darauf streuen und den Parmaschinken mit den Oliven und den Tomaten darauf verteilen. Die Pizza im Backofen 5–10 Minuten backen, bis der Käse geschmolzen ist. Vor dem Servieren etwas abkühlen lassen, dann hält sie besser zusammen. Zuletzt mit etwas Thymian bestreuen.

KRÄUTERSALZ
Die Kräuter waschen, trockenschütteln und mit dem Salz in einen Mixer geben und gut vermischen. Den Backofen auf 50 °C vorheizen und das Kräutersalz auf einem Backblech mit Backpapier verteilen. 30 Minuten im Backofen trocknen lassen. In einem Glas aufbewahren.

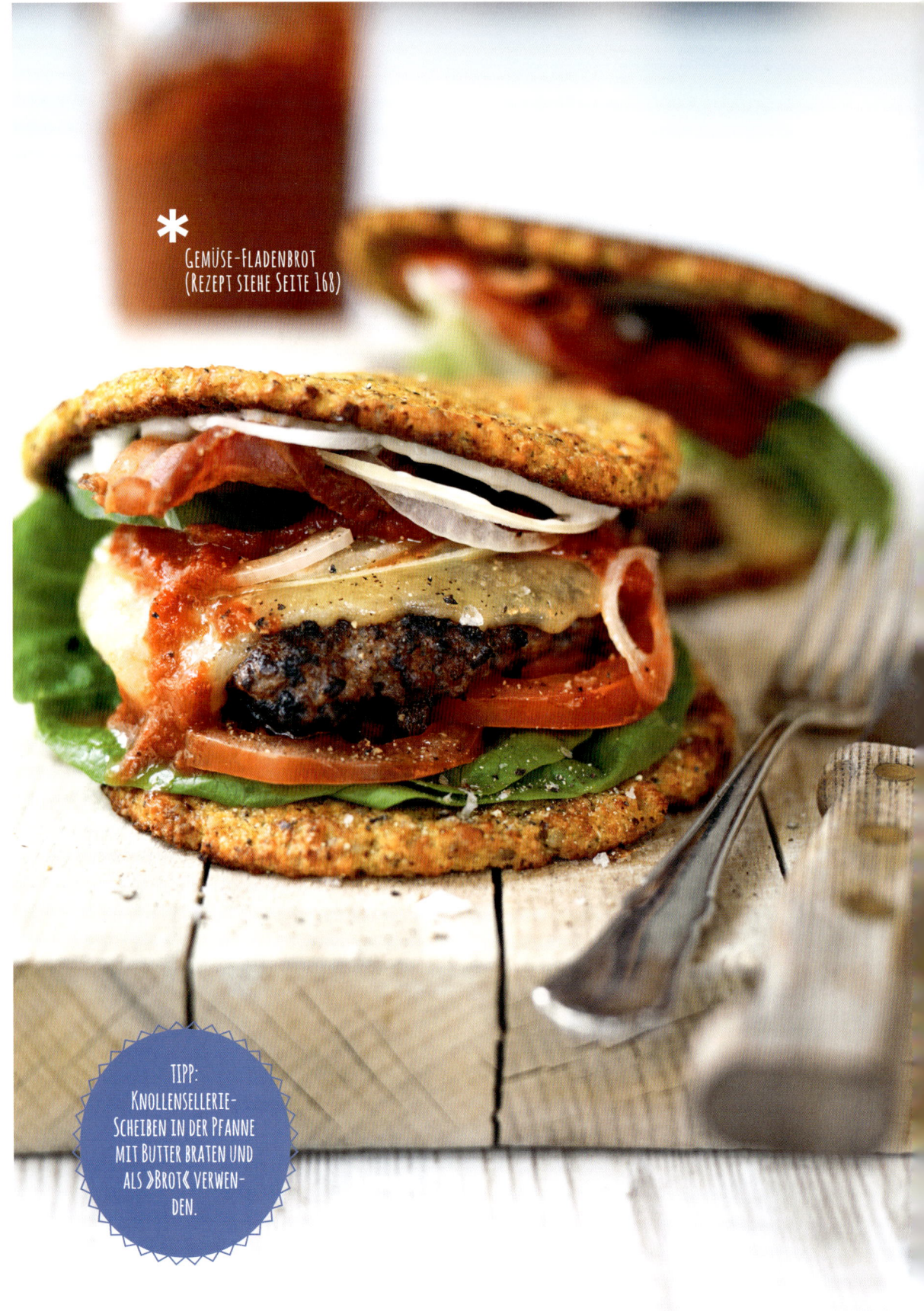

*Gemüse-Fladenbrot
(Rezept siehe Seite 168)

TIPP:
Knollensellerie-
Scheiben in der Pfanne
mit Butter braten und
als »Brot« verwen-
den.

SAFTIGER BACON-CHEESEBURGER
MIT GEMÜSE-FLADENBROT

Hamburger sind prima bei der LCHF-Ernährung. Wenn man es recht bedenkt, ist es ja nicht das Brot, das den guten Geschmack des Hamburgers ausmacht, sondern das saftige Fleisch, der Käse, der Speck und das gute Dressing. In der Regel esse ich nur den »Hamburger« ganz ohne Brot. Wenn ich aber etwas um den Inhalt herum haben will, verwende ich oft das gute Gemüse-Fladenbrot.

4 PERSONEN

150 g Frühstücksspeck
600 g Rinderhack
1 Ei
3 EL Ketchup (Rezept siehe Seite 163)
50 g geriebener Käse (z. B. ein
    alter Cheddar)
Salz und frisch gemahlener Pfeffer
4 Scheiben Havarti-Käse
Kokosöl oder Butter zum Braten

FÜR DIE BEILAGE
Gemüse-Fladenbrot (Rezept
    siehe Seite 168)
Estragon-Mayonnaise oder Aioli
    (Rezept siehe Seite 157)
Ketchup (Rezept siehe Seite 163)
1 Kopfsalat
1 Zwiebel
2 große Tomaten

Den Backofen auf 200 °C (Umluft) vorheizen. Ein Backblech mit Backpapier auslegen.
Die Speckstücke auf das Backpapier legen und im Backofen 15 Minuten knusprig braten. Auf etwas Küchenpapier abtropfen lassen.
Das Rinderhack mit Ei, Ketchup, geriebenem Käse sowie Salz und Pfeffer vermengen. In einer Pfanne Kokosöl erhitzen und flache Frikadellen braten (noch besser auf dem Grill). Wenn die Frikadellen fast fertig gebraten sind, die Käsescheiben darauflegen und den Käse schmelzen.

Mit dem Gemüse-Fladenbrot, Frühstücksspeck, rohen Zwiebelringen, Tomatenscheiben, Salat und Dressing die Hamburger zusammenstellen.

CHICKEN 'N' CHIPS
MIT GEBACKENEM WURZELGEMÜSE UND ERBSENPÜREE

Das absolute Lieblingsgericht meiner Kinder: Hähnchen in einer Schweinekrustenpanade mit »Pommes frites«. Gemahlene dänische Schweinekrusten eignen sich hervorragend zum Panieren, achten Sie auf gute Qualität.

4 PERSONEN

FÜR DAS WURZELGEMÜSE
1 kg Petersilienwurzel
3–4 EL Olivenöl
Salz

FÜR DAS HÄHNCHEN
600 g Hähnchenfilet
150 g frittierte Schweineschwarten
   (Dänische Schweinekrusten)
1 großes Ei
Kokosöl zum Braten

FÜR DAS ERBSENPÜREE
250 g frische oder aufgetaute Erbsen
30 g Butter
20 Minzeblätter
Salz

1 Zitrone, in Achtel geschnitten

Den Backofen 200 °C (Umluft) vorheizen. Ein Backblech mit Backpapier auslegen.
Die Petersilienwurzeln schälen und in längliche Stäbchen schneiden. In Öl wenden, auf dem Backpapier verteilen und mit Salz bestreuen. Im Backofen 30–40 Minuten backen.

Inzwischen das Hähnchen abspülen, trockentupfen und klein würfeln. Die frittierten Schweineschwarten (Dänische Schweinekrusten) in der Küchenmaschine zu einem groben Mehl mahlen. Das Ei in einem tiefen Teller verquirlen. Die Hähnchenstücke darin wenden und dann im Schweinekrustenmehl wälzen. Kokosöl in einer Pfanne erhitzen und die panierten Hähnchenfilets braten, bis sie knusprig und durchgegart sind.

Für das Püree die Erbsen 3–5 Minuten in kochendem Wasser blanchieren. Das Wasser abgießen und die Erbsen mit der Butter und den Minzeblättern in einem Mixer zu einem groben Püree zerkleinern. Mit Salz abschmecken.

Alles auf den Tisch stellen und die Zitronenachtel in einer Schüssel dazu reichen.

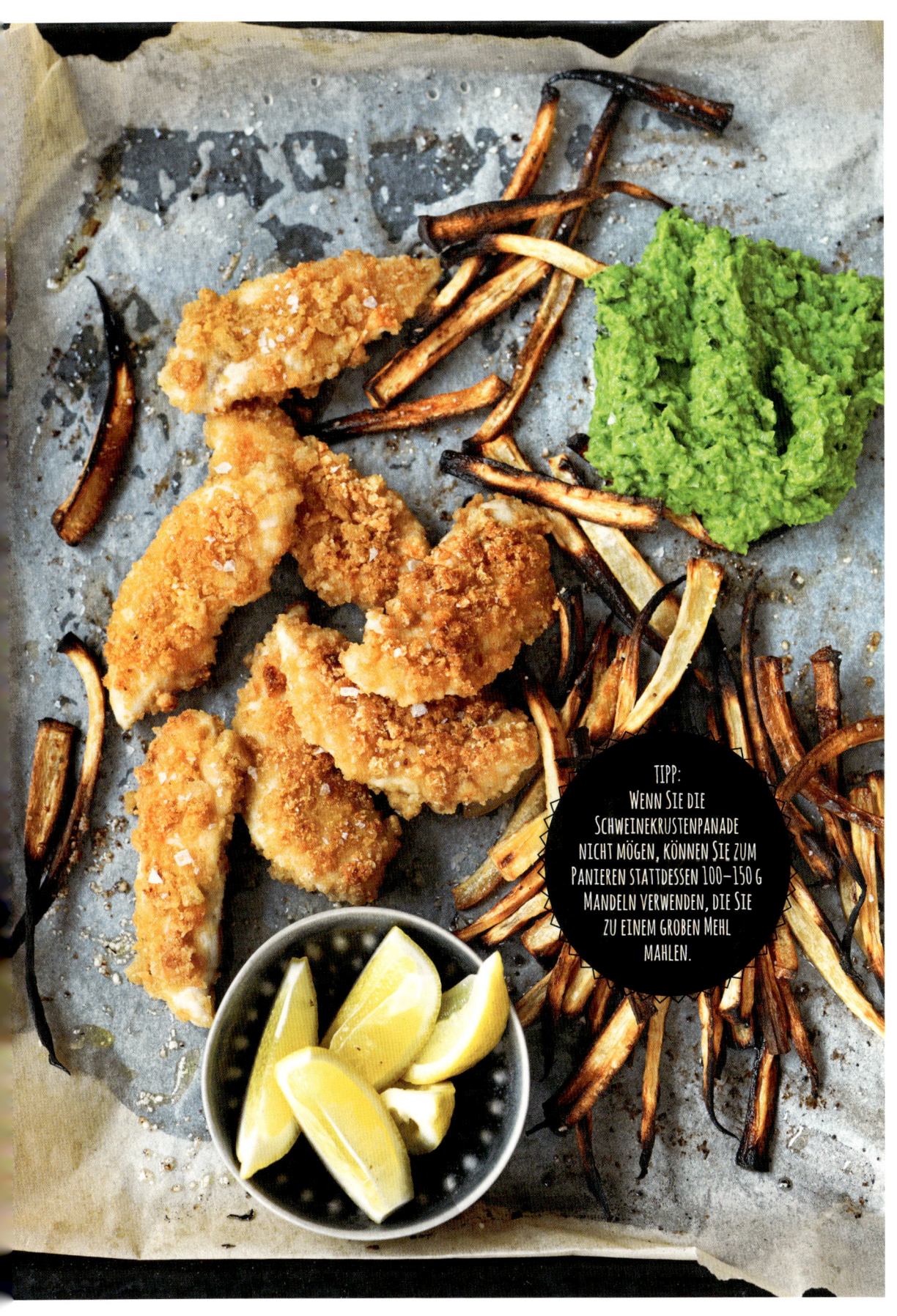

TIPP:
Wenn Sie die
Schweinekrustenpanade
nicht mögen, können Sie zum
Panieren stattdessen 100–150 g
Mandeln verwenden, die Sie
zu einem groben Mehl
mahlen.

DIPS UND TIPPS FÜR ZUSÄTZLICHES FETT

Viele finden es schwierig, genug Fett zu sich zu nehmen, nachdem sie lang daran gewöhnt waren, so fettarm wie möglich zu essen. Ohne Fett wird es jedoch schwer, richtig satt zu werden und alle positiven Effekte der LCHF-Ernährung zu erreichen. Eine einfache Methode, den Fettgehalt des Essens zu erhöhen, sind leckere Dips und Dressings, die Sie im Kühlschrank vorrätig haben und zum Essen servieren. Hier sind meine Lieblingsdips.

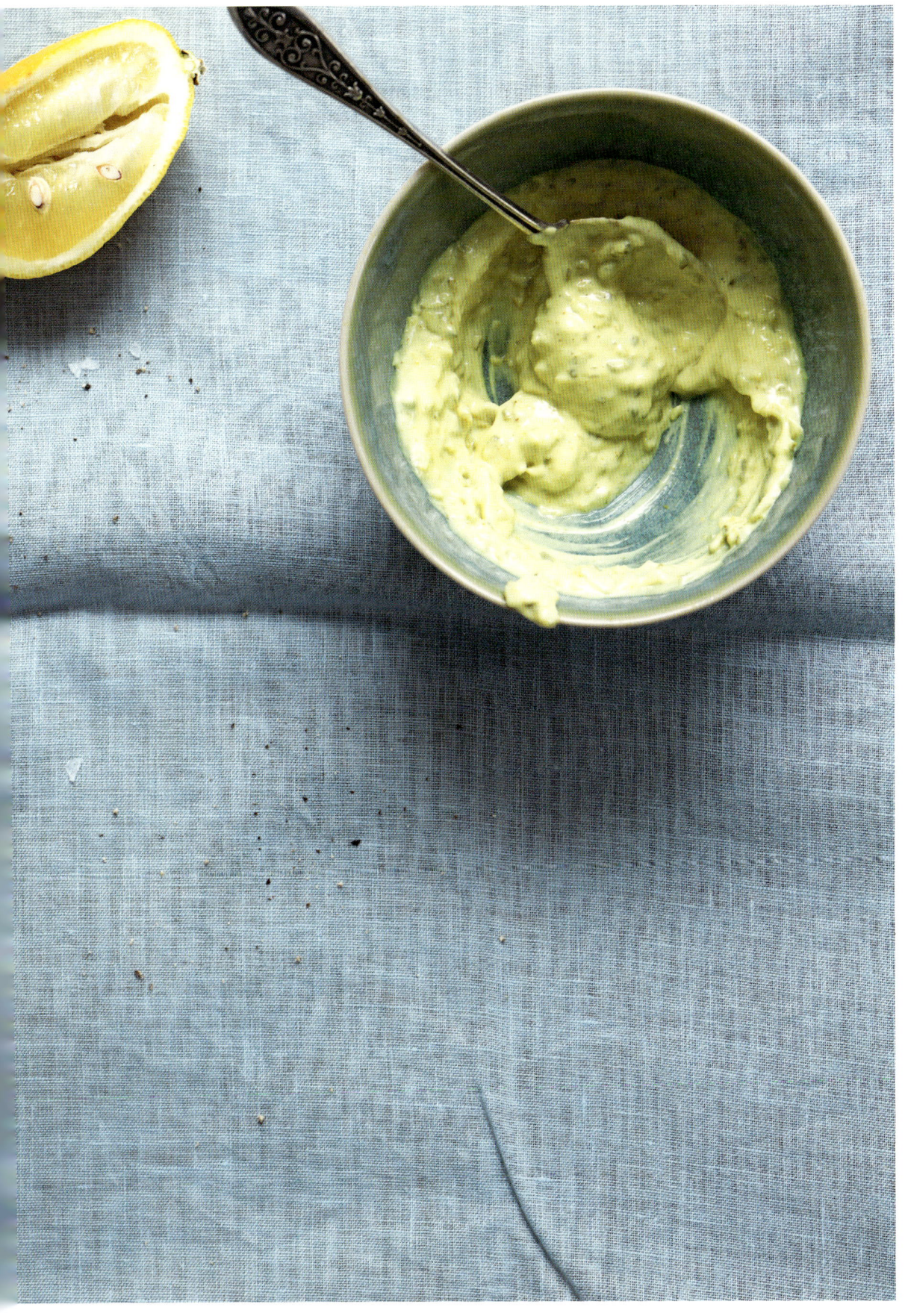

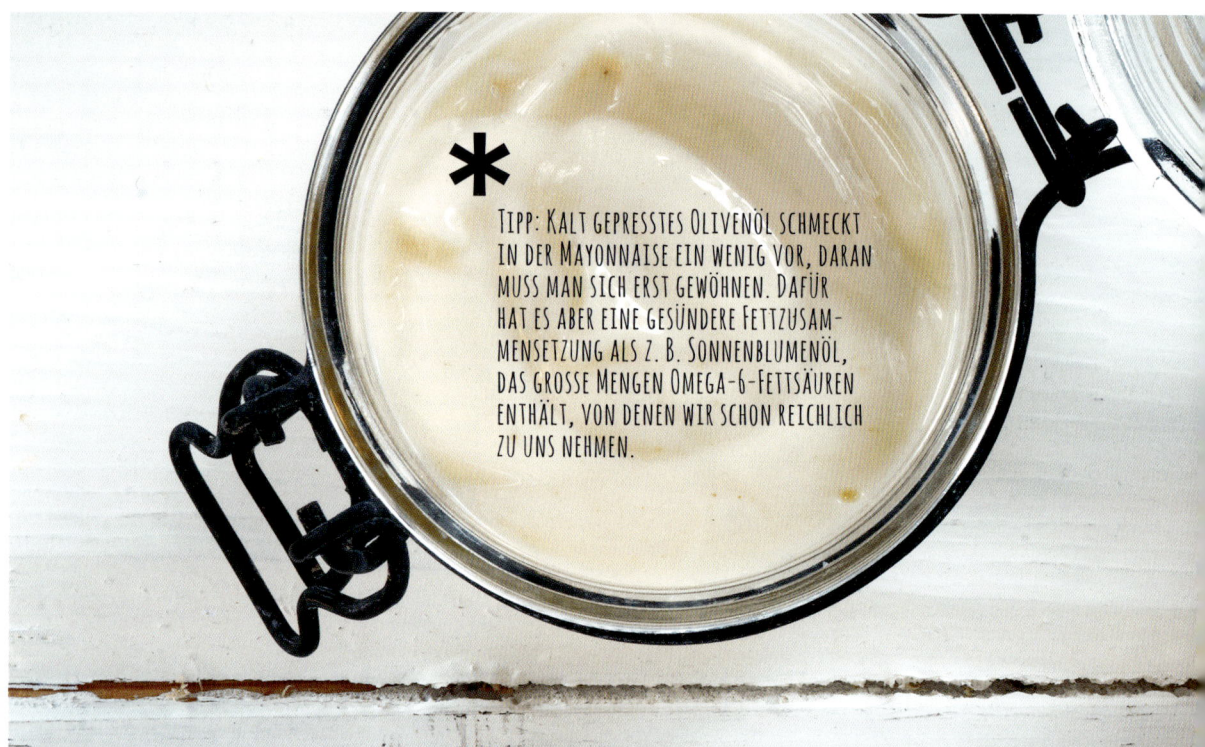

Tipp: Kalt gepresstes Olivenöl schmeckt in der Mayonnaise ein wenig vor, daran muss man sich erst gewöhnen. Dafür hat es aber eine gesündere Fettzusammensetzung als z. B. Sonnenblumenöl, das grosse Mengen Omega-6-Fettsäuren enthält, von denen wir schon reichlich zu uns nehmen.

SELBST GEMACHTE MAYONNAISE

Das Geheimnis liegt darin, dass alle Zutaten dieselbe Temperatur haben müssen. Stellen Sie daher alle Zutaten eine Weile auf den Küchentisch, damit sie Zimmertemperatur annehmen, ehe Sie mit der Zubereitung beginnen.

1 GROSSES EINWECKGLAS
4 pasteurisierte Eigelb
2 TL Salz
400–500 ml kalt gepresstes Olivenöl
   oder Rapsöl, Avocado-Öl usw.
2 TL Dijon-Senf
1 EL Weißweinessig
1 EL Zitronensaft
etwas weißer Pfeffer

Das Eigelb mit dem Salz schaumig rühren. Dann das Öl langsam in einem dünnen Strahl unter Rühren dazugießen. Das dauert eine Weile. Je mehr Öl man nimmt, desto cremiger wird die Mayonnaise.
Zuletzt die übrigen Zutaten und eventuell etwas mehr Öl unterrühren.

VARIANTEN:

CHILI-MAYONNAISE
KRÄUTERCREME
ESTRAGON-MAYONNAISE
AIOLI

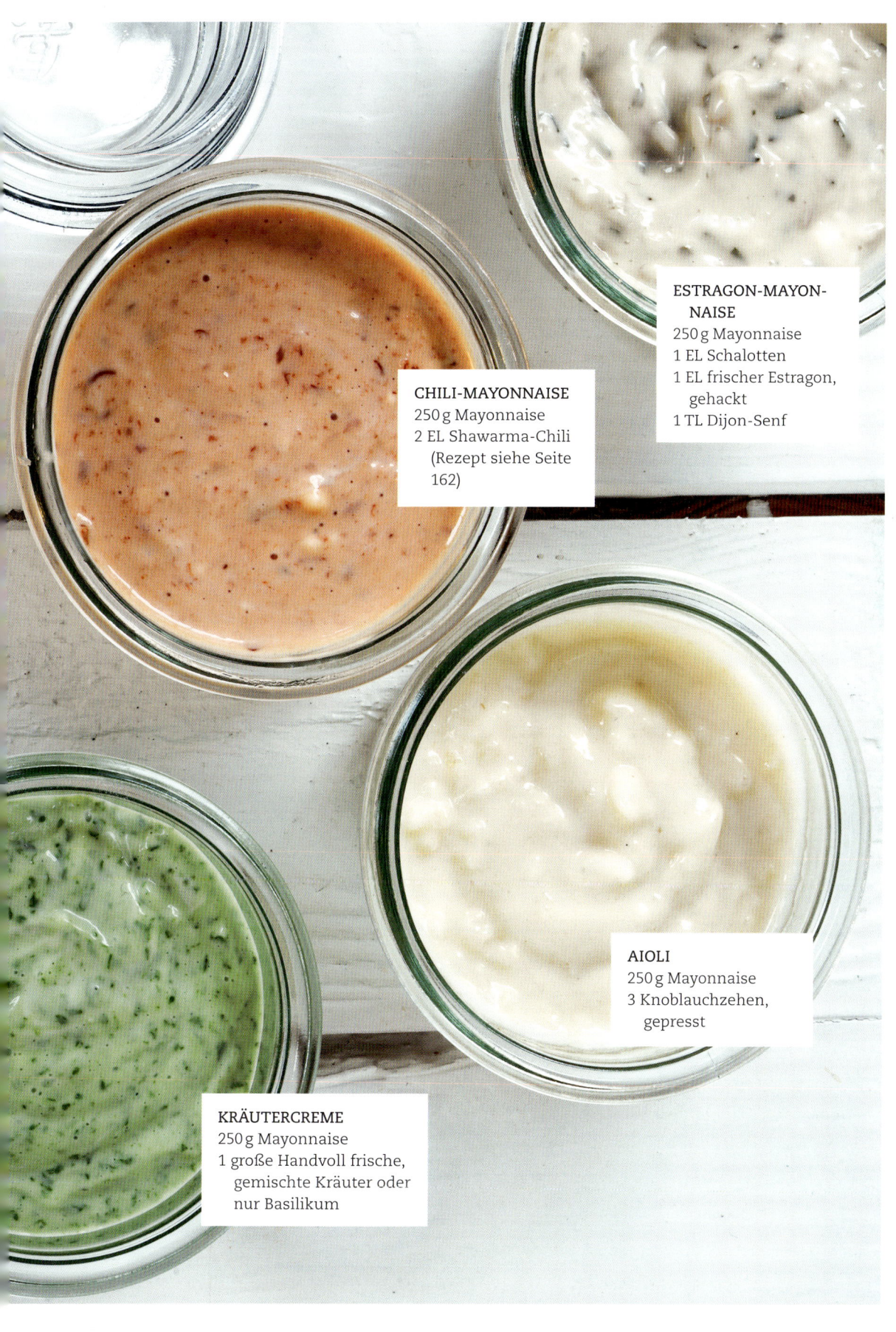

ESTRAGON-MAYON-NAISE
250 g Mayonnaise
1 EL Schalotten
1 EL frischer Estragon,
  gehackt
1 TL Dijon-Senf

CHILI-MAYONNAISE
250 g Mayonnaise
2 EL Shawarma-Chili
  (Rezept siehe Seite
  162)

AIOLI
250 g Mayonnaise
3 Knoblauchzehen,
  gepresst

KRÄUTERCREME
250 g Mayonnaise
1 große Handvoll frische,
  gemischte Kräuter oder
  nur Basilikum

SCHNELLE REMOULADE

Selbst gemachte Remoulade ist schnell und einfach zubereitet und schmeckt besser als jede gekaufte.

1 EINWECKGLAS

130 g Mayonnaise
2 TL Dijon-Senf
1 TL Sukrin
1 TL Curry
½ TL Kurkuma (für die Farbe)
50 g Gewürzgurken, fein gehackt

Die Mayonnaise mit Senf, Sukrin, den Gewürzen und Gewürzgurken verrühren.

PETERSILIENPESTO

Petersilie ist ein echtes Detox-Kraut, voller Chlorophyll, das dem Körper bei der inneren Reinigung hilft.

1 EINWECKGLAS

1 Bund glattblättrige Petersilie
75 g geröstete Pinienkerne
etwa 50 g Parmesan, gerieben
3 Knoblauchzehen
Saft von ½ Zitrone
etwa 150 ml gutes kalt gepresstes
    Olivenöl
1–1½ TL Meersalz

Alle Zutaten in einer Küchenmaschine oder mit einem Stabmixer pürieren. Für eine cremigere Konsistenz eventuell etwas mehr Olivenöl dazugeben.

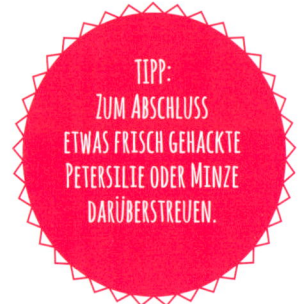

TIPP:
Zum Abschluss etwas frisch gehackte Petersilie oder Minze darüberstreuen.

TSATSIKI

Tsatsiki ist immer lecker. Wählen Sie einen Joghurt mit hohem Fettgehalt, das vermeidet die Wasserschicht, die sich bei fettärmeren Joghurts absetzt.

4–6 PERSONEN

800 g griechischer Joghurt (10 % Fett)
200 g Crème fraîche (38 % Fett)
4 Knoblauchzehen, gepresst
2 Gurken | 1 EL Salz
frisch gemahlener Pfeffer
2 EL Olivenöl
Saft von ½ Zitrone

Joghurt mit Crème fraîche und Knoblauch vermischen. Die Gurken waschen, längs halbieren, die Kerne mit einen Teelöffel entfernen und in eine Schüssel raspeln. Mit Salz bestreuen, 30 Minuten oder länger ziehen lassen. Die Gurken in ein Sieb geben und gründlich abspülen. Den Rest des Wassers mit den Händen ausdrücken. Die Gurken mit dem Joghurt vermischen und mit Salz und Pfeffer sowie mit Olivenöl und Zitronensaft abschmecken.

Vor dem Servieren einige Stunden im Kühlschrank ziehen lassen.

RAITA

Raita ist eine leckere Ergänzung zu den pikanten indischen Gerichten.

4 PERSONEN

300 g griechischer Joghurt (10 %)
1 Knoblauchzehe, gepresst
1–2 TL gemahlener Kreuzkümmel
¼ Gurke
1 Tomate
½ grüne Chilischote, fein gehackt
1 EL fein gehackte Minze
1 EL fein gehackter Koriander
Salz

Jogurt, Knoblauch und Kreuzkümmel in einer Schüssel verrühren.

Tomate und Gurke waschen, Gurke längs halbieren und die Kerne mit einem Teelöffel entfernen. Beides in kleine Würfel schneiden. Mit der Chili und den Kräutern unter den Joghurt mischen. Mit Salz abschmecken. Etwa eine Stunde kalt stellen und durchziehen lassen.

PIKANTER ERDNUSSDIP

Dieser pikante Erdnussdip passt zu allen asiatischen Gerichten. Wir essen ihn besonders gerne mit Satè-Spießen oder Hähnchen am Spieß, wie wir es nennen.

4 PERSONEN

1–2 TL Kokosöl
½ Schalotte, fein gehackt
1 Knoblauchzehe, fein gehackt
1 TL rote Currypaste
2 EL Tamari | 1 EL Fischsauce
Saft von ½ Limette
150 ml Kokosmilch
3 EL Erdnussbutter mit Stücken
100 g gesalzene Erdnüsse, gehackt

Kokosöl in einem Stieltopf erhitzen und Schalotte, Knoblauch und Currypaste etwa 3 Minuten anschwitzen. Gut umrühren.
Die übrigen Zutaten dazugeben und alles gut verrühren. Aufkochen, bis die Sauce dicklich wird.
Nochmals mit Tamari und Limette abschmecken und servieren.

GUACAMOLE

Ich kann Guacamole zu allen möglichen Gerichten essen, auch zum Frühstück. Damit habe ich gar kein Problem.

4 PERSONEN

3–4 reife Avocados
2 Knoblauchzehen
2 Tomaten
1 rote Zwiebel, fein gehackt
Saft von 1 Limette
2 EL Kreuzkümmel
2 TL gemahlener Koriander
1 TL Chilipulver
1–2 Spritzer Tabasco (kann weggelassen werden)

Die Avocados längs halbieren, die Kerne entfernen und das Fruchtfleisch mit einem Löffel herauslösen und mit einer Gabel zerdrücken. Den Knoblauch abziehen und hineinpressen. Die Tomaten waschen und fein hacken, den Saft aus den Tomaten pressen. Mit den Zwiebeln und den übrigen Zutaten zum Avocadomus geben. Eine Stunde im Kühlschrank ziehen lassen und anschließend servieren.

TOMATENSALSA MIT FRISCHEM KORIANDER

Diese Tomatensalsa serviere ich immer, wenn das Menü auch nur ein bisschen an die mexikanische Küche erinnert. Sie ist lecker, scharf und hält sich einige Tage im Kühlschrank.

4 PERSONEN

500 g Tomaten
1 rote Zwiebel
1 Knoblauchzehe
1 Chilischote
1 Handvoll Korianderblätter
1–2 EL kalt gepresstes Olivenöl
Saft von ½ Limette
Salz und frisch gemahlener Pfeffer

Die Tomaten waschen und in Würfel schneiden. Zwiebel und Knoblauch abziehen und fein hacken. Die Kerne aus der Chilischote entfernen und die Schote ebenfalls fein hacken. Den Koriander waschen, trockenschütteln und grob hacken. Alles mit Olivenöl und Limettensaft in einer Schüssel verrühren.

Die Salsa etwa 1 Stunde ziehen lassen. Mit Salz und Pfeffer abschmecken.

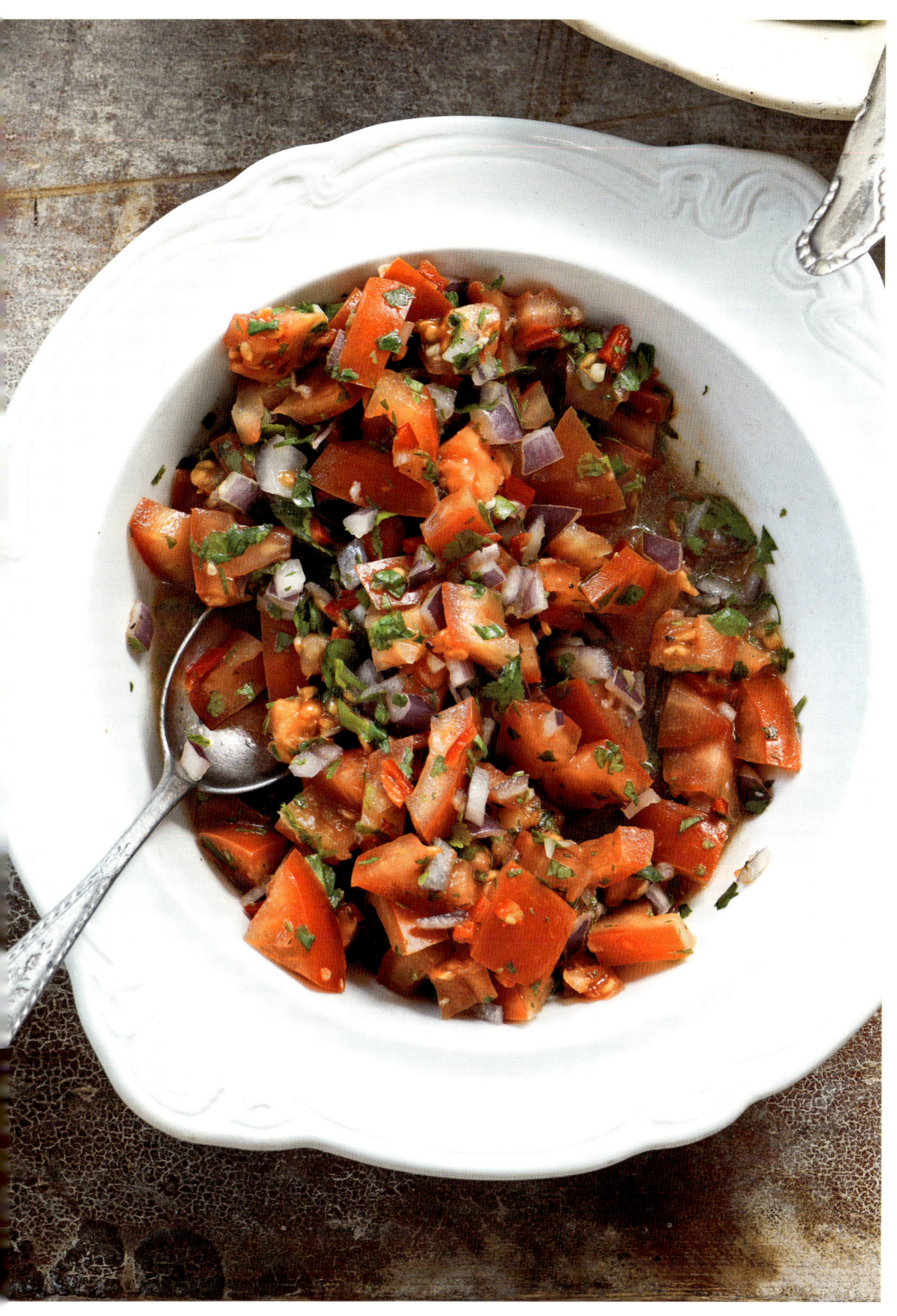

SHAWARMA-CHILI

Diese scharfe Chili-Sauce lässt sich leicht zubereiten, und da es ausschließlich mit gesundem Olivenöl zubereitet wird, kann man dieses Chili ohne schlechtes Gewissen essen.

1 EINWECKGLAS

2 EL Chiliflocken
1 Knoblauchzehe, fein gehackt
½ EL gemahlener Zimt
70 g Tomatenmark
Salz und frisch gemahlener Pfeffer
150 ml gutes Öl, z.B. kalt gepresstes
  Olivenöl oder Leinöl

Die Chiliflocken und 100 ml Wasser in einen Kochtopf geben und aufkochen. Gelegentlich etwas Wasser dazugeben, bis eine dickflüssige Chilimasse entsteht. Knoblauch, Zimt und Tomatenmark unterrühren und erneut aufkochen. Mit Salz und Pfeffer abschmecken und abkühlen lassen. Das Olivenöl anschließend nach und nach unter Rühren dazugeben.

SCHNELLES HUMMUS

Hummus lässt sich normalerweise nicht schnell zubereiten. Kochen Sie beim nächsten Mal eine größere Menge Kichererbsen und frieren Sie den Rest ein. So können Sie immer schnell neues Hummus zubereiten. Soll es noch schneller gehen, kaufen Sie vorgekochte Kichererbsen.

4 PERSONEN

400 g Kichererbsen (eingeweicht und
  vorgekocht)
4 EL Tahin
2 Knoblauchzehen
1 EL Kreuzkümmel
Saft von 1 Zitrone
1 EL Salz
100 ml kalt gepresstes Olivenöl

Alle Zutaten mit 200 ml Wasser (das Kochwasser verwenden) pürieren und in ein Einweckglas füllen. Hält sich etwa eine Woche im Kühlschrank.

Bitte beachten: Hummus ist nicht etwas für jeden Tag, da es für die LCHF-Ernährung zu viel Stärke enthält. Ich finde jedoch, dass es bei einem orientalischen Essen mit auf den Tisch gehört.

TOMATENSAUCE MIT BUTTER

4 PERSONEN

1 Handvoll gemischte Kräuter wie z.B.
  Thymian, Basilikum, Salbei, Oregano,
  Rosmarin
2 Dosen stückige Tomaten (à 400 g)
1 Zwiebel, fein gehackt
1 Knoblauchzehe, fein gehackt
50 g Butter
1–2 TL guter Balsamico
2–3 TL Kokoszucker
Salz und frisch gemahlener Pfeffer

Die Kräuter waschen, trockenschütteln
und fein hacken. Mit den restlichen Zutaten in einen Topf geben und aufkochen
lassen. Die Sauce 40–45 Minuten köcheln lassen, dann mit einen Pürierstab
pürieren.

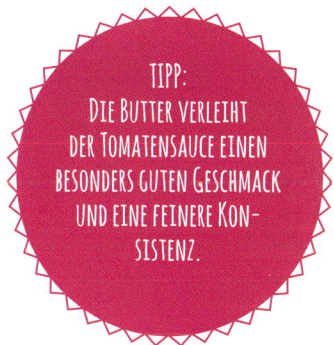

TIPP:
DIE BUTTER VERLEIHT
DER TOMATENSAUCE EINEN
BESONDERS GUTEN GESCHMACK
UND EINE FEINERE KON-
SISTENZ.

KETCHUP

*Ketchup ist weder besonders
Low Carb noch High Fat, aber
selbst gemacht schmeckt einfach
nur lecker. So weiß man genau,
wie viel Zucker es enthält und
vermeidet Zusatzstoffe, die sich
in jedem gekauften Ketchup
verstecken.*

1 GROSSES EINWECKGLAS

2 EL Olivenöl
1 Zwiebel, fein gehackt
1 Knoblauchzehe, fein gehackt
2 Dosen stückige Tomaten (à 400 g)
100 g Tomatenmark
½ TL Cayennepfeffer
3 EL Weißweinessig
3 EL dunkle Rosinen
1 Apfel, in Würfel geschnitten
3 EL Kokoszucker
Salz und frisch gemahlener schwarzer
  Pfeffer

In einem Topf das Öl erhitzen und Zwiebel und Knoblauch anschwitzen, bis die
Zwiebel glasig ist. Die übrigen Zutaten dazugeben und alles 30 Minuten
köcheln, bis es eine dicke Konsistenz
hat. Anschließend mit Salz, Pfeffer und
Kokoszucker abschmecken.

Wenn Sie es mögen, lassen Sie den
Ketchup stückig. Sie können ihn auch
im Mixer pürieren, damit er auch Ihren
Kindern schmeckt.

BROT

Alle meine Brote sind ganz ohne Getreide, deshalb natürlich glutenfrei. Sie sind größtenteils mit Nussmehl gebacken. Ab und zu ein Stück Brot zu einer Mahlzeit ist lecker. Da Nüsse und Kerne allerdings viel Energie, Kohlenhydrate und große Mengen Omega-6-Fettsäuren enthalten, empfehle ich, den Brotverbrauch nicht 1:1 durch LCHF-Brot zu ersetzen, sondern für besondere Anlässe zu reservieren oder in den Situationen zu essen, wo es Ihnen am schwersten fällt, auf Brot zu verzichten.

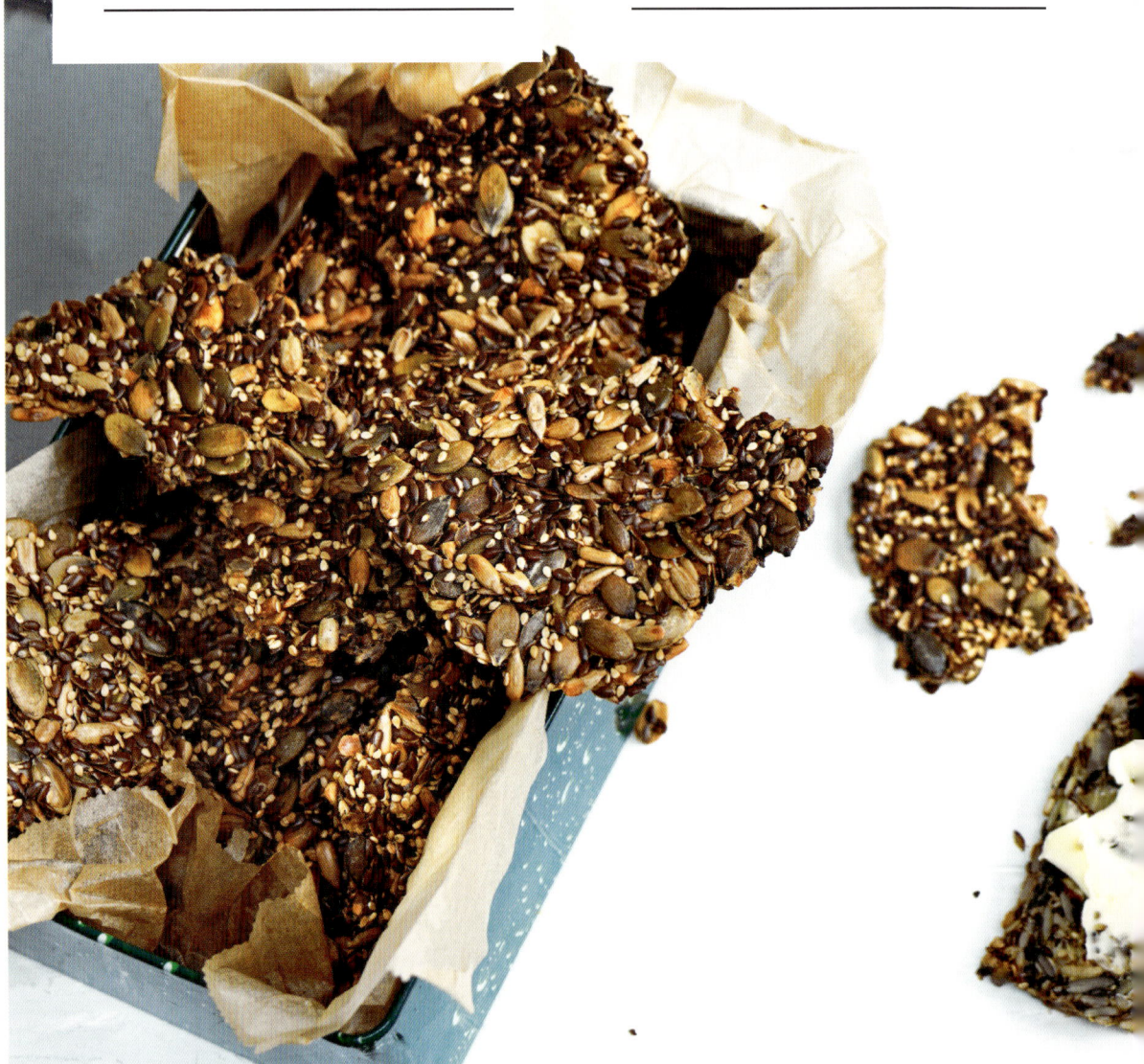

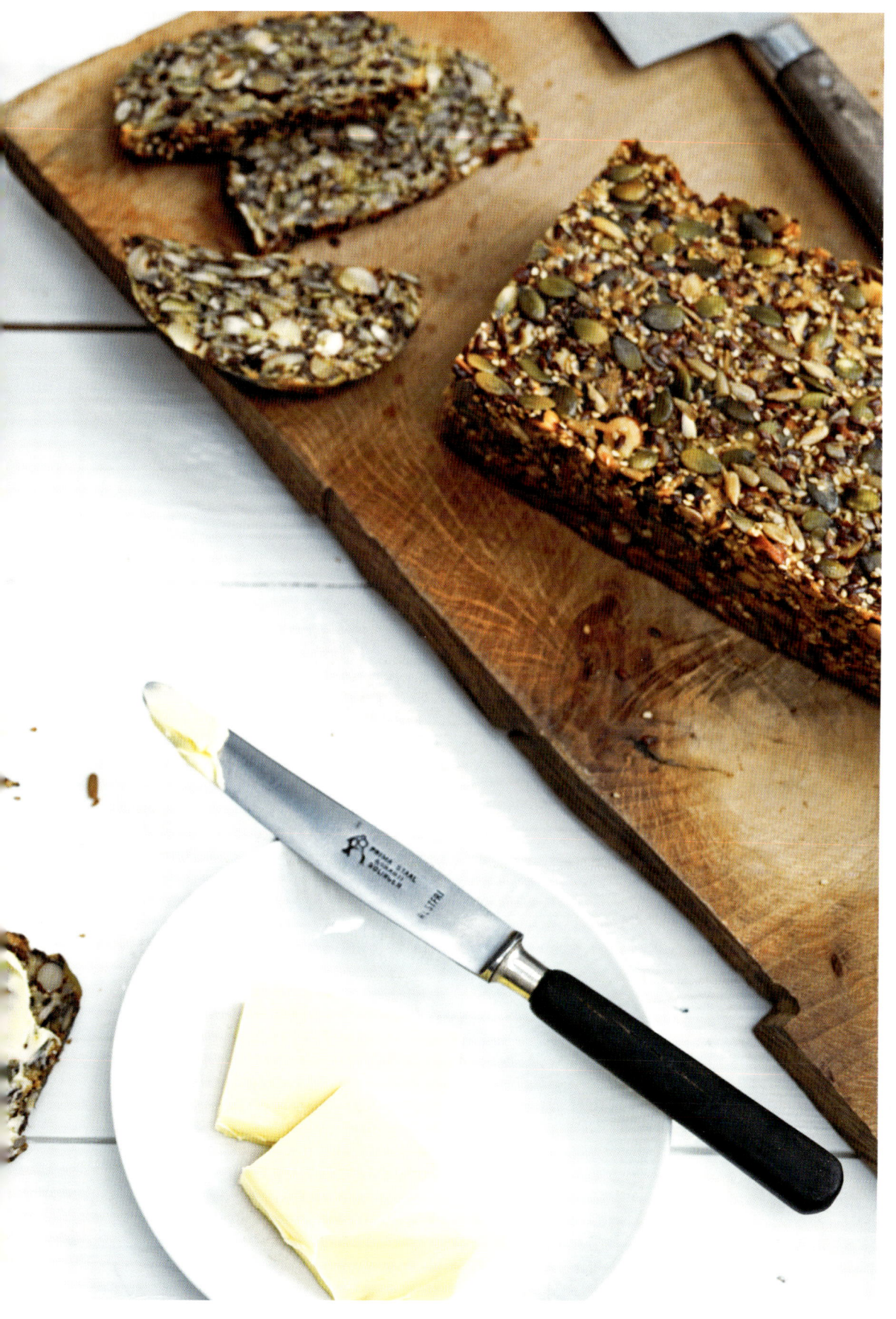

FOCACCIA-BROT
ZWEI VARIANTEN

2 BROTE

FÜR DEN GRUNDTEIG
300 g Hüttenkäse (4 % Fett)
6 Eier
40 g geschmolzene Butter
160 g Mandeln
80 g Sonnenblumenkerne
80 g Sesam
2 EL Flohsamenschalen
1 TL Salz
2 TL Backpulver

FÜR VARIANTE 1
20–25 schwarze Oliven
2 Zweige Rosmarin
Salzflocken

FÜR VARIANTE 2
100 g sonnengetrocknete Tomaten,
    in Öl eingelegt und grob gehackt
Salzflocken

GRUNDTEIG
Den Backofen auf 170 °C vorheizen.
Zwei kleine Backformen (15 x 25 cm)
mit Backpapier auslegen.

Den Hüttenkäse mixen, bis er keine
Krümel mehr hat und die Eier sowie die
geschmolzene Butter unterrühren.
Nüsse und Kerne in einer Küchenmaschine zu Mehl mahlen und Flohsamenschalen, Salz und Backpulver
dazugeben. Alles mit der Hüttenkäse-
Mischung vermengen.
Den Teig teilen und in die Backformen
füllen. Die Brote im Backofen 10–15 Minuten vorbacken und wieder herausnehmen.

VARIANTE 1 - MIT OLIVEN
Die Oliven leicht in den Teig drücken
und mit einigen Salzflocken und Ros-
marinnadeln bestreuen.

**VARIANTE 2 – MIT SONNENGETROCK-
NETEN TOMATEN**
Die Tomaten leicht in den Teig drücken
und mit einigen Salzflocken bestreuen.

Die Brote weitere 15–20 Minuten im
Backofen fertig backen.

Dazu eine Schale mit Olivenöl zum Ein-
tunken reichen.

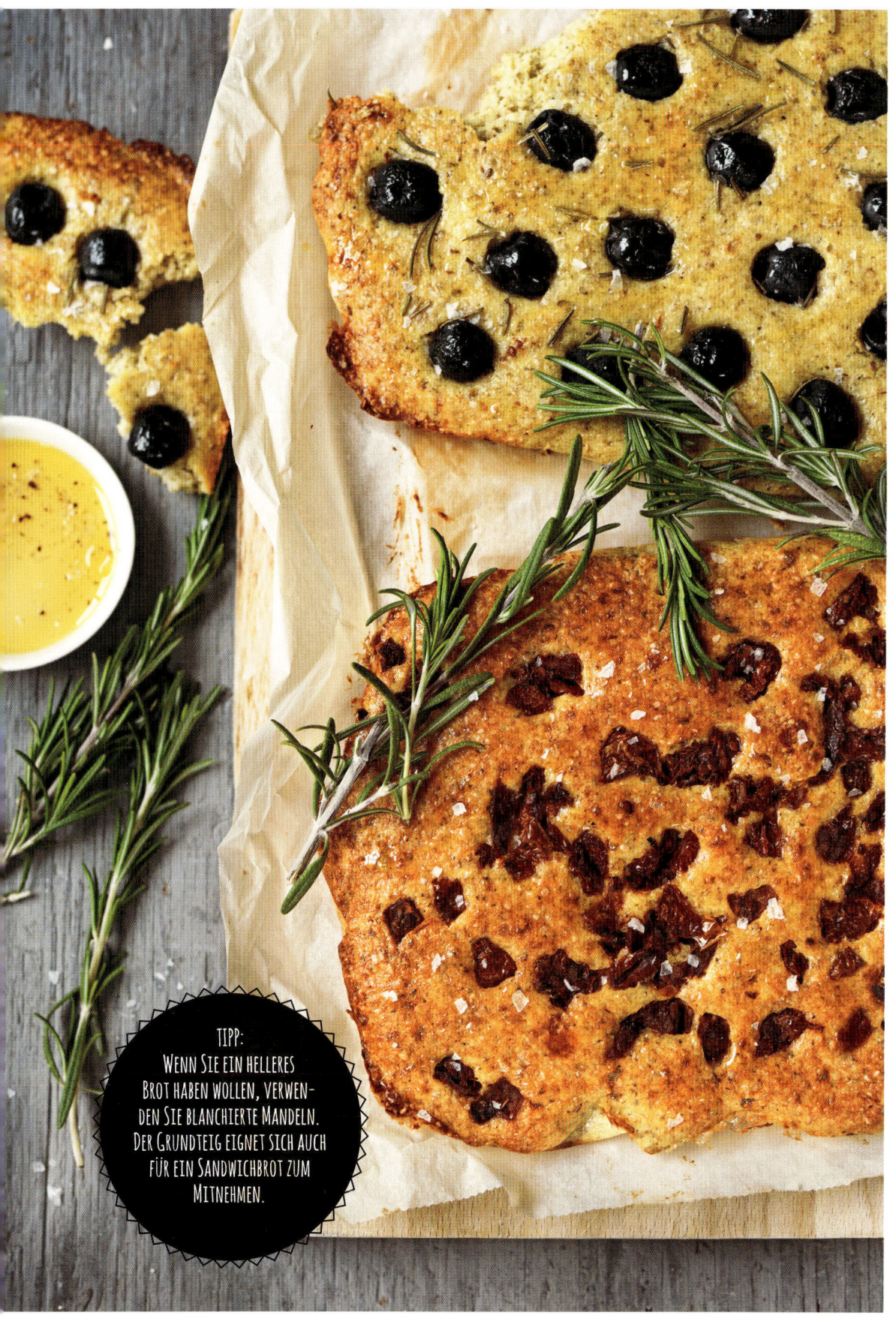

TIPP:
WENN SIE EIN HELLERES BROT HABEN WOLLEN, VERWENDEN SIE BLANCHIERTE MANDELN. DER GRUNDTEIG EIGNET SICH AUCH FÜR EIN SANDWICHBROT ZUM MITNEHMEN.

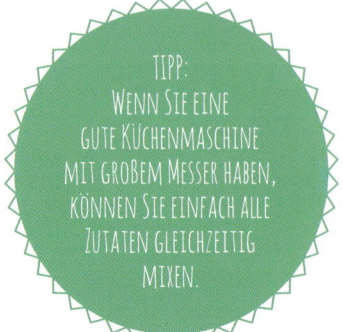

TIPP:
WENN SIE EINE
GUTE KÜCHENMASCHINE
MIT GROßEM MESSER HABEN,
KÖNNEN SIE EINFACH ALLE
ZUTATEN GLEICHZEITIG
MIXEN.

GEMÜSE-FLADENBROT

Ich liebe die Idee, aus Gemüse Brot zu machen. Dadurch isst man mehr Gemüse und ersetzt viele Kohlenhydrate, die in Getreide enthalten sind, durch gesundes Gemüse, von dem viele zu wenig essen. Im Prinzip kann man das meiste Gemüse verwenden. Ich habe Blumenkohl und Karotten verarbeitet.

Siehe Foto Seite 147, 150

8 STÜCK

½ großer Blumenkohl
1 Karotte
80 g Haselnüsse
50 g Sonnenblumenkerne
1½ EL Flohsamenschalen
2 EL frische Petersilie
2 Eier
60 g geriebener Käse
1 TL getrockneter Thymian
½ TL Cayennepfeffer
1 TL Salz

Den Backofen auf 200 °C vorheizen. Ein Backblech mit Backpapier auslegen.

Blumenkohl waschen und trocken-schütteln, Karotte schälen und beides reiben. Die Nüsse und Kerne in einer Küchenmaschine zu Mehl verarbeiten und die restlichen Zutaten dazugeben.

Mit der Impuls-Funktion der Küchen-maschine zu einem Teig verarbeiten und den Teig, wenn nötig, vom Rand abschaben.

Aus dem Teig kleine, dicke Fladenbrote formen und auf das Backpapier legen. Im Backofen 20 Minuten backen.

KÄSEPFANNKUCHEN

*Käseliebhaber werden sicher
gerne ihr Käsebrot gegen einen
dieser Pfannkuchen eintauschen.*

Siehe Foto Seite 66

5 STÜCK

2 Eier
400 g geriebener Käse
1 EL Flohsamenschalen
1 TL Oregano
Butter oder Kokosöl zum Braten

Die Eier mit dem Käse, den Flohsamenschalen und dem Oregano vermischen.
Butter oder Kokosöl in einer Pfanne
schmelzen und die Pfannkuchen bei
mittlerer Temperatur backen.

Die Pfannkuchen lassen sich auch im
Backofen zubereiten. Den Backofen auf
200 °C (Umluft) vorheizen und sie
15 Minuten backen.

KÖRNERBROT
– WANNABE ROGGENBROT

Dies ist eins der populärsten LCHF-Brotrezepte, die ich entdeckt habe. Selbst Leute, die normales Brot essen, bitten mich oft um das Rezept. Es erinnert sehr an ein richtig gutes Körnerroggenbrot und könnte eine gute Alternative für diejenigen sein, denen es schwerfällt, auf Brot zu verzichten.

1 BROT

100 g Leinsamen
150 g Kürbiskerne
100 g Sesam
100 g Sonnenblumenkerne
100 g Mandeln, grob gehackt
100 g Haselnüsse, grob gehackt
50 ml Öl
2 TL Salz
5 Eier
150 g geriebener reifer Käse

Den Backofen auf 160 °C vorheizen. Eine Kastenform mit Backpapier auslegen.

Körner, Samen und gehackte Nüsse in einer Schüssel mit Öl und Salz vermischen. Die Eier in einer zweiten Schüssel verquirlen und anschließend die Körnermischung und den geriebenen Käse dazugeben.

Den Teig in die Kastenform füllen und 60–70 Minuten backen.

Das Brot herausnehmen und auf einem Gitterrost abkühlen lassen.

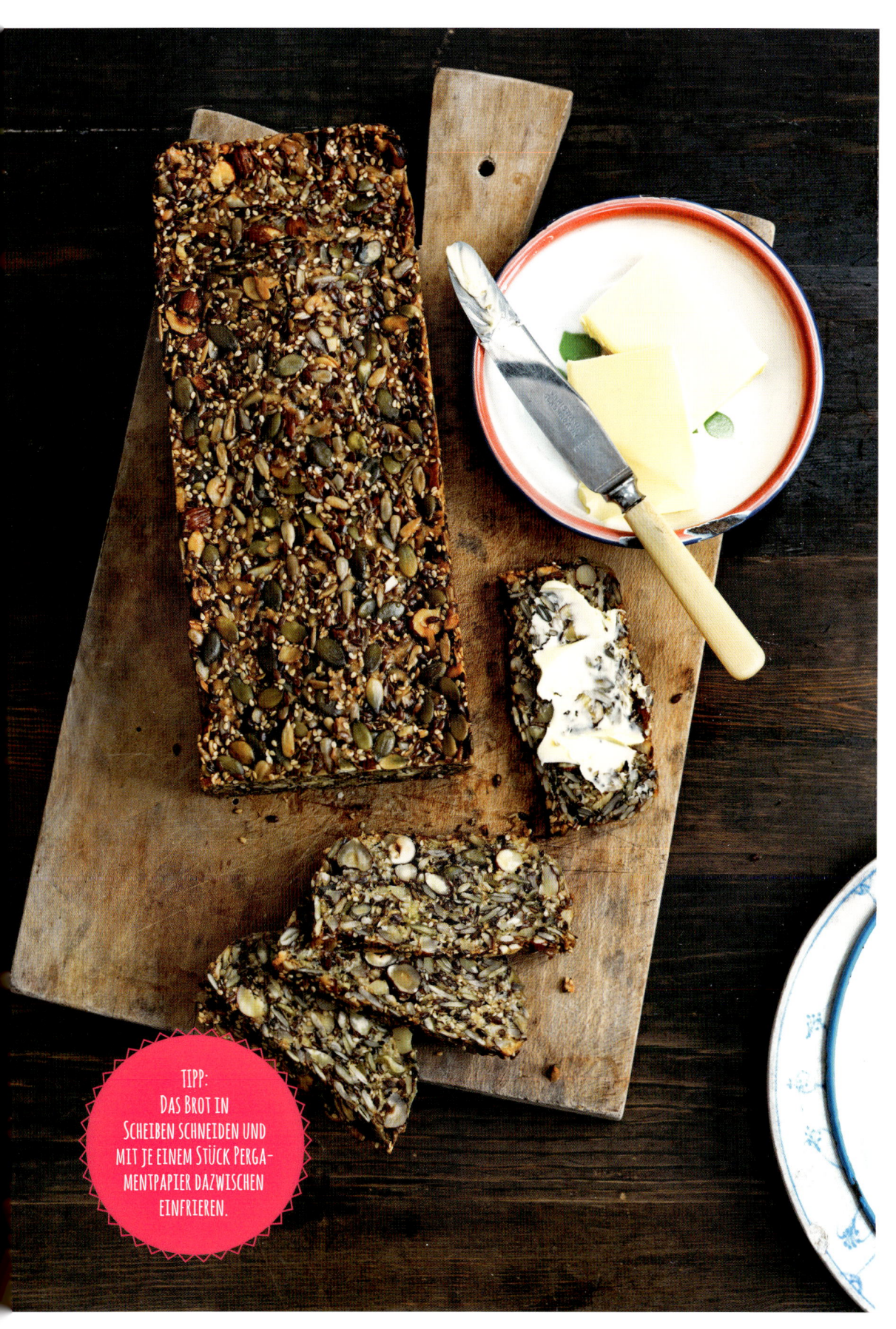

TIPP:
Das Brot in
Scheiben schneiden und
mit je einem Stück Perga-
mentpapier dazwischen
einfrieren.

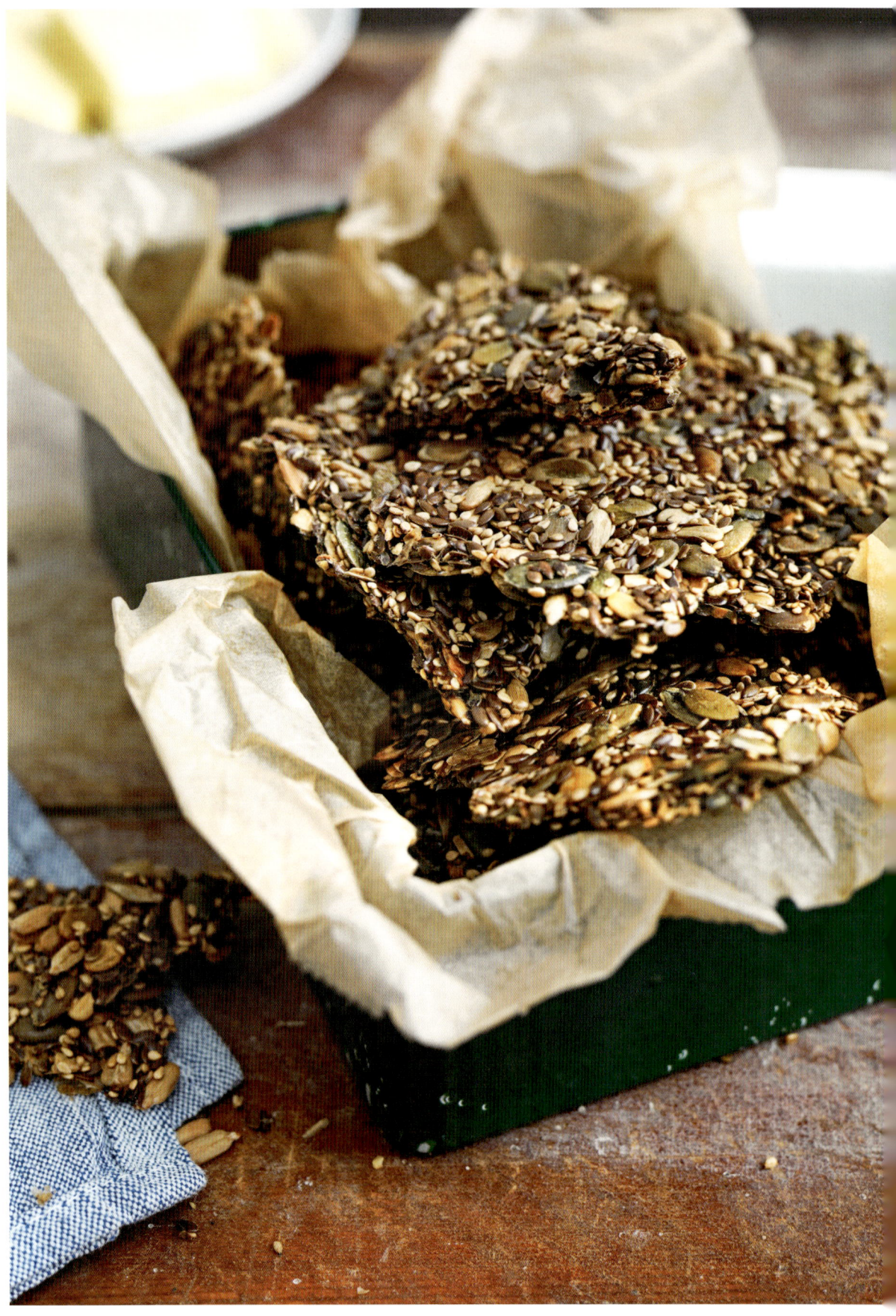

KNÄCKEBROT
MIT GANZEN KÖRNERN

Dies ist ebenfalls ein großer Favorit bei uns. Es schmeckt köstlich und ist so einfach zuzubereiten, dass es sogar Ihre Kinder backen können. Es dauert allerdings eine Weile, aber man muss sich nicht ständig darum kümmern.

1 BACKBLECH

160 g Leinsamen
120 g Kürbiskerne
80 g Sesam
80 g Sonnenblumenkerne
1 Ei
2 TL Salz

Körner und Samen in eine Schüssel geben und vermischen. Das Ei in einer zweiten Schüssel verquirlen und mit den Körnern und Samen sowie Salz und 150 ml kaltem Wasser vermischen.

Alles gut umrühren und den Teig eine Stunde ruhen lassen. Der Teig wirkt zunächst noch sehr feucht, aber die Leinsamen saugen die Flüssigkeit auf und der Teig wird dann etwas fester.

Den Backofen auf 125 °C vorheizen. Ein Backblech mit Backpapier auslegen. Anschließend den Teig auf das Backpapier gießen (ja, gießen) und gleichmäßig darauf verteilen. Dazu am besten die Hände oder ein Nudelholz auf dem mit Frischhaltefolie abgedeckten Teig verwenden. Im Backofen 90 Minuten backen.

Die große, feste Platte Knäckebrot nach Belieben in mundgerechte Stücke brechen.

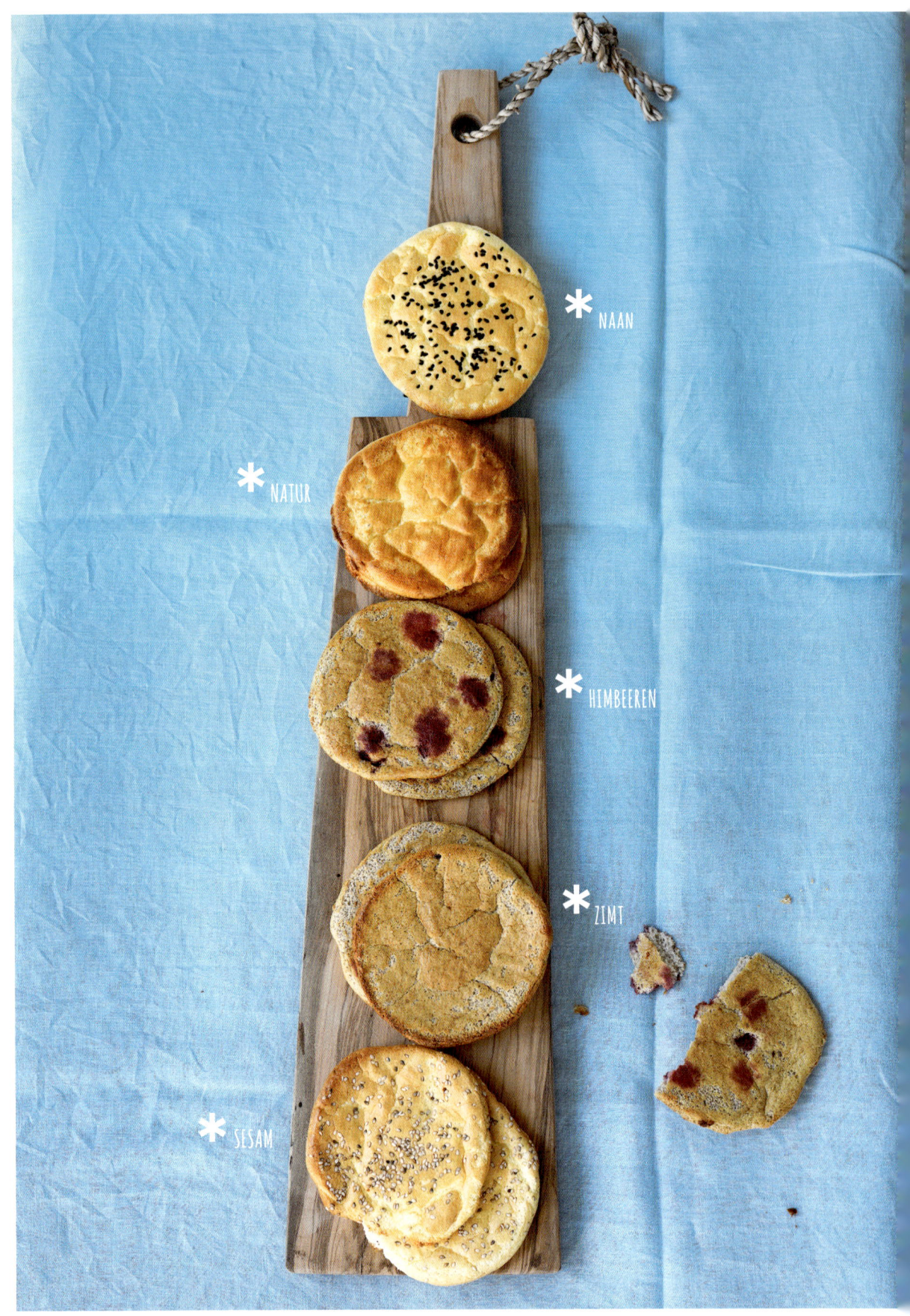

* NAAN

* NATUR

* HIMBEEREN

* ZIMT

* SESAM

OOPSIES

Oopsie ist wahrscheinlich das LCHF-»Brot«, das ich am meisten gegessen habe. Es macht satt, enthält weder Mehl noch Nüsse und wirkt sich nicht negativ auf den Blutzuckerspiegel aus. Von der Konsistenz her ähnelt es Brandteiggebäck. Wem das nicht zusagt, der kann etwas Mandel- oder Kokosmehl in den Teig geben.

5–6 STÜCK

FÜR DEN GRUNDTEIG
3 Eier
1 TL Salz
½ TL Backpulver
100 g Frischkäse
½ EL Flohsamenschalen

Den Backofen auf 150 °C vorheizen. Ein Backblech mit Backpapier auslegen.

Die Eier trennen. Das Eiweiß mit Salz und Backpulver steif schlagen. Eigelb und Frischkäse verrühren und die Flohsamenschalen zufügen.

Die Eigelbmasse unter das Eiweiß heben und alles verrühren, bis ein gleichmäßiger Teig entsteht. Den Teig in kleinen Haufen auf das Backpapier verteilen und 30 Minuten backen.

VARIANTE: Naan-Oopsies
Eine gepresste Knoblauchzehe in den Teig geben und vor dem Backen mit Schwarzkümmel bestreuen.

VARIANTE: Zimt-Oopsies
Vor dem Backen 1 EL Mandelmehl, 2 TL gemahlener Zimt, 1 TL gemahlenen Kardamom und 2 TL Kokoszucker in den Teig geben.

VARIANTE: Himbeer-Oopsies
Vor dem Backen 1 EL Kokosraspel, 1 TL Vanillepulver, 1 TL gemahlenen Kardamom, 2 TL Kokoszucker und 80 g aufgetaute Himbeeren in den Teig geben.

VARIANTE: Sesam-Oopsies
Vor dem Backen 1 EL Sesammehl in den Teig geben und mit Sesam bestreuen.

BALLASTSTOFFREICHE KAROTTENBRÖTCHEN

6 STÜCK

4 Eier + 1 Ei zum Bestreichen
100 g Creme fraîche (38 % Fett)
80 g Sesam
80 g Sonnenblumenkerne (einige zum
   Garnieren aufheben)
60 g Mandelmehl
2 EL Flohsamenschalen
1 EL Sukrin
2 TL Backpulver
2 TL Salz
1 große Karotte, grob gerieben

Den Backofen auf 200 °C vorheizen. Ein Backblech mit Backpapier auslegen.

Eier und Crème fraîche verrühren und anschließend die restlichen Zutaten dazugeben. Den Teig etwa 10 Minuten ruhen lassen, damit die Ballaststoffe die Flüssigkeit aufnehmen.

Die Hände anfeuchten, den Teig zu kleinen Kugeln formen und auf das Backpapier legen. Mit dem verquirlten Ei bestreichen und mit Sonnenblumenkernen bestreuen. Etwa 15 Minuten backen.

ZIMTBRÖTCHEN

ETWA 14 STÜCK

8 Eier
2 EL Kokoszucker
100 g geschmolzene Butter
200 g Sahne
100 g Kokosraspel
6 EL Flohsamenschalen
2 TL gemahlener Zimt
1 TL gemahlener Kardamom
4 TL Backpulver
1 Ei zum Bestreichen

Eier mit Kokoszucker verrühren. Butter und Sahne dazugeben. Anschließend die trockenen Zutaten zufügen und alles gut verrühren, damit die Flohsamenschalen nicht verklumpen. Den Teig etwa 10 Minuten ruhen lassen.

Den Backofen auf 175 °C vorheizen. Ein Backblech mit Backpapier auslegen. Mit den Händen vorsichtig zu Kugeln formen (auch wenn die Konsistenz etwas merkwürdig ist). Die Hände mit kaltem Wasser abspülen, falls der Teig zu klebrig ist. Die Brötchen mit Ei bestreichen und für 20 Minuten im Backofen backen.

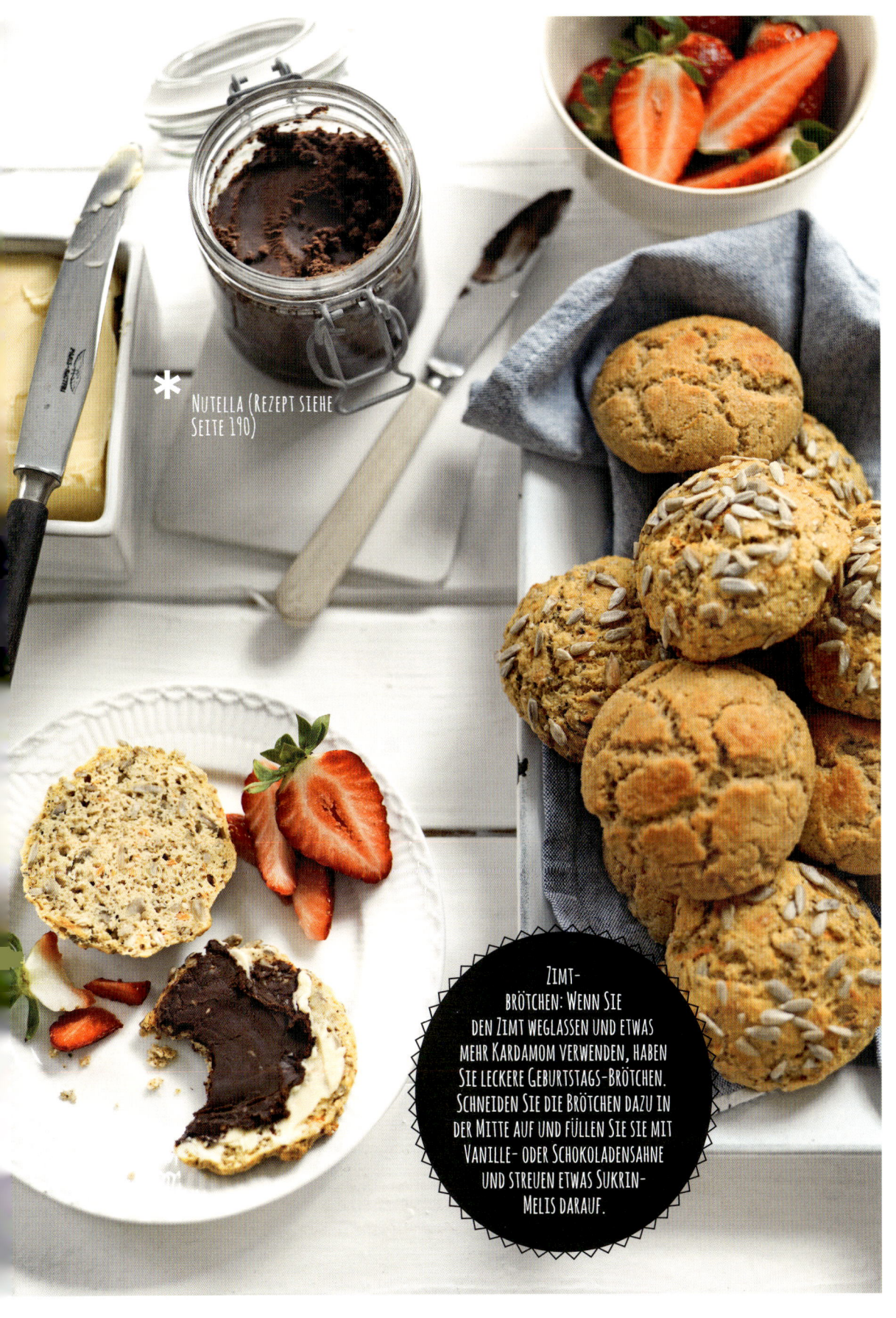

* Nutella (Rezept siehe
Seite 190)

ZIMT-
BRÖTCHEN: WENN SIE
DEN ZIMT WEGLASSEN UND ETWAS
MEHR KARDAMOM VERWENDEN, HABEN
SIE LECKERE GEBURTSTAGS-BRÖTCHEN.
SCHNEIDEN SIE DIE BRÖTCHEN DAZU IN
DER MITTE AUF UND FÜLLEN SIE SIE MIT
VANILLE- ODER SCHOKOLADENSAHNE
UND STREUEN ETWAS SUKRIN-
MELIS DARAUF.

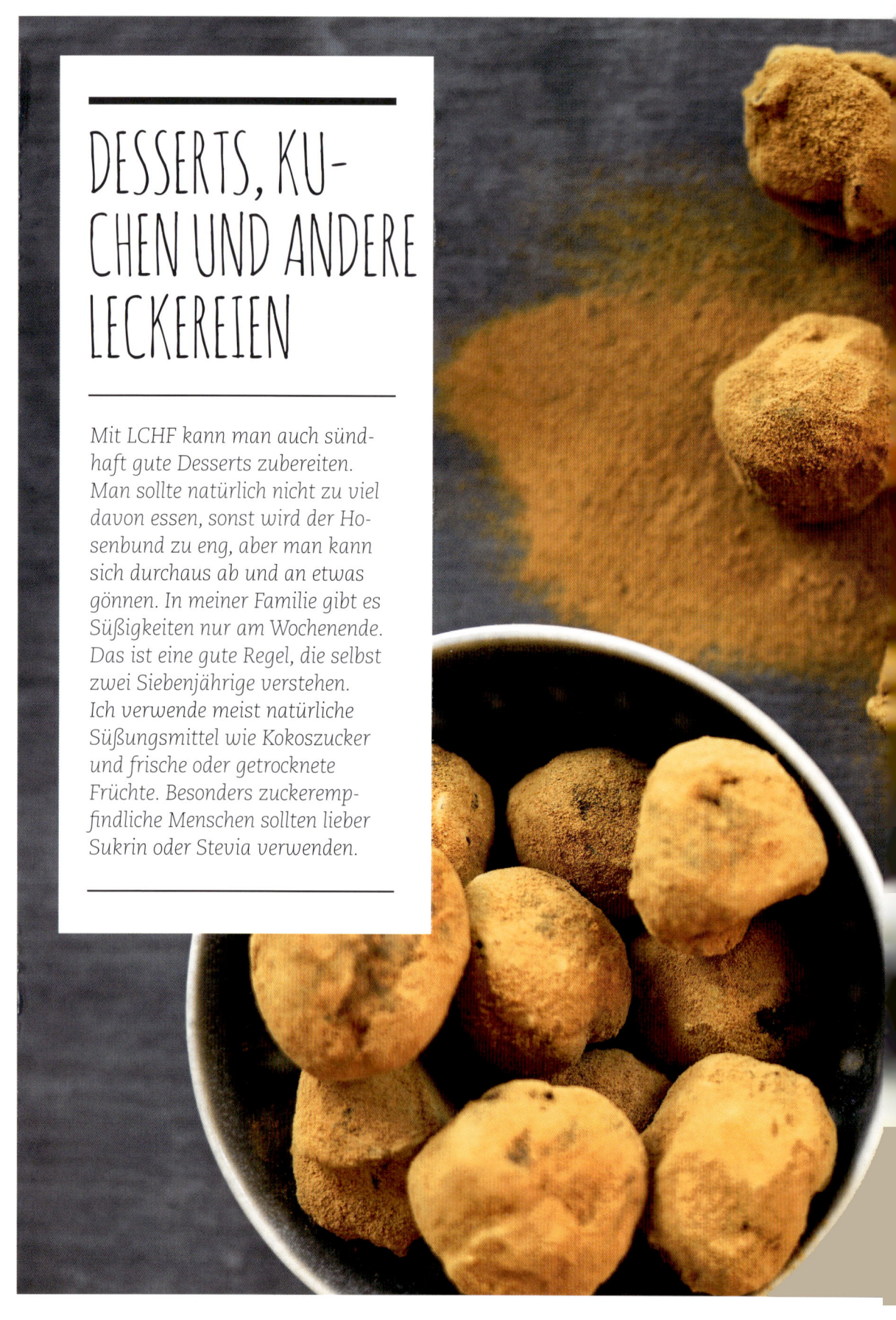

DESSERTS, KU- CHEN UND ANDERE LECKEREIEN

Mit LCHF kann man auch sündhaft gute Desserts zubereiten.
Man sollte natürlich nicht zu viel
davon essen, sonst wird der Ho-
senbund zu eng, aber man kann
sich durchaus ab und an etwas
gönnen. In meiner Familie gibt es
Süßigkeiten nur am Wochenende.
Das ist eine gute Regel, die selbst
zwei Siebenjährige verstehen.
Ich verwende meist natürliche
Süßungsmittel wie Kokoszucker
und frische oder getrocknete
Früchte. Besonders zuckeremp-
findliche Menschen sollten lieber
Sukrin oder Stevia verwenden.

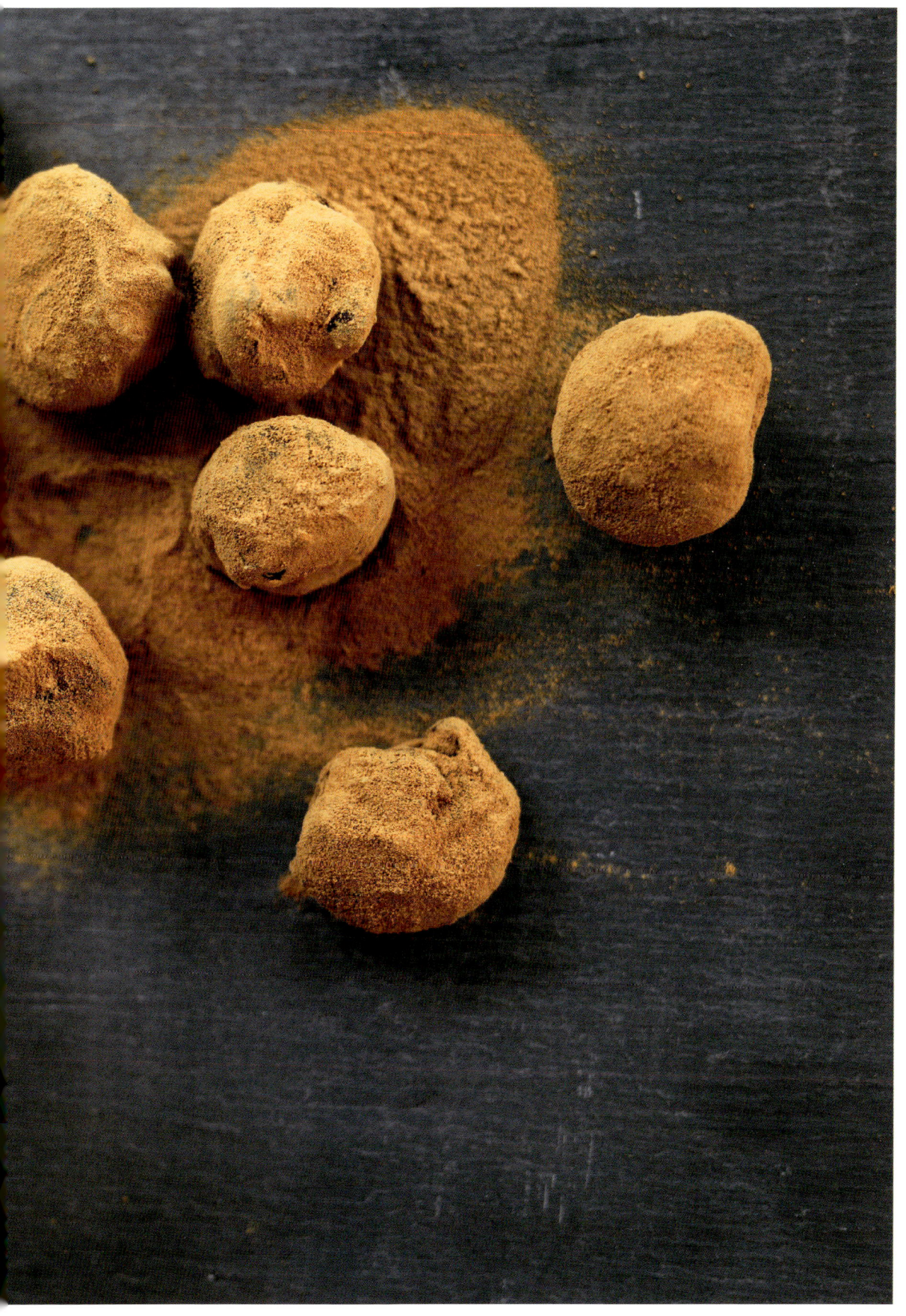

SCHOKOLADENMOUSSE
MIT ORANGENGESCHMACK

Diese Schokoladenmousse schmeckt einfach himmlisch und ist so sättigend, dass schon eine kleine Portion sehr zufriedenstellend ist. Und das sagt ein großer Schokoladenfan wie ich.

6 KLEINE GLÄSER

150 g dunkle Schokolade (70–85 %
    Kakao)
150 g Sahne
2 Eier
1 EL Kokoszucker
½ TL Vanillepulver
abgeriebene Schale von
    1 unbehandelten Orange

Die Schokolade im Wasserbad schmelzen und abkühlen lassen. Die Sahne schlagen, bis sie fest, aber nicht steif ist.
Die Eier trennen und das Eiweiß steif schlagen. Eigelb mit Kokoszucker und Vanillepulver verrühren. Anschließend zu der geschmolzenen Schokolade geben und die Orangenschale dazugeben. Etwas von der Orangenschale zur Dekoration beiseite legen.

Die Schokolade vorsichtig unter die geschlagene Sahne heben und alles verrühren, bis die Masse eine gleichmäßige Farbe angenommen hat. Zuletzt das Eiweiß vorsichtig unterheben. Die Schokoladenmousse in die Gläser füllen und in den Kühlschrank stellen.

Die Gläser etwa 20 Minuten vor dem Servieren aus dem Kühlschrank nehmen und etwas von der Orangenschale darüberstreuen.

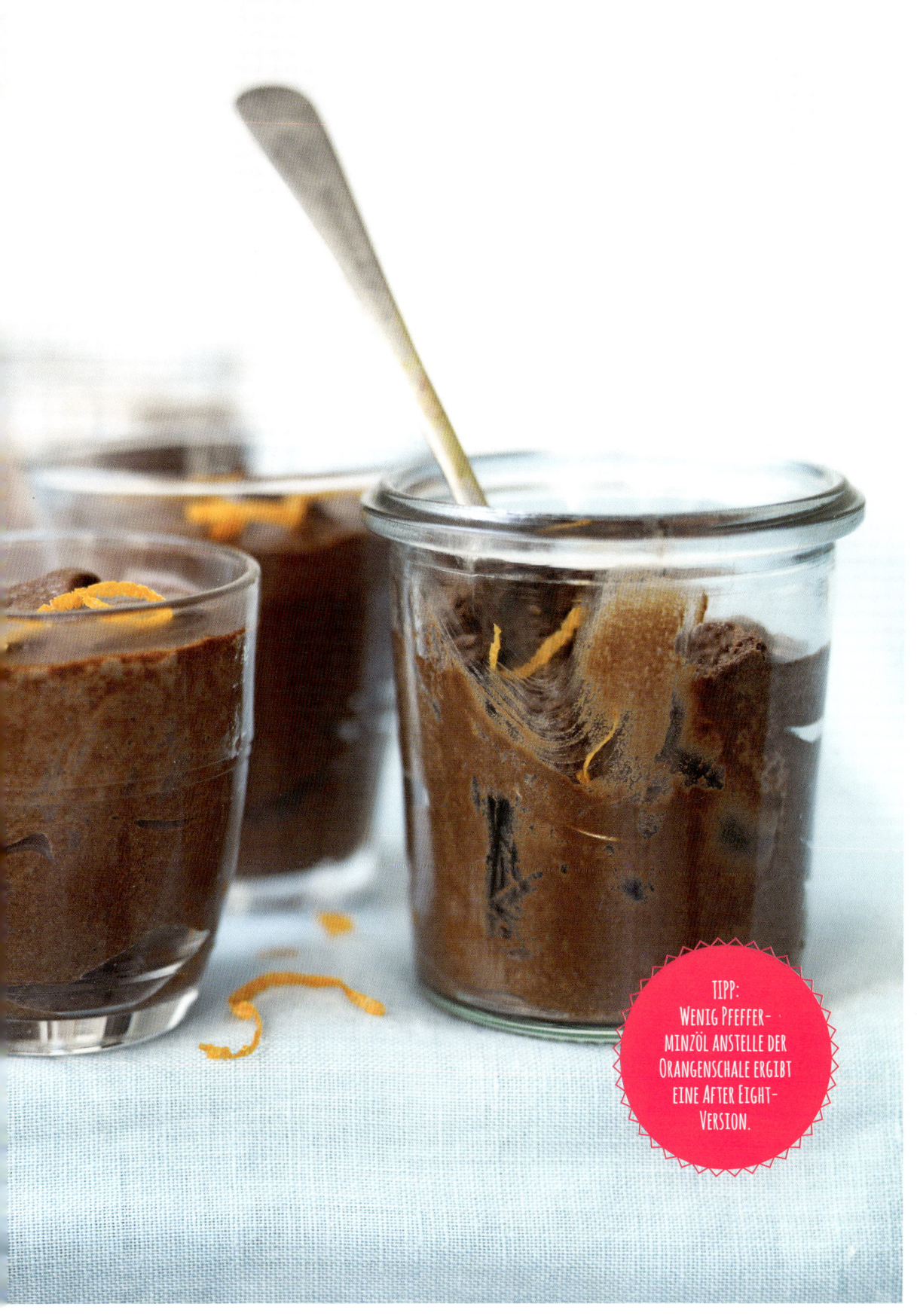

TIPP:
WENIG PFEFFER-
MINZÖL ANSTELLE DER
ORANGENSCHALE ERGIBT
EINE AFTER EIGHT-
VERSION.

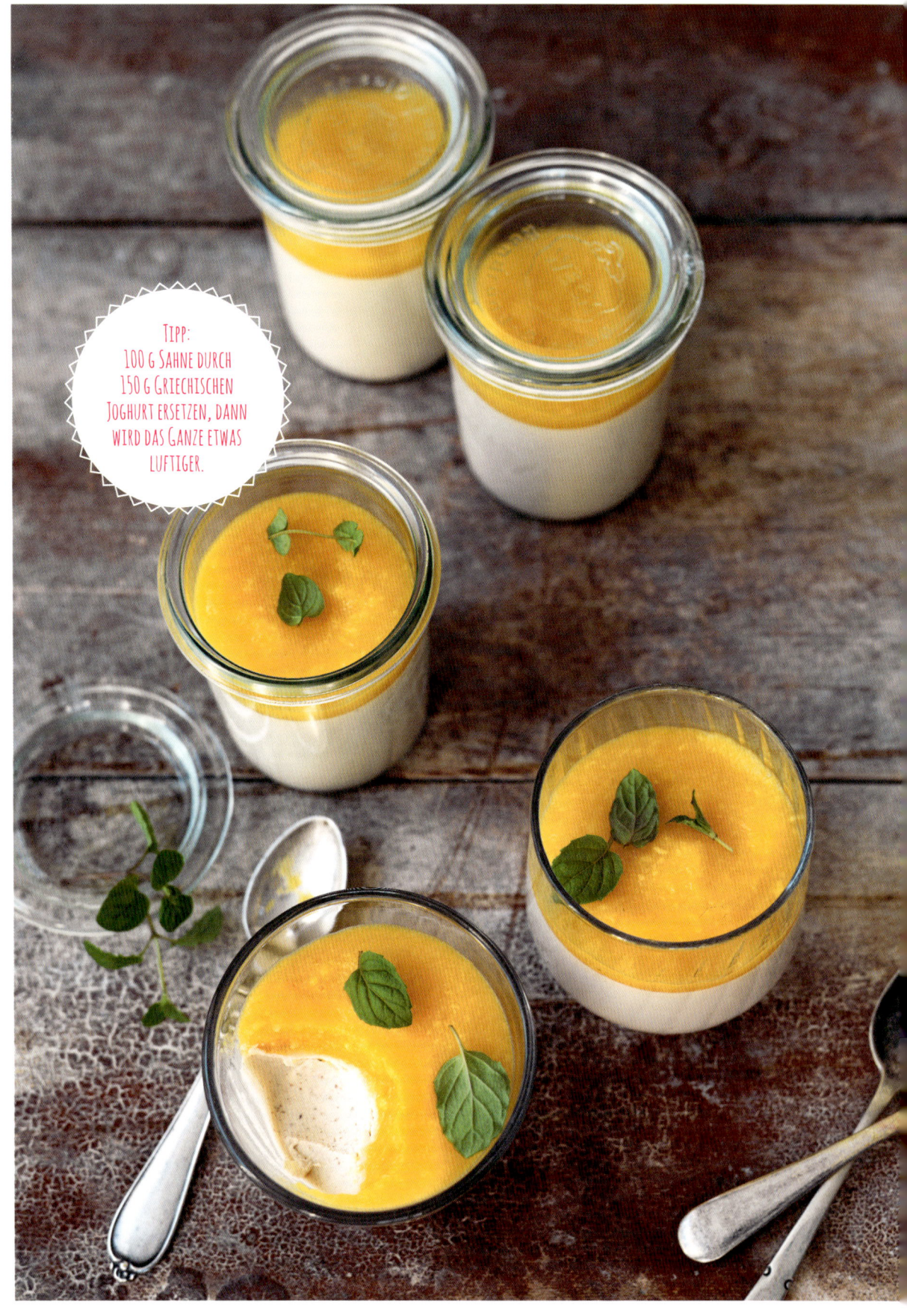

TIPP:
100 g Sahne durch
150 g Griechischen
Joghurt ersetzen, dann
wird das Ganze etwas
luftiger.

PANNA COTTA
MIT MANGO-GELEE

Panna cotta ist das perfekte LCHF-Dessert, viel Sahne und wenig Zucker. Mit einer erfrischenden Haube aus Mango-Gelee ist sie eine gute Ergänzung zu der etwas schweren Sahne.

5–6 KLEINE GLÄSER

FÜR DIE PANNA COTTA
2 Blatt Gelatine
500 g Sahne
2 EL SukrinMelis
2 TL Vanillepulver

FÜR DAS MANGO-GELEE
1 Blatt Gelatine
2–3 reife Mangos

FÜR DIE DEKORATION
einige Minzeblätter

Die Blattgelatine 10 Minuten in kaltes Wasser legen. Die Sahne mit den anderen Zutaten unter Rühren zum Kochen bringen. Die Sahnemischung ein wenig abkühlen lassen und anschließend die Gelatine in die lauwarme Sahne einrühren. Die Masse in Gläser füllen und einige Stunden zum Festwerden in den Kühlschrank stellen.

Für das Mango-Gelee die Blattgelatine in kaltes Wasser legen. Die Mangos schälen und das Fleisch von den Steinen schneiden. Das Mangofleisch mit 50 ml Wasser in einem Kochtopf aufkochen und anschließend 5 Minuten köcheln lassen. Mit dem Pürierstab pürieren, bis die Masse eine schöne Konsistenz hat. Das Mangopüree in eine Schüssel füllen und vorsichtig die Gelatine unterrühren.

Die Panna-cotta-Gläser aus dem Kühlschrank nehmen und das Mangopüree obenauf füllen. Die Gläser einige Stunden vor dem Servieren wieder im Kühlschrank abkühlen lassen.

Mit einigen Minzeblättern dekorieren.

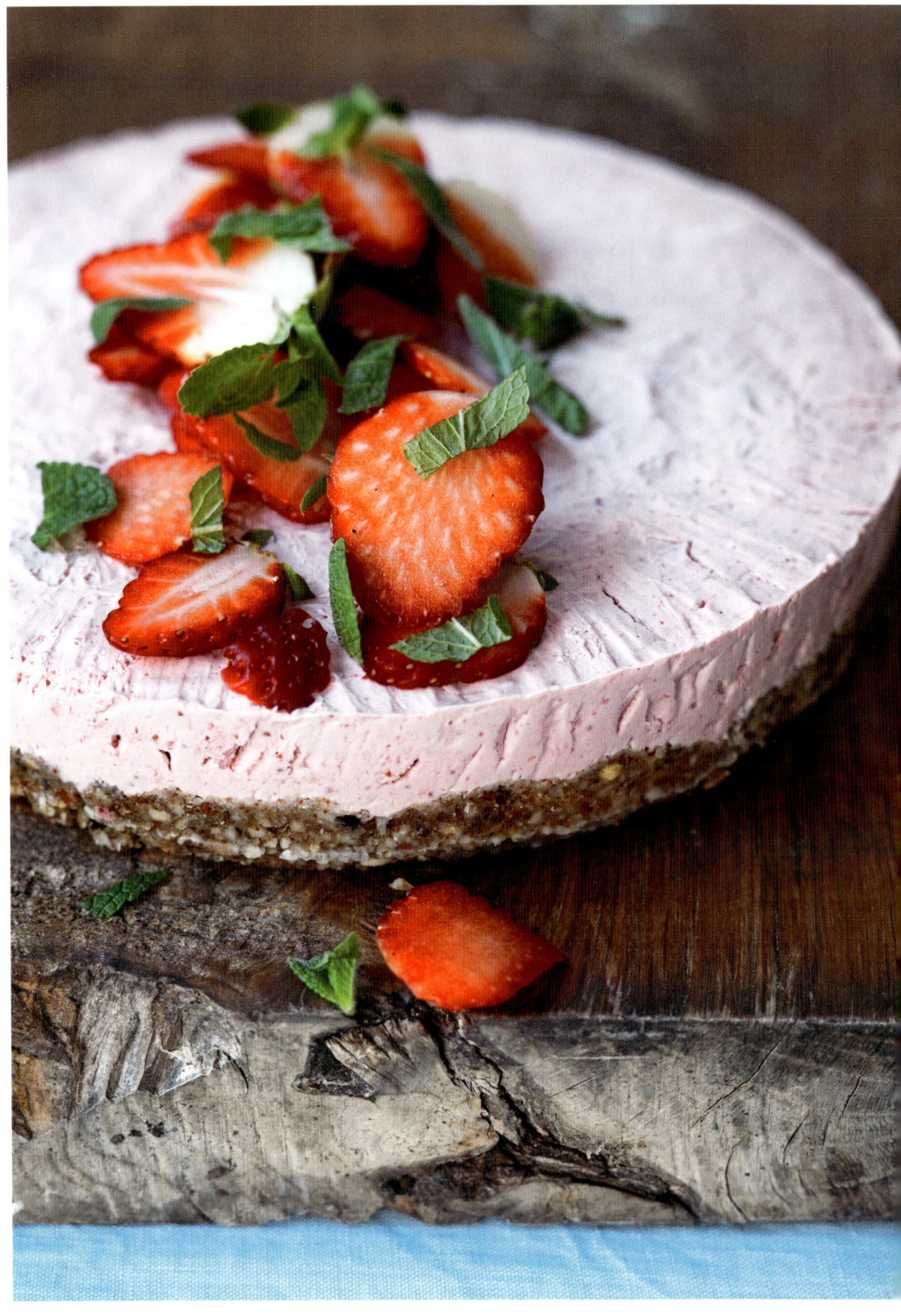

ERDBEER-CHEESECAKE
– GEFROREN

Cheesecake light könnte man ihn fast nennen, wenn das nicht unangenehme Assoziationen hervorrufen würde. Dennoch ist dieser leuchtend rote Cheesecake leichter als das Original. Die schöne Farbe und die Tatsache, dass er gefroren ist, machen ihn perfekt für laue Sommerabende.

8 PERSONEN

FÜR DEN BODEN
150 g Pekannüsse | 150 g Mandeln
130 g weiche steinlose Datteln
2 EL Kokosöl

Butter für die Form

FÜR DIE FÜLLUNG
300 g Erdbeeren (auch tiefgefroren)
1 TL Vanillepulver | 5 EL SukrinMelis
Saft und Abrieb von ½ unbehandelten
    Zitrone | 250 g Mascarpone
250 g griechischer Joghurt (10 % Fett)
2 EL Lecithin-Granulat (kann weg-
    gelassen werden)

ZUM GARNIEREN
5–6 Erdbeeren, in feine Scheiben ge-
    schnitten
Zitronenmelisse, grob gehackt

Für den Boden die Nüsse und Mandeln in der Küchenmaschine grob zerkleinern. Datteln und Kokosöl hinzufügen und mixen, bis ein dicker Nussteig entstanden ist. In einer gefetteten Springform (22 cm) verteilen und gut andrücken. Den Boden in den Gefrierschrank stellen.

Für die Füllung Erdbeeren, Vanillepulver, SukrinMelis, Zitronensaft und –abrieb aufkochen und ganz abkühlen lassen. Dann zu einer homogenen Masse verrühren.

Mascarpone mit dem griechischen Joghurt verrühren und die abgekühlten Beeren hinzufügen und alles gut vermischen. Für eine cremigere Konsistenz eventuell Lecithin-Granulat zufügen. Die Erdbeermasse auf dem Boden verteilen und glatt streichen.

Den Kuchen mindestens 8 Stunden in den Gefrierschrank stellen, mit frischen Beeren und Zitronenmelisse garnieren.

DESSERTPIZZA
MIT ÄPFELN

Dessertpizza ist ein geniales Konzept. Das ist ein Kuchen, der aber nicht so süß wie traditionelle Kuchen ist, was ihn ideal für den Alltag macht.

1 KUCHEN

FÜR DEN BODEN
3 Eier
100 ml Kokosmilch
   (oder Sahne)
50 g Kokosraspel
1 TL Backpulver
1 TL gemahlener Kardamom
3 TL Flohsamenschalen

FÜR DIE FÜLLUNG
150 g Ricotta
1 TL Kokoszucker
½ TL gemahlener Zimt

FÜR DAS TOPPING
1 großer Apfel
15 g Butter
2 TL Kokoszucker
1 TL gemahlener Zimt

ZUM BESTREUEN
50 g Mandeln, grob gehackt
1 TL Kokoszucker
½ TL gemahlener Zimt
einige Minzeblätter

Den Backofen auf 200 °C vorheizen. Ein Backblech mit Backpapier auslegen.

Die Eier mit Kokosmilch verrühren und die übrigen Zutaten hinzufügen. Den Teig etwa 10 Minuten ruhen lassen. Dann in einem Kreis auf das Backpapier streichen. Im Backofen etwa 10 Minuten vorbacken. Herausnehmen und abkühlen lassen.

Für die Füllung Ricotta mit Kokoszucker und Zimt verrühren und auf den Boden streichen. Den Apfel waschen, das Kerngehäuse entfernen und in dünne Scheiben schneiden. Butter, Kokoszucker und Zimt in einer Pfanne erhitzen, die Apfelscheiben dazugeben und karamellisieren. Die Apfelscheiben auf der Ricotta-Füllung verteilen.

Die gehackten Mandeln mit 1 EL Wasser, Kokoszucker und Zimt in einer Pfanne bei mittlerer Temperatur erhitzen. Karamellisieren, bis das Wasser fast völlig verdampft ist. Über die Apfelscheiben streuen.

Den Pizzakuchen etwa 8 Minuten im Backofen fertig backen. Mit Minzeblättern garnieren.

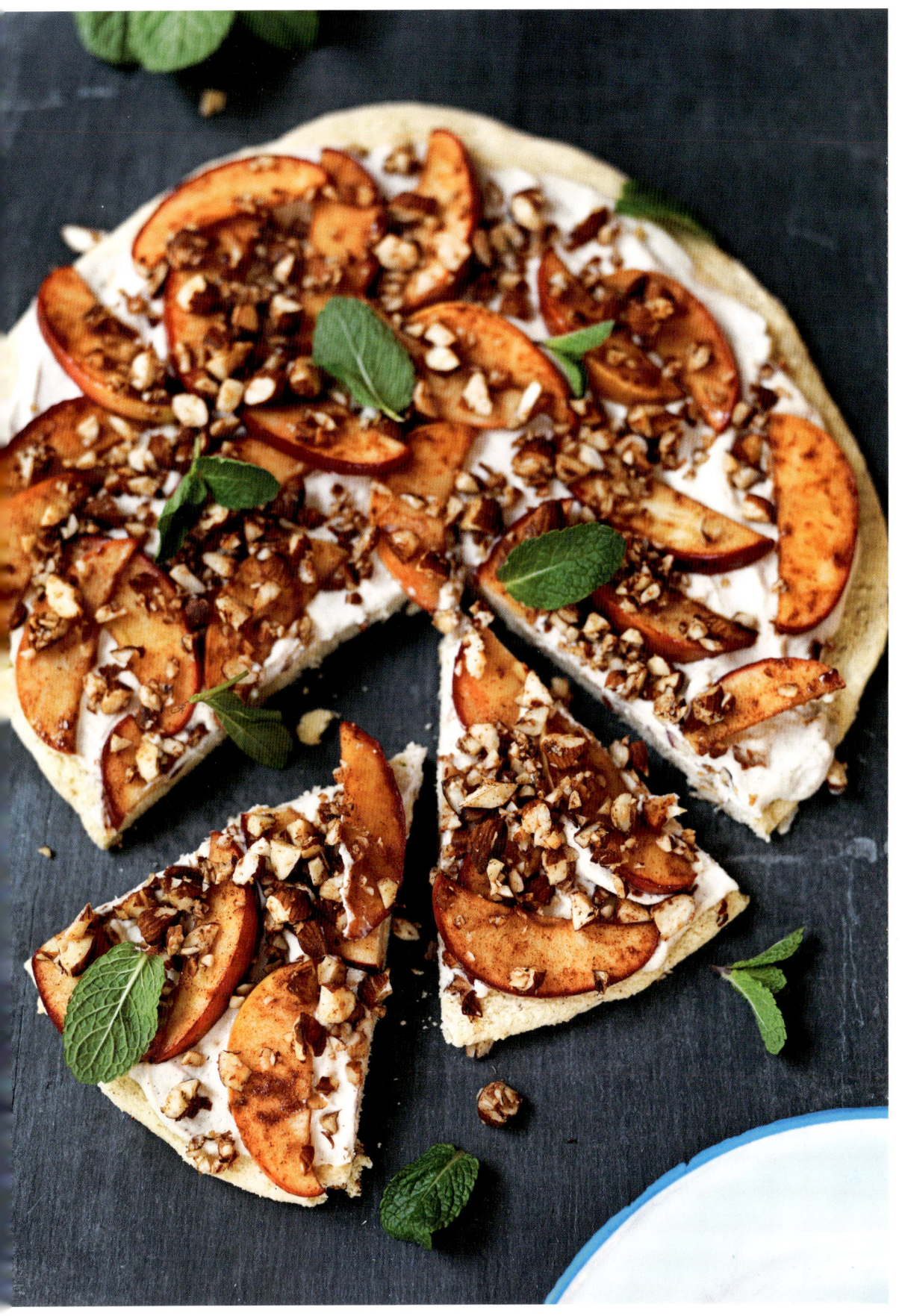

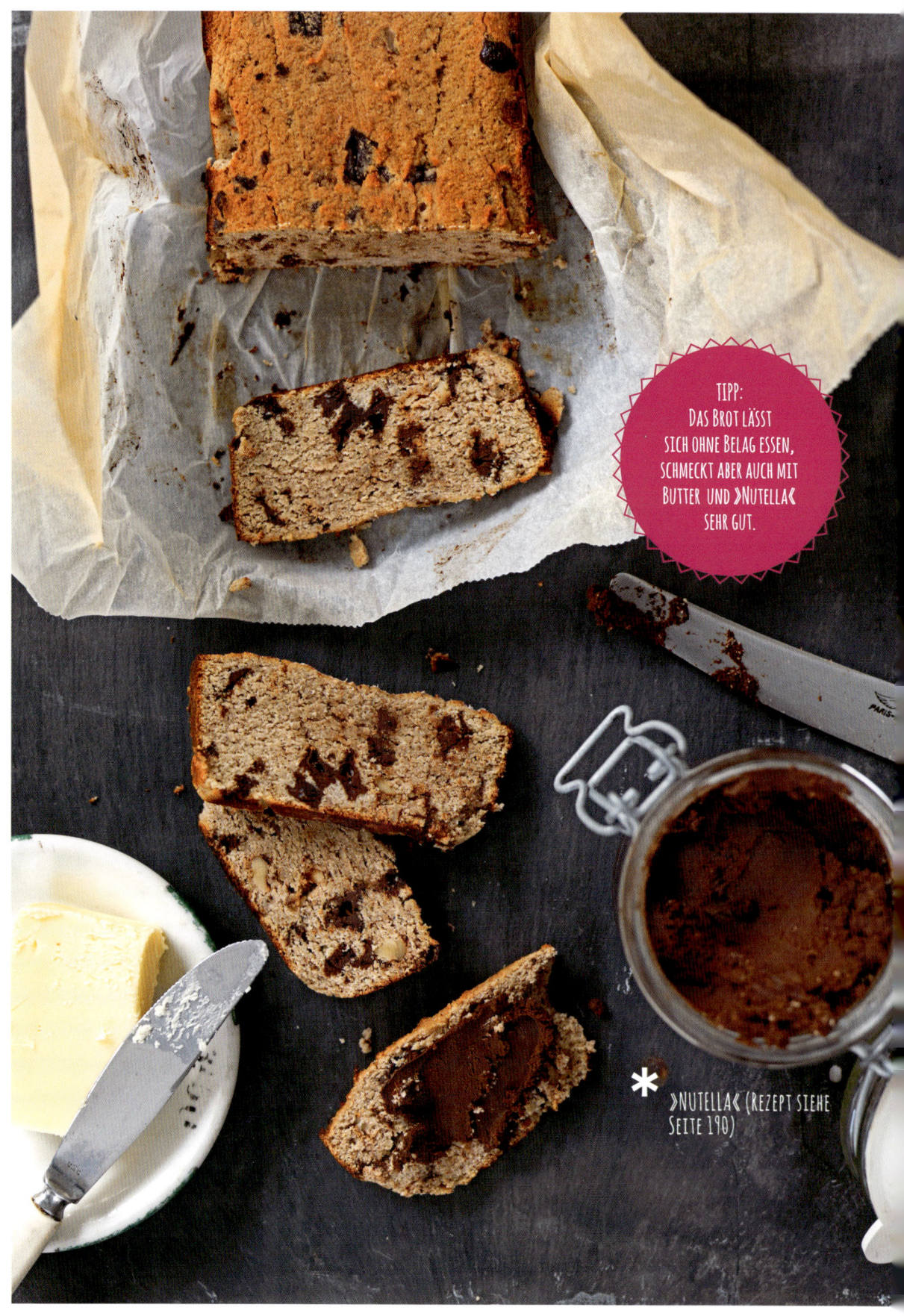

TIPP:
DAS BROT LÄSST
SICH OHNE BELAG ESSEN,
SCHMECKT ABER AUCH MIT
BUTTER UND »NUTELLA«
SEHR GUT.

*
»NUTELLA« (REZEPT SIEHE
SEITE 190)

BANANENBROT
MIT SCHOKOLADE UND WALNÜSSEN

Dieses Bananenbrot ist eher ein Bananenkuchen. Ich bezeichne es als Brot, weil es mit keinerlei Zucker oder Süßstoff gesüßt ist, sondern nur mit Früchten.

1 BROT

100 g Butter
2 große reife Bananen
100 ml Kokosmilch
4 Eier
3 große weiche Datteln ohne Stein
1 großer EL gemahlener Zimt
1 TL gemahlener Kardamom
1 TL Vanillepulver
1 TL Backpulver
6 TL Flohsamenschalen
100 g Kokosraspel
100 g Walnüsse, grob gehackt
100 g dunkle Schokolade,
   grob gehackt

Den Backofen auf 200 °C vorheizen. Eine Kastenform mit Backpapier auslegen.

Die Butter bei niedriger Temperatur in einem Stieltopf schmelzen. Bananen, Kokosmilch, Eier und Datteln in der Küchenmaschine oder mit dem Pürierstab mixen. In eine Schüssel geben, die geschmolzene Butter, Zimt, Kardamom, Vanille und Backpulver hinzufügen und gut verrühren. Flohsamenschalen und Kokosraspel dazugeben und noch einmal gut umrühren. Dadurch wird der Teig etwas fester. Die Walnüsse und die Schokolade unterheben und den Teig 10 Minuten ruhen lassen.

Den Teig in die Kastenform füllen und 30 Minuten backen. Auf einem Kuchengitter abkühlen lassen und servieren.

GESUNDES »NUTELLA«

Man kann sich kaum vorstellen, dass diese Schokocreme Avocados enthält, aber genau die sind es, die ihr die cremige Konsistenz verleihen.

2 KLEINE EINWECKGLÄSER

2 reife Avocados
Abrieb und Saft von 1 unbehandelten Orange
200 g dunkle Schokolade (70 % Kakao)
1 TL Vanillepulver
1 großer TL Kokosöl
3 EL SukrinGold (etwas mehr davon, wenn es süßer sein soll)

Die Avocados halbieren, die Kerne entfernen und das Fruchtfleisch herauslösen. Mit dem Orangensaft und –abrieb in der Küchenmaschine oder mit dem Pürierstab pürieren.

Die Schokolade im Wasserbad schmelzen, Vanille und Kokosöl hinzufügen.

Die geschmolzene Schokolade und SukrinGold unter das Avocadomus rühren. Die Schokocreme in ein Einweckglas füllen und in den Kühlschrank stellen.

Diese Nutella hält sich im Kühlschrank etwa 1 Woche, bei uns ist das allerdings noch nicht vorgekommen.

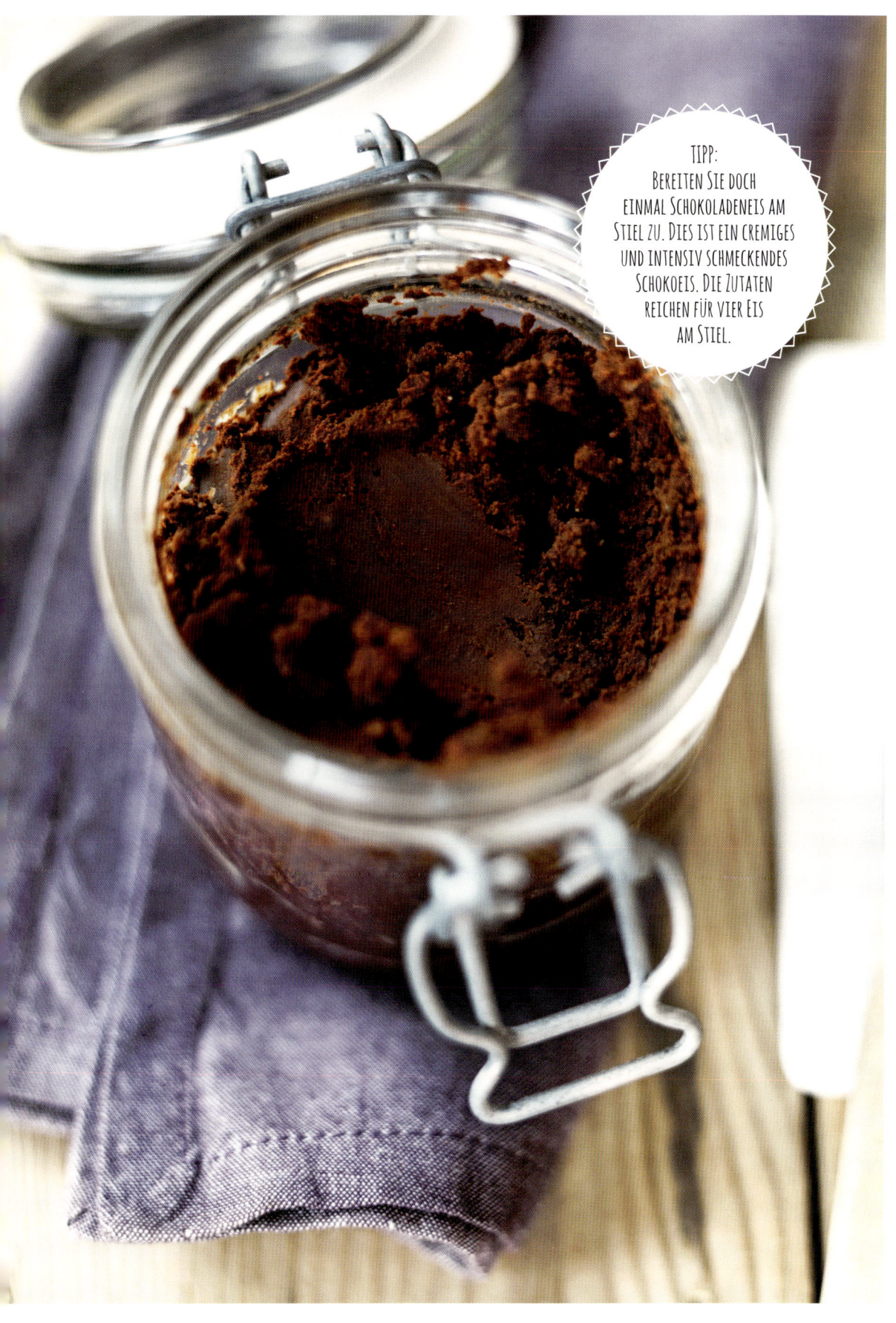

TIPP:
Bereiten Sie doch
einmal Schokoladeneis am
Stiel zu. Dies ist ein cremiges
und intensiv schmeckendes
Schokoeis. Die Zutaten
reichen für vier Eis
am Stiel.

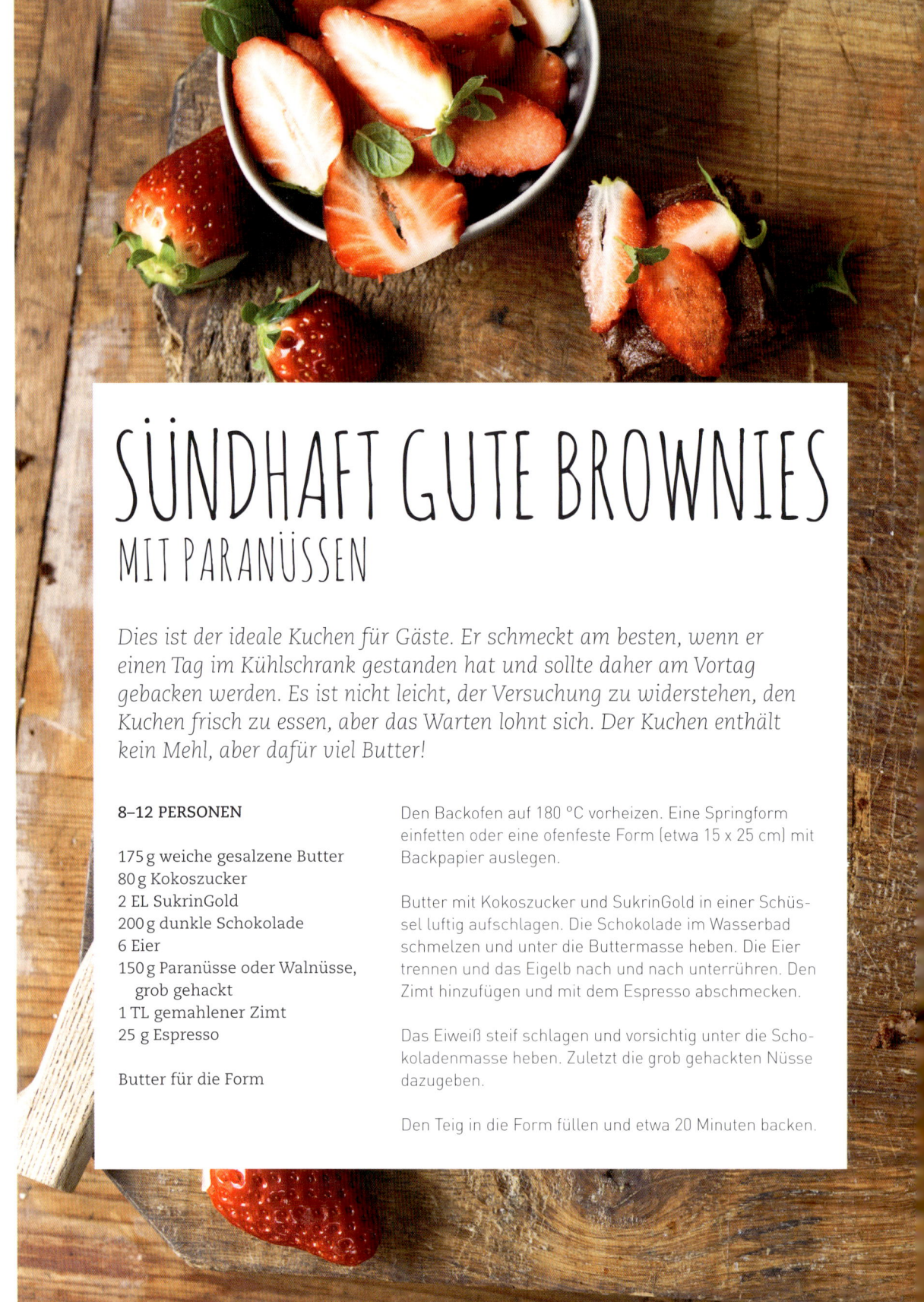

SÜNDHAFT GUTE BROWNIES
MIT PARANÜSSEN

Dies ist der ideale Kuchen für Gäste. Er schmeckt am besten, wenn er einen Tag im Kühlschrank gestanden hat und sollte daher am Vortag gebacken werden. Es ist nicht leicht, der Versuchung zu widerstehen, den Kuchen frisch zu essen, aber das Warten lohnt sich. Der Kuchen enthält kein Mehl, aber dafür viel Butter!

8–12 PERSONEN

175 g weiche gesalzene Butter
80 g Kokoszucker
2 EL SukrinGold
200 g dunkle Schokolade
6 Eier
150 g Paranüsse oder Walnüsse, grob gehackt
1 TL gemahlener Zimt
25 g Espresso

Butter für die Form

Den Backofen auf 180 °C vorheizen. Eine Springform einfetten oder eine ofenfeste Form (etwa 15 x 25 cm) mit Backpapier auslegen.

Butter mit Kokoszucker und SukrinGold in einer Schüssel luftig aufschlagen. Die Schokolade im Wasserbad schmelzen und unter die Buttermasse heben. Die Eier trennen und das Eigelb nach und nach unterrühren. Den Zimt hinzufügen und mit dem Espresso abschmecken.

Das Eiweiß steif schlagen und vorsichtig unter die Schokoladenmasse heben. Zuletzt die grob gehackten Nüsse dazugeben.

Den Teig in die Form füllen und etwa 20 Minuten backen.

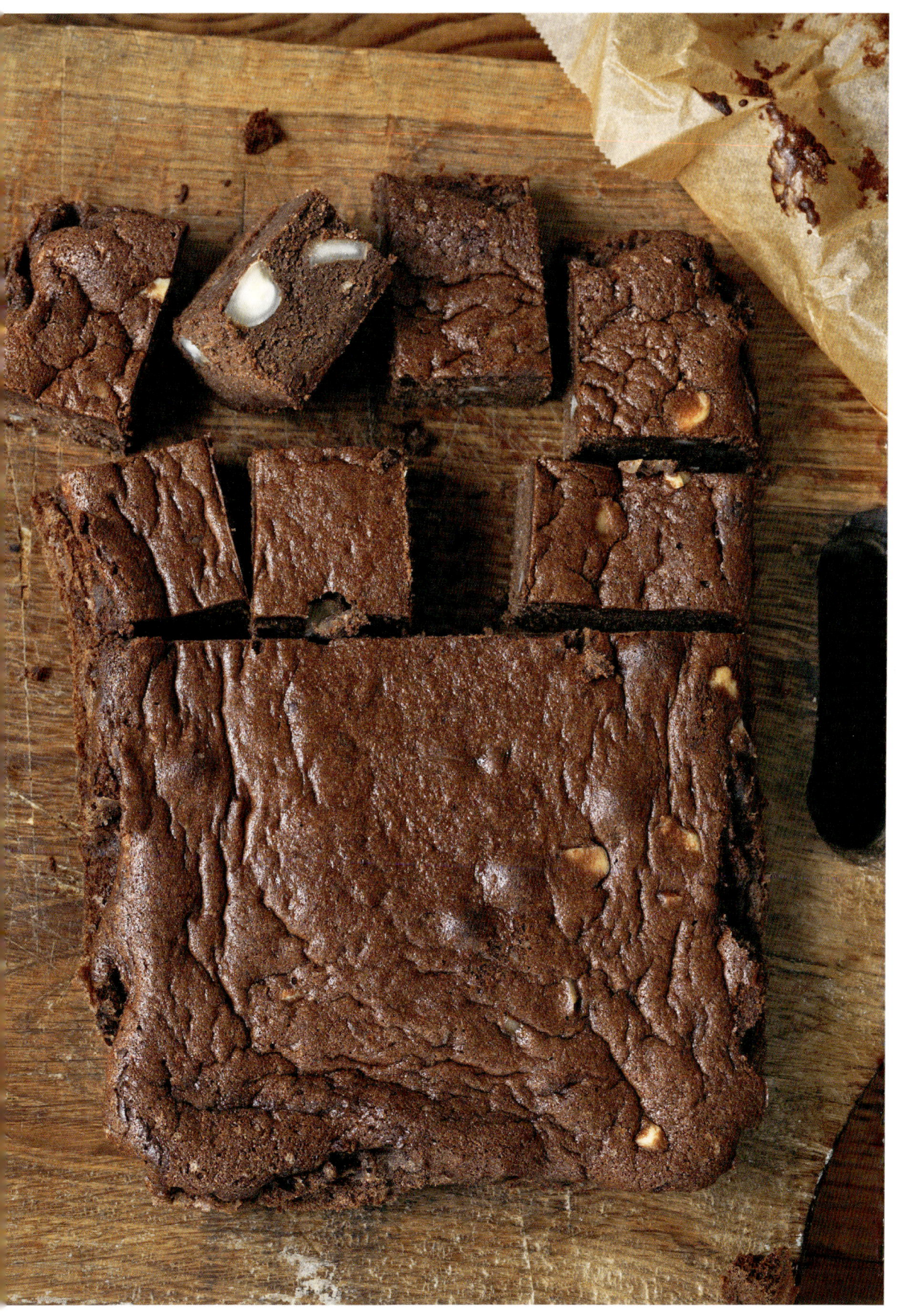

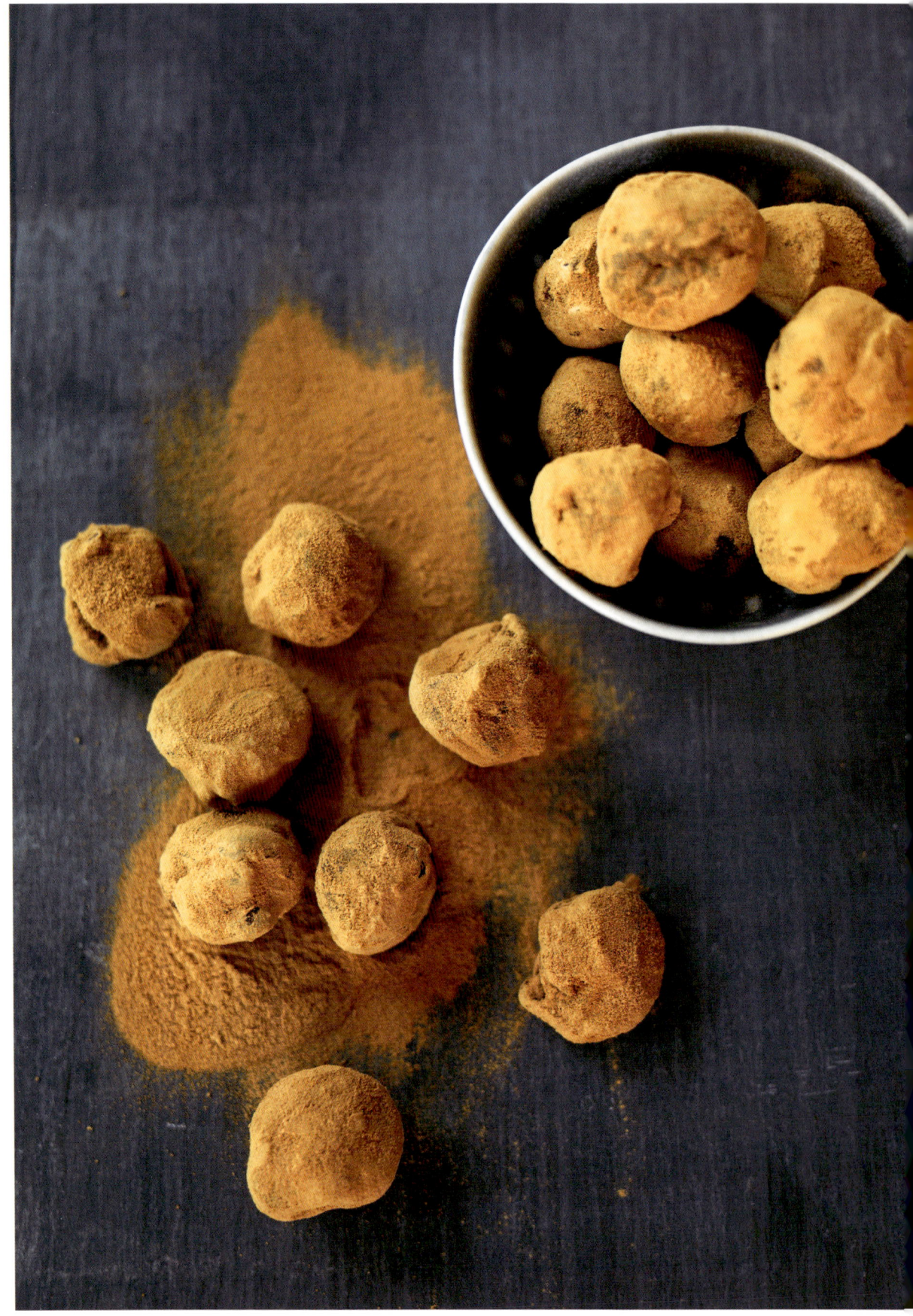

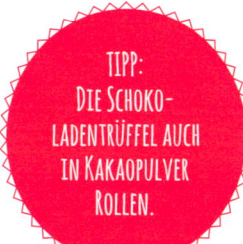

TIPP:
DIE SCHOKO-
LADENTRÜFFEL AUCH
IN KAKAOPULVER
ROLLEN.

SCHOKOLADENTRÜFFEL
MIT LAKRITZ

Diese weichen, cremigen Schokoladentrüffel sind echte LCHF-Süßigkeiten. Hier in einer spannenden Variante mit Lakritz.

ETWA 30 STÜCK

200 g dunkle Schokolade (70 % Kakao)
100 g Sahne
1 EL Lakritzpulver (kein Lakritzwurzelpulver) + ein wenig extra, um die Kugeln darin zu rollen
½ TL Vanillepulver
1 Msp. Salz
2 TL Kokoszucker oder SukrinGold (kann weggelassen werden)

Die Schokolade im Wasserbad schmelzen. Die Sahne in einer Schüssel mit den übrigen Zutaten verrühren und die geschmolzene Schokolade zuletzt unterheben.

Etwa 2 Stunden in den Kühlschrank stellen, bis die Schokoladenmasse leicht fest geworden ist.

Mit den Händen kleine Kugeln formen, auf einen großen Teller mit Backpapier legen und wieder in den Kühlschrank stellen.

Wenn sie hart geworden sind, die Kugeln in Lakritzpulver rollen.

»BOUNTY«
MIT KOKOSRASPELN

*Die selbst gemachten »Bountys«
übertreffen das Original um
Längen. Sie schmecken so gut,
dass man nur schwer wieder
aufhören kann. Seien Sie ge-
warnt!*

15–18 STÜCK

1 Dose Kokosmilch (vollfett)
2 große EL Kokosöl
2 EL Sukrin (oder mehr, wenn sie süßer
sein sollen)
150 g Kokosraspel
200 g dunkle Schokolade (70–85 %
Kakao)
1 kleiner EL Kokosöl

ZUM GARNIEREN
etwas Kokosraspel

Die Kokosmilch vor dem Gebrauch einige Stunden in den Kühlschrank stellen, damit sich die Kokoscreme vom
Kokoswasser trennt. Das Kokoswasser
weggießen.

Die Kokoscreme herausnehmen und
mit dem Kokosöl in einem Topf schmelzen. Sukrin und Kokosraspel hinzufügen und alles zu einem dicken Brei
verrühren.

Eine Kastenform mit Frischhaltefolie
ausschlagen, die Kokosmasse hinein-
füllen und gut andrücken. Etwa 3 Stunden in den Kühlschrank stellen, bis die
Masse ganz fest geworden ist. Mit einem scharfen Messer in mundgerechte
Stücke zerteilen.

Die Schokolade mit dem Kokosöl im
Wasserbad schmelzen und die Kokos-
stücke mithilfe zweier Gabeln in die
Schokolade tauchen. Auf einen mit
Backpapier belegten großen Teller
legen, mit ein wenig Kokosraspel bestreuen und im Kühlschrank abkühlen
lassen.

Kühl genießen.

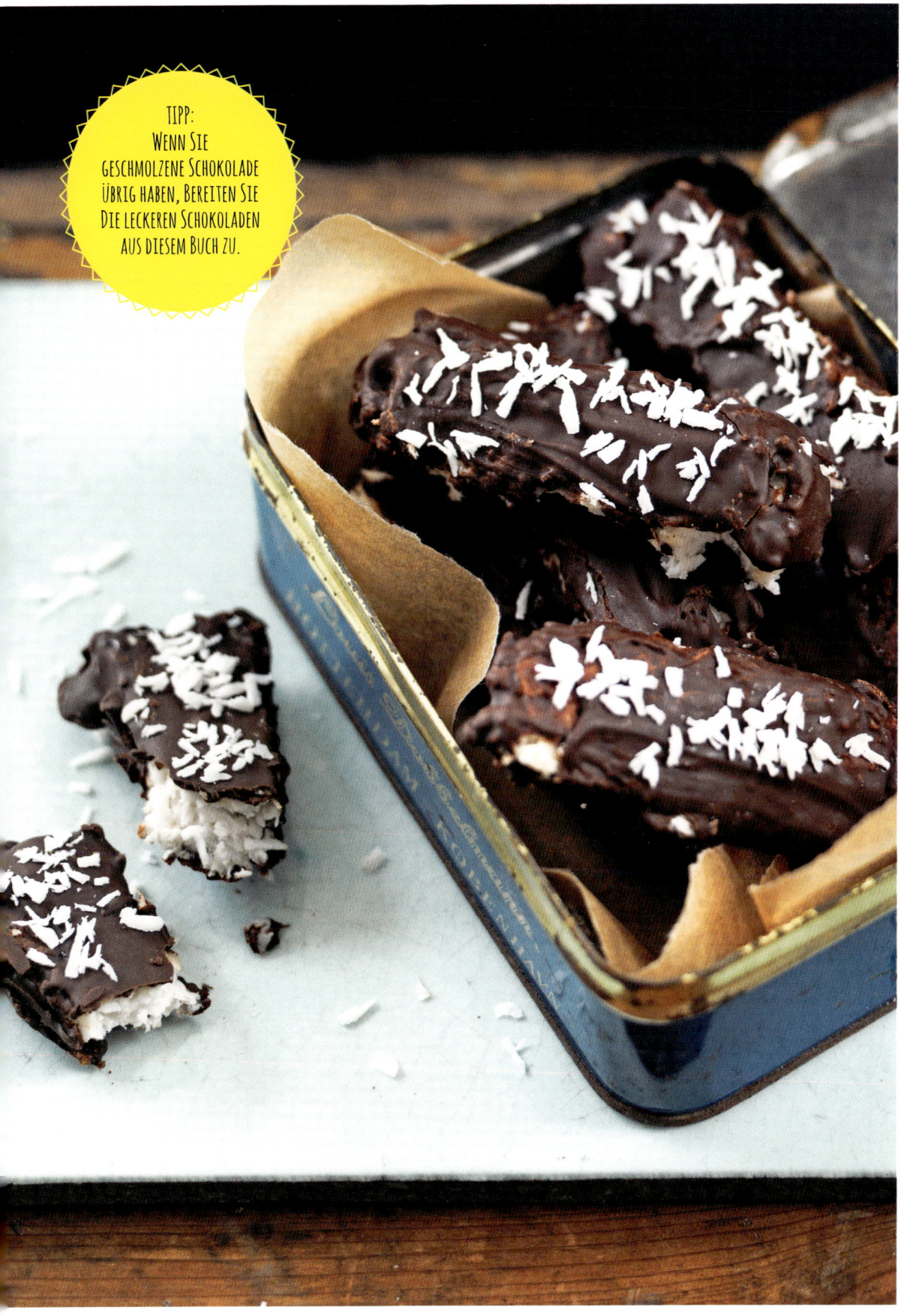

TIPP:
Wenn Sie
geschmolzene Schokolade
übrig haben, bereiten Sie
die leckeren Schokoladen
aus diesem Buch zu.

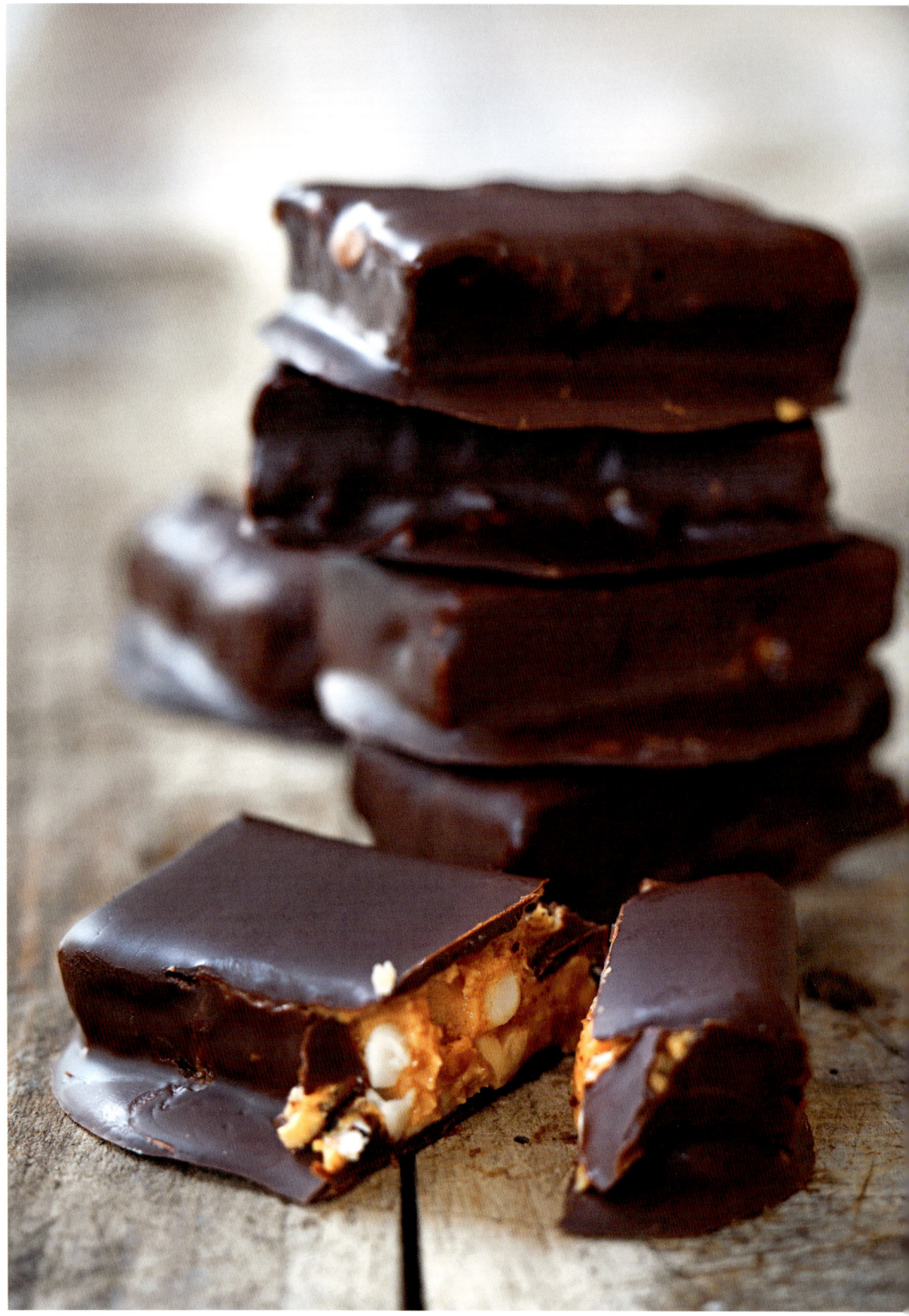

»SNICKERS«

Kann man wirklich »Snickers« nach LCHF herstellen? Ja, das funktioniert.

ETWA 15 STÜCK

100 g gesalzene Erdnüsse
100 g ungesalzene Erdnüsse (oder andere ungesalzene Nüsse)
200 g stückige Erdnussbutter ohne Zuckerzusatz
25 g Butter
2 EL SukrinGold (etwas mehr für eine süßere Version)
1 Msp. Vanillepulver
200 g dunkle Schokolade (70–85 % Kakao)
1 EL Kokosöl

Die Nüsse grob hacken. Die Erdnussbutter in einem Topf schmelzen, Butter, die gehackten Nüsse, SukrinGold und Vanille hinzufügen und alles gut vermischen.

Eine Kastenform mit Frischhaltefolie ausschlagen, die Masse hineingeben und etwa 2 Stunden in den Gefrierschrank stellen, bis sie schnittfest ist. Die Erdnussbuttermasse mit einem scharfen Messer in mundgerechte Stücke schneiden.
Die Schokolade mit dem Kokosöl im Wasserbad schmelzen. Die Stücke mithilfe zweier Gabeln vorsichtig in die Schokolade tauchen.

Auf einen mit Backpapier belegten großen Teller legen und vor dem Servieren im Kühlschrank abkühlen lassen.

SELBST GEMACHTE SCHOKOLADEN
MIT VERSCHIEDENEN FÜLLUNGEN

Beginnen Sie mit der Vorbereitung der Füllung für Ihre Lieblingsschokolade.

30 STÜCK

FÜR DAS GRUNDREZEPT
300 g dunkle Schokolade (70–85 % Kakao)
1 EL Kokosöl

2 Formen aus Silikon

Die Schokolade mit dem Kokosöl im Wasserbad schmelzen.

VARIANTE: Pekannüsse und Meersalz
50 g Pekannüsse
1 kleiner EL Meersalz

Die Pekannüsse grob hacken und mit einer kleinen Prise Salz in jede Vertiefung der Form geben. Die warme Schokolade darübergießen. Im Kühlschrank fest werden lassen.

VARIANTE: Gojibeeren und Pistazien
30 g Gojibeeren
40 g ungesalzene Pistazien

Die Pistazien grob hacken und mit den Beeren in eine mit Frischhaltefolie ausgekleidete Form geben. Die warme Schokolade darübergießen. Die Form in den Kühlschrank stellen. Wenn die Schokolade fest geworden ist, in ungleichmäßige Stücke schneiden oder brechen.

VARIANTE: Pfefferminz
10–15 Tropfen Pfefferminzöl

Das Pfefferminzöl in die geschmolzene Schokolade geben und gut umrühren. Die Schokolade in die Vertiefungen in der Form gießen. Im Kühlschrank fest werden lassen.

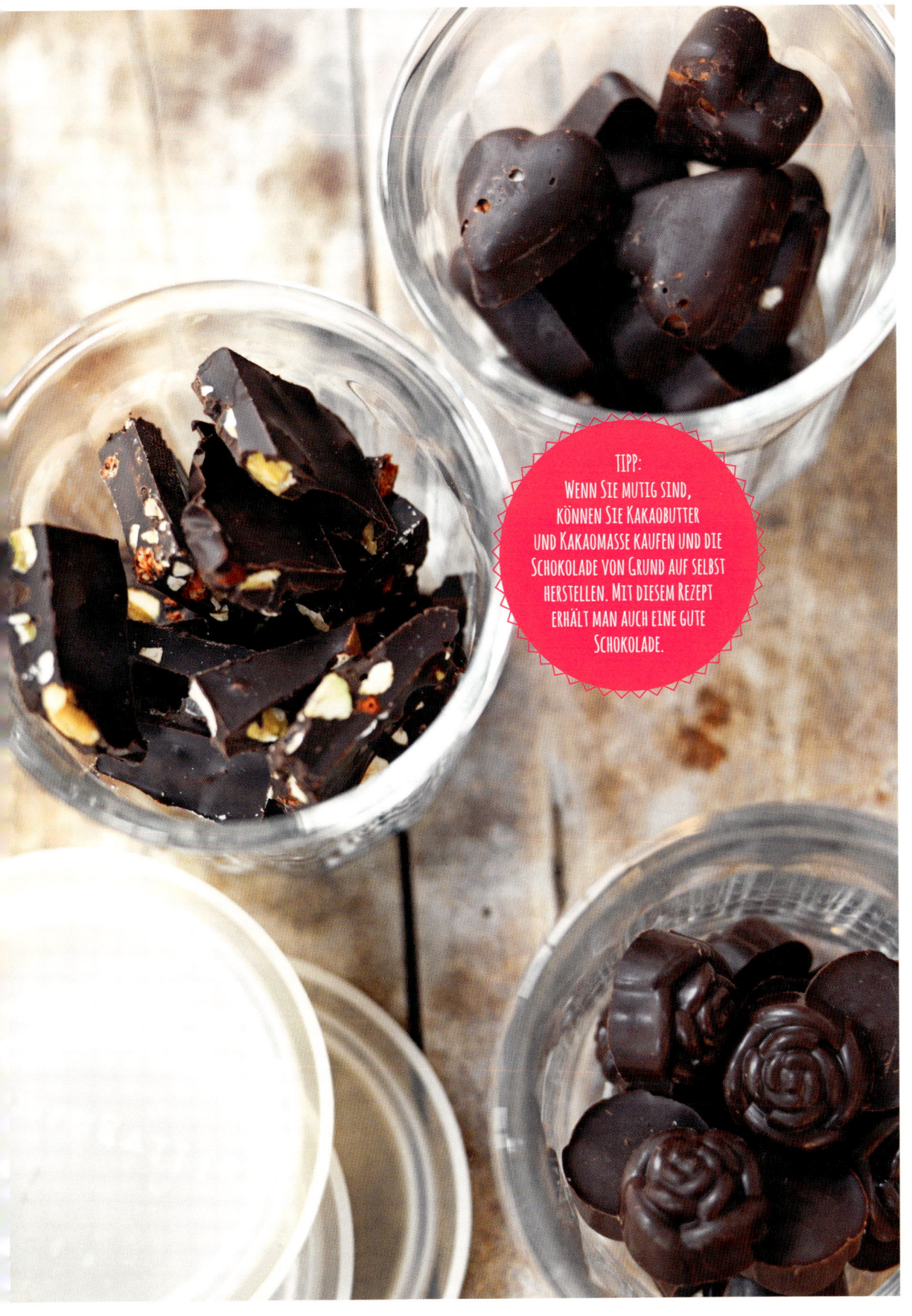

TIPP:
Wenn Sie mutig sind,
können Sie Kakaobutter
und Kakaomasse kaufen und die
Schokolade von Grund auf selbst
herstellen. Mit diesem Rezept
erhält man auch eine gute
Schokolade.

GRÜNE SÄFTE UND SMOOTHIES

Säfte und Smoothies sind kein fester Bestandteil der LCHF-Ernährung, aber sie sind ein Vitaminstoß. Peppen Sie die Säfte mit Kräutern auf oder fügen Sie etwas Apfel für den Geschmack hinzu. Die Äpfel lassen sich durch Gemüse wie Zucchini oder Gurke ersetzen. Gemüse und Obst aus ökologischem Anbau können Sie sie nach gründlicher Reinigung mit Schale verwenden, ebenso die Strünke von Brokkoli und Kohl, die Stängel vom Spinat, die Äpfel mit Kerngehäuse und die Schalen von Zitronen oder Orangen. Für die Zubereitung zunächst das Gemüse und Obst säubern. Mit Blattgemüsen und Kräutern beginnen, gefolgt von den Arten, die das meiste Wasser enthalten, z. B. Gurke, Zucchini oder Obst. Dann der Rest. In ein Glas geben und servieren. Am besten trinkt man den Saft sofort, oder im Kühlschrank aufbewahren und später am Tag trinken.

Zum Herstellen der Säfte benötigen Sie einen Entsafter.

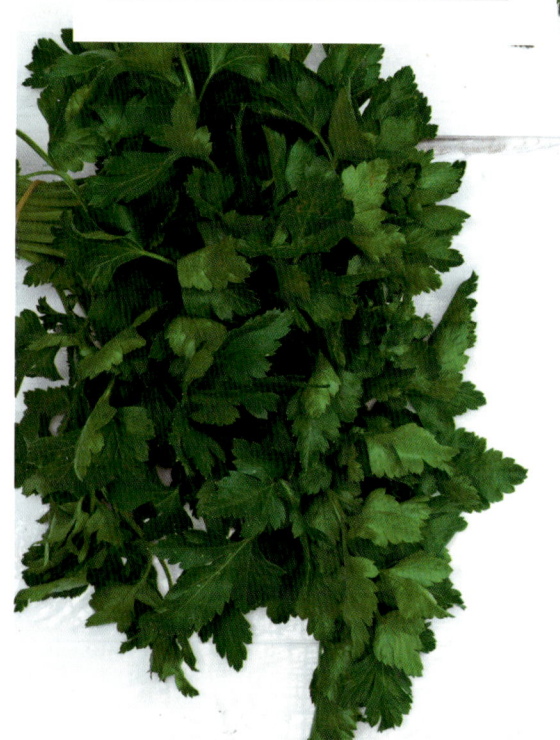

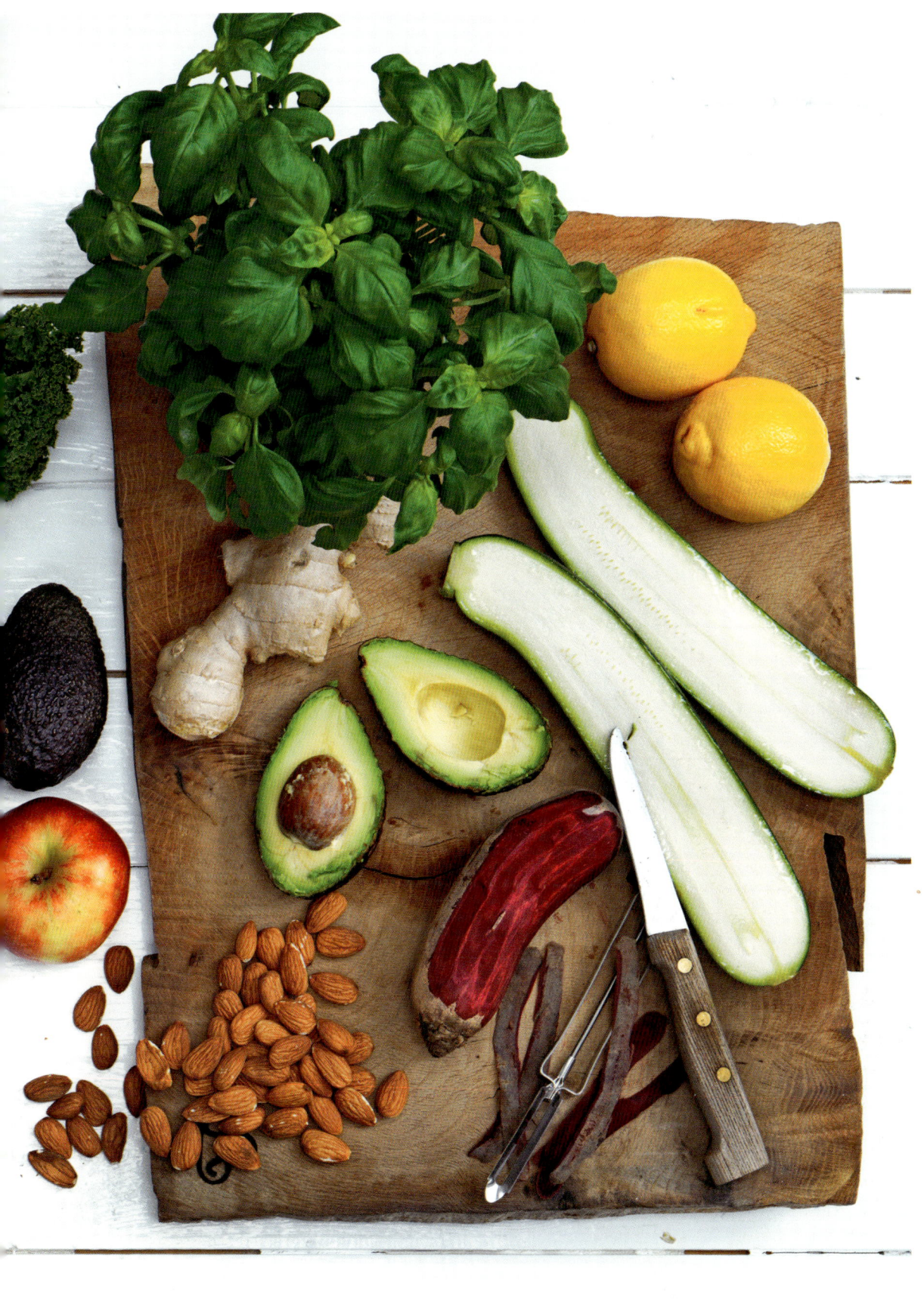

GRÜNE ENERGIE

2 GLÄSER

1 Handvoll Basilikum
1 Handvoll Minze
1 Handvoll Spinatblätter
1 Gurke
1 Apfel

DETOX-SAFT

2 GLÄSER

1 Handvoll Petersilie
1 Handvoll Spinatblätter
4 Brokkoliröschen
4 Stangen Staudensellerie
½ Zucchini

OUZO OHNE SCHWIPS

2 GLÄSER

1 Fenchel
200 g Weißkohl
½ Zucchini
½ Apfel

DER ROTE

2 GLÄSER

2 Karotten
200 g Rotkohl
1–2 Rote Bete
½ unbehandelte Zitrone
2 cm Ingwer

DER SÄUERLICHE

2 GLÄSER

1 Handvoll Spinat
4 Brokkoliröschen
200 g Weißkohl
2 Petersilienwurzeln
3 cm Ingwer
1 unbehandelte Zitrone

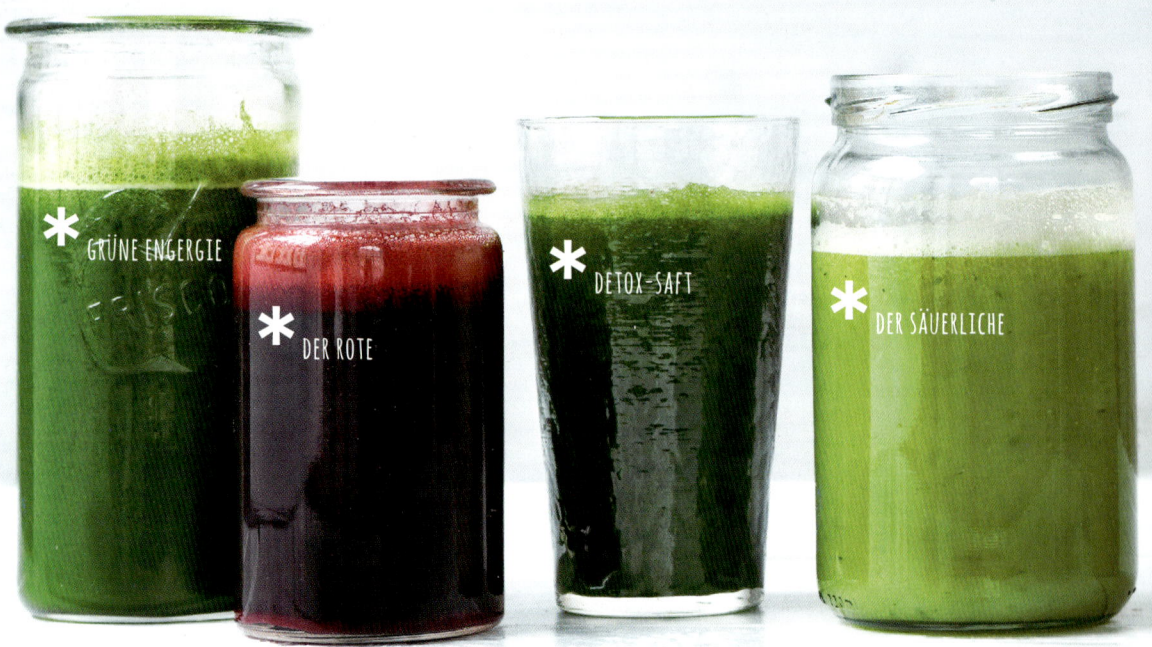

* GRÜNE ENERGIE
* DER ROTE
* DETOX-SAFT
* DER SÄUERLICHE

SÄTTIGENDER MORGEN-GREENIE

1 GLAS

30 g Mandeln (am besten über Nacht
   gewässert)
75 g Brokkoli
½ Avocado
1 Kiwi, geschält
10–15 Minzeblätter
1 Handvoll Spinatblätter
75 g Ananas, geschält (oder Apfel)
½ Zucchini

Mandeln mit Brokkoli, Avocadofruchtfleisch,
Kiwi und Minzeblättern im Mixer pürieren.
Spinat, Ananas und Zucchini durch den Entsafter laufen lassen, den Saft in den Mixer
schütten und mixen, bis eine dicke Masse
entsteht. Mit dem Löffel essen. Das ist reine
Natur!

GRÜNER BALLAST-STOFF-GREENIE

1 GLAS

50 g Brokkoli
50 g Grünkohl
½ Avocado
1 Handvoll Petersilie
1 Apfel
2 Stangen Staudensellerie
1 unbehandelte Orange
2 cm Ingwer
½ Zucchini

Brokkoli, Grünkohl, Avocadofruchtfleisch und Petersilie im Mixer pürieren. Apfel, Stangensellerie, Orange,
Ingwer und Zucchini durch den Entsafter laufen lassen, den Saft mit in den
Mixer schütten und mixen, bis eine dicke Masse entsteht.

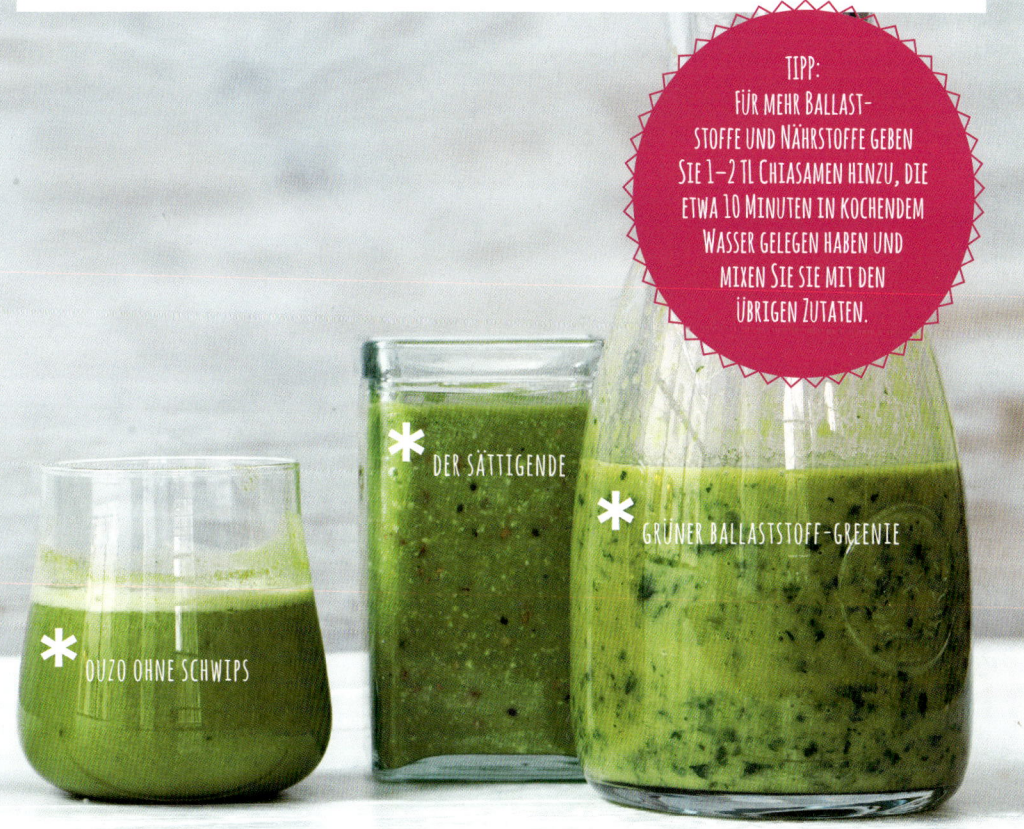

TIPP:
Für mehr Ballast-
stoffe und Nährstoffe geben
Sie 1–2 TL Chiasamen hinzu, die
etwa 10 Minuten in kochendem
Wasser gelegen haben und
mixen Sie sie mit den
übrigen Zutaten.

* DER SÄTTIGENDE

* GRÜNER BALLASTSTOFF-GREENIE

* OUZO OHNE SCHWIPS

REZEPTÜBERSICHT

FRÜHSTÜCK

Ballaststoffreicher Zimtpfannkuchen mit Kokos und Granatapfel 69

Eier en Cocotte mit Frühstücksspeck und Parmesan 64

Eiweißreiche Brunch-Pfannkuchen mit Beerenmousse 73

Griechischer Joghurt mit Beeren und Nussmüsli 69

Himbeeromelett mit Kokos 60

Kaffee mit Eiermilch 56

Lachsröllchen mit Frischkäse und Kräutern 67

Omelett mit Tomate und Basilikum 56

Sättigender Smoothie 63

Spiegelei mit Käse und Tomatensalsa 59

Teufelseier mit Thunfischfüllung 63

Waffeln mit Zitrone und Mohn 71

MITTAGESSEN

Avocadosalat mit Frühstücksspeck und Walnüssen 83

Eiersalat mit Avocado, Curry und Kresse 76

Gegrillter Halloumi mit gebratenem Gemüse 93

Geflügelsalat mit Frühstücksspeck 88

In Limettensaft marinierter Lachs mit roter Zwiebel und Kapern 84

Käse-Tarte mit Tammam-Salat 87

Lachssalat mit Meerrettich und Rohkost 81

Minipizzen mit Käseboden 94

Mittagspfannkuchen mit asiatischer Füllung 90

Retro-Krabbencocktail mit selbst gemachtem Thousand Island-Dressing 78

Wraps mit Walnussfarce 83

ABENDESSEN

Aubergine alla Parmigiana mit gebackenen grünen Bohnen 126

Auberginenrollen mit Walnussfarce 115

Blumenkohlpizza 149

Blumenkohlreis-Risotto mit Frühstücksspeck und Pilzen 143

Chicken 'n' Chips mit gebackenem Wurzelgemüse und Erbsenpüree 152

Fischfilet mit Blumenkohlrösti 106

Gebackener Lachs mit Zucchininudeln und Petersilienpesto 101

Gebratener Thai-Blumenkohlreis mit Schweinefleisch 145

Griechische Frikadellen und gebackenes Gemüse mit Feta-Topping 133

Hähnchen in cremiger Erdnusssauce 119

Hähnchen in Tomatensauce mit Mascarpone 116

Hähnchenkebab mit Taboulé 120

Hotdogs mit selbst eingelegten Zwiebeln und Gurkensalat 146

Indisches Curry mit Toppings und Naan-Brot 135

Italienische Fleischbällchen in Tomatensauce mit Rosmarin 130

Knoblauchhähnchen mit Blumenkohlreis-Salat mit Pinienkernen, Radieschen und Kräutern 122

Lachs mit Feta-Haube und griechischem Salat 105

Low Carb-Lasagne 140

Low Carbonara 136

Mexikanische Quesadilla mit würzigem Hähnchen 125

Mexikanische Taco-Tarte mit Tomatensalsa und Guacamole 139

Rindfleischspieß mit gebratenem Thai-Gemüse 129

Saftiger Bacon-Cheeseburger mit Gemüse-Fladenbrot 151

Scharfe Thaisuppe mit viel Gemüse 98

Schellfisch in Curry mit Blumenkohlreis 110

Schollenpäckchen mit Rahmspinat und cremigem Blumenkohlpüree 102

Sonnenblumenfisch mit Sommersalat und Kräuterdressing 108

Thai-Fischfrikadellen mit Gurkensalat und scharfem Dip 112

DIPS UND TIPPS FÜR ZUSÄTZLICHES FETT
Aioli 157
Chilimayonnaise 157
Estragon-Mayonnaise 157
Guacamole 160
Ketchup 163
Kräutercreme 157
Petersilienpesto 158
Pikanter Erdnussdip 159
Raita 159
Shawarma-Chili 162
Schnelle Remoulade 158
Schnelles Hummus 162
Selbst gemachte Mayonnaise 156
Tomatensalsa mit frischem Koriander 160
Tomatensauce mit Butter 163
Tsatsiki 158

BROT
Ballaststoffreiche Karottenbrötchen 176
Focaccia-Brot mit Oliven 166
Focaccia-Brot mit sonnengetrockneten Tomaten 166
Gemüse-Fladenbrot 168
Himbeer-Oopsies 175
Käsepfannkuchen 169
Knäckebrot mit ganzen Körnern 173
Körnerbrot - Wannabe Roggenbrot 170
Naan-Oopsies 175
Oopsies 175
Sesam-Oopsies 175
Zimtbrötchen 176
Zimt-Oopsies 175

DESSERTS, KUCHEN UND ANDERE LECKEREIEN
Bananenbrot mit Schokolade und Walnüssen 189
»Bounty« mit Kokosraspeln 196
Dessertpizza mit Äpfeln 186
Erdbeer-Cheesecake – gefroren 185
Gesundes »Nutella« 190
Panna cotta mit Mango-Gelee 183
Schokoladenmousse mit Orangengeschmack 180
Schokoladentrüffel mit Lakritz 195
Selbst gemachte Schokoladen mit verschiedenen Füllungen 200
»Snickers« 199
Sündhaft gute Brownies mit Paranüssen 192

GRÜNE SÄFTE UND SMOOTHIES
Der Rote 204
Der Säuerliche 204
Detox-Saft 204
Grüne Energie 204
Grüner Ballaststoff-Greenie 205
Ouzo ohne Schwips 204
Sättigender Morgen-Greenie 206

SACHREGISTER

A

Alkohol 21, 34, 45
Aminosäuren 24, 28, 50
Appetitregulierung 8, 15, 16, 25, 35
Aspartam 20
Aufrechterhaltung des Gewichts 27

B

Bakterien, probiotische 16, 18, 22, 33
Ballaststoffe 22, 33, 44, 45
Grundlebensmittel 18, 41, 42
Beeren 9, 13, 19, 20, 21, 23, 26, 28, 42
Bewegung 31, 51
Bier 20, 21, 27
Blähungen 15, 16
Blutzucker 11, 15, 16, 17, 20, 21, 23, 26, 28, 35, 36, 38, 39, 44, 45, 46
Blutdruck 11, 20, 38, 46
BMI 30, 31
Butter 8, 13, 14, 16, 18, 19, 20, 23, 24, 25, 31, 32, 33, 36, 38, 42, 44, 47, 48, 52

C

Cholesterin 14, 16, 17, 29, 30, 31, 46
Cholesterinsenkende Medikamente 17, 30
Colitis Ulcerosa 15

D

Dahlqvist, Annika 11, 32
Depression 32
Deutsche Gesellschaft für Ernährung 31
Diabetes, Typ 2- 16, 17, 27, 31, 46
Dietary Goals for the United States 30

E

Eenfeldt, Andreas 32, 33, 212
Ei 9, 13, 17, 18, 19, 20 ,21, 23, 24, 37, 38, 42, 47, 52
Eiweiß 9, 14, 19, 22, 23, 24, 26, 28, 38, 41, 45, 46, 50
Einkaufsliste 41
Ekzem 16
Entzündung 16, 20
Ernährungsempfehlungen, amerikanische 30
Ernährungsempfehlungen, deutsche 30, 31
Ernährungsrevolution 13
Erythritol 45

F

Familienleben 37, 52
Fettleibigkeitsepidemie 30
Fett 8, 9, 10, 11, 13, 14, 15, 16, 17, 18, 19, 20, 22, 23, 24, 25, 26, 27, 28, 29, 30, 31, 32, 36, 37, 38, 39, 45, 46, 47, 48, 50, 52, 53
Fettarme Ernährung 29
Fettenergieprozent 30
Fett-Hypothese 29
Fibromyalgie 10, 32
Fisch 9, 13, 18, 19, 20, 23, 24, 31, 38, 42,
Fischöl 19, 36, 49
Fruchtbarkeit 17

G

Gehirn 27, 28, 49
Gemüse, über der Erde wachsendes 50
Gesättigte Fette 14, 23, 24, 30
Gesundheitsbehörde, amerikanische 29
Getreide 9, 13, 16, 17, 20, 22, 23, 24, 26, 27, 28, 30, 31, 33, 35, 36, 37, 38, 45
Gewichtsverlust 9, 15, 16, 27, 49, 50, 53
Gewichtszunahme 27
Glukose 15, 22, 23, 28
Gluten 15, 16, 34, 35, 36, 44, 45
Glutenintoleranz 15, 34

H

Haut 16, 49
HDL 17
Heißhunger auf Süßes 8, 9, 15 ,16, 21, 26, 34, 35, 46, 48
Herzkrankheiten 14, 17, 29, 30, 31
Hunger 8, 9, 10, 11, 13, 15, 22, 25, 26, 27, 28, 34, 35, 36, 47, 48, 49, 50, 53

I

Immunsystem 16, 24, 44
Insulin 15, 17, 21, 26, 27, 28, 46, 50

K

Kaffee 21
Kalorien 8, 10, 45, 49, 50, 53
Ketoazidose 27
Ketonkörper 22, 28
Ketose 22, 27
Keys, Ancel 29
Kohlenhydrate 8, 10, 11, 13, 14, 15, 16, 21, 22, 23, 24, 25, 26, 27, 28, 30, 32, 33, 34, 36, 38, 39, 41, 42, 44, 45, 46, 49, 50, 52

Kohlenhydrate-Treppe 27
Kokosöl 18, 19, 43, 44, 47
Kopfschmerzen 22
Kostdoktorn.se 32
Krebs 17, 38

L

Laktose 20, 23, 50
Larsen, Anne 31
LCHF 8, 10, 11, 13, 14, 15, 16, 17, 18, 19, 22, 23, 24, 25, 26, 31, 32, 33, 34, 36, 37, 38, 39,41, 42, 43, 46, 48, 49, 50, 52
LDL 17
Lebensmittelbehörde, schwedische 32
Light-Produkte 20, 33, 38, 39
Lipid-Hypothese 29

M

Madbanditten.dk 33, 36
Magenprobleme 15, 34
Makronährstoffe 23
Margarine 10, 18, 20, 23, 33, 47, 50
Meeresfrüchte 18, 20 ,42
Metabolisches Syndrom 17, 27
Milchprodukte 10, 13, 30, 31, 34, 38
Milchsäurebakterien 22, 33
Molkereiprodukte 18, 19, 20, 23, 33, 47, 50
Morbus Crohn 15
Müdigkeit 8, 9, 22, 26, 46, 49

N

National Institute of Health (NIH) 29
Natürliches Essen 8, 26, 38
Natürliche Fette 10, 11, 13, 17, 19, 20, 50
Nordic Clinic 34, 36
Nordic Naturals 43, 49
Nüsse 9, 13, 19, 20, 22, 23, 24, 27, 28, 38, 42, 44, 49, 50

O

Obst 14, 20, 21, 22, 23, 26, 28, 31, 38, 40
Öl 9, 10, 13, 18, 19, 20, 24, 32, 36, 44, 47, 49
Omega-3-Fettsäuren 18, 25, 42, 49
Omega-6-Fettsäuren 20, 25, 49

P

Paleo 38
PCO/PCOS 17, 26, 46
Probiotische Bakterien 16, 22, 23

REZEPTREGISTER

R
Ravnskov, Uffe 10,17
Reizdarmsyndrom (RDS) 10, 15, 32

S
Sättigung 9, 13, 14, 15, 18, 23, 26, 36, 38, 47, 48
Schlaf 8, 13, 16, 35, 50
Schokolade 21, 27, 42
Selbstliebe 53
Sisson, Mark 27
Stabiler Blutzucker 16, 36, 38, 46
Stärke 10, 13, 16, 17, 18, 20, 23, 25, 26, 35, 38, 39, 46
Steinzeitdiät 10, 33, 38
Stevia 45
Stimmungsschwankungen 8, 15, 16, 34, 35
Stoffwechsel 44, 49
Stress 17, 25, 35, 50, 51, 52, 53
Sukrin 43, 45
Süßungsmittel 20, 21, 50

T
Tee 21
Training 52

U
Übergangsprobleme 22
Übergewicht 10, 11, 27, 30, 31, 32, 46, 51

V
Vitamine 16, 24, 44
Vollkorn 8,14, 20, 22, 23, 28, 30, 33, 36, 37, 38

W
WHO 30
Wurzelgemüse 18, 20, 27, 38, 48

Z
Zucker 8, 10, 13, 15, 17, 20, 21, 23, 25, 26, 27, 28, 30, 31, 33, 34, 35, 38, 39, 40, 41, 44

A
Aioli 157
Asiatische Füllung für Mittagspfann-kuchen 90
Aubergine alla Parmigiana mit gebacke-nen grünen Bohnen 126
Auberginenrollen mit Walnussfarce 115
Avocadosalat mit Frühstücksspeck und Walnüssen 83

B
Bacon-Cheeseburger, Saftiger- mit Gemüse-Fladenbrot 151
Ballaststoffreicher Zimtpfannkuchen mit Kokos und Granatapfel 69
Ballaststoffreiche Karottenbrötchen 176
Bananenbrot mit Schokolade und Walnüssen 189
Béchamelsauce 140
Beerenmousse 73
Beilagen
  Blumenkohlreis 110
  Blumenkohlrösti 106
  Erbsenpüree 152
  Gebackene grüne Bohnen 126
  Gebackenes Gemüse 133
  Gebratenes Gemüse 93
  Gebratenes Thai-Gemüse 129
  Selbst eingelegte Zwiebeln 146
  Taboulé 120
  Tomatensalsa mit frischem Korian-der 160
  Tomatensalsa mit Tabasco 59
Blumenkohlmus, cremiges 102
Blumenkohlpizza 149
Blumenkohlreis 110
Blumenkohlreis-Salat mit Pinienkernen, Radieschen und Kräutern 122
Blumenkohlreis-Risotto mit Frühstücks-speck und Pilzen 143
Blumenkohlreis, Thai- gebratener 145
Blumenkohlrösti 106
Blumenkohltortilla 125
»Bounty« mit Kokosraspel 196
  Brötchen, Ballaststoffreiche Karot-ten- 176
  Brötchen, Zimt- 176
Brownies, Sündhaft gute mit Paranüs-sen 192
Brunch-Pfannkuchen, Eiweißreiche- mit Beerenmousse 73

C
Carbonara, Low 136
Cheeseburger, Saftiger Bacon- mit Gemüse-Fladenbrot 151
Cheesecake, Erdbeer- 185
Chicken 'n' Chips mit gebackenem Wur-zelgemüse und Erbsenpüree 152
Chili-Mayonnaise 157
Creme, Kräuter- 157
Cremiges Blumenkohlmus 102
Cremige Erdnusssauce 119
Curry, Indisches- mit Toppings und Naan-Brot 135
Currysauce 110

D
Der Rote Saft 204
Der Säuerliche Saft 204
Dessertpizza mit Äpfeln 186
Detox-Saft 204
Dressing, Thousand Island- 78
Dressing, Kräuter- 108

E
Eier
  Eier en Cocotte mit Frühstücksspeck und Parmesan 64
  Eiermilch, Kaffee mit 56
  Eiersalat mit Avocado, Curry und Kres-se 76
  Himbeeromelett mit Kokos 60
  Kaffee mit Eiermilch 56
  Omelett mit Tomate und Basilikum 56
  Sättigender Smoothie 63
  Spiegelei mit Käse und Tomatensal-sa 59
  Teufelseier mit Thunfischfüllung 63
Eiweißreiche Brunch-Pfannkuchen mit Beerenmousse 73
Erbsenpüree 152
Erdbeer-Cheesecake – gefroren 185
Erdnussdip, Pikanter 159
Erdnusssauce, Cremiger 119
Estragon-Mayonnaise 157

F
Farce, Walnuss- 83
Fisch und Meeresfrüchte
  Fisch, Sonnenblumen- mit Sommersa-lat und Kräuterdressing 108

Fischfilet mit Blumenkohlrösti und roh gebratener Rote Bete 106

Fischfrikadellen, Thai- mit Gurkensalat und scharfem Dip 112

Gebackener Lachs mit Zucchininudeln und Petersilienpesto 101

In Limettensaft marinierter Lachs mit roter Zwiebel und Kapern 84

Lachs mit Feta-Haube und griechischem Salat 105

Lachsröllchen mit Frischkäse und Kräutern 67

Lachssalat mit Meerrettich und Rohkost 81

Retro-Krabbencocktail mit selbst gemachtem Thousand Island-Dressing 78

Schellfisch in Curry mit Blumenkohlreis 110

Schollenpäckchen mit Rahmspinat und cremigem Blumenkohlmus 102

Sonnenblumenfisch mit Sommersalat und Kräuterdressing 108

Thai-Fischfrikadellen mit Gurkensalat und scharfem Dip 112

Fladenbrot, Gemüse- 168

Fleisch

Asiatische Füllung für Mittagspfannkuchen 90

Avocadosalat mit Frühstücksspeck und Walnüssen 83

Blumenkohlpizza 149

Fleischbällchen, Italienische – in Tomatensauce mit Rosmarin 130

Hackfleischsauce 140

Hotdogs mit selbst eingelegten Zwiebeln und Gurkensalat 146

Gebratener Thai-Blumenkohlreis mit Schweinefleisch 145

Griechische Frikadellen und gebackenes Gemüse mit Feta-Topping 133

Indisches Currygericht mit Toppings und Naan-Brot 135

Italienische Fleischbällchen in Tomatensauce mit Rosmarin 130

Low Carb-Lasagne 140

Low Carbonara 136

Mexikanische Taco-Tarte mit Tomatensalsa und Guacamole 139

Rindfleischspieß mit gebratenem Thai-Gemüse 145

Saftiger Bacon-Cheeseburger mit Gemüse-Fladenbrot 151

Focaccia-Brot mit Oliven 166

Focaccia-Brot mit sonnengetrockneten Tomaten 166

Frikadellen, Griechische- und gebackenes Gemüse mit Feta-Topping 133

G

Gebackene grüne Bohnen 126

Gebackener Lachs mit Zucchininudeln und Petersilienpesto 101

Gebackenes Wurzelgemüse 152

Gebratener Thai-Reis mit Schweinefleisch 145

Geflügel

Chicken 'n' Chips mit gebackenem Wurzelgemüse und Erbsenpüree 152

Geflügelsalat mit Frühstücksspeck 88

Hähnchen in cremiger Erdnusssauce 119

Hähnchen in Tomatensauce mit Mascarpone 116

Hähnchen-Kebab mit Taboulé 120

Knoblauchhähnchen mit Blumenkohlreis-Salat mit Pinienkernen, Radieschen und Kräutern 122

Mexikanische Quesadilla mit würzigem Hähnchen 125

Geflügelsalat mit Frühstücksspeck und Estragon 88

Gegrillter Halloumi mit gebratenem Gemüse 93

Gemüse-Fladenbrot 168

Gemüse, gebratenes 93

Gemüse, im Ofen gebackenes 133

Gemüse, Thai- gebratenes 129

Gesundes »Nutella« 190

Greenie, Grüner Ballaststoff- 205

Greenie, Sättigender Morgen- 205

Griechische Frikadellen und gebackenes Gemüse mit Feta-Topping 133

Griechischer Joghurt mit Beeren und Nussmüsli 69

Griechischer Salat 105

Grüne Energie 204

Grüner Ballaststoff-Greenie 205

Guacamole 160

Gurkensalat 112, 146

H

Hackfleischsauce 140

Hähnchen in cremiger Erdnusssauce 119

Hähnchen in Tomatensauce mit Mascarpone 116

Hähnchen-Kebab mit Taboulé 120

Hähnchen, Knoblauch- mit Blumenkohlreis-Salat mit Pinienkernen, Radieschen und Kräutern 122

Hähnchen, Würzig 125

Halloumi, Gegrillter- mit gebratenem Gemüse 93

Himbeeromelett mit Kokos 60

Hotdogs mit selbst eingelegten Zwiebeln und Gurkensalat 146

Hummus, Schnelles 162

I

Indisches Curry mit Toppings und Naan-Brot 135

In Limettensaft marinierter Lachs mit roter Zwiebel und Kapern 84

Italienische Fleischbällchen in Tomatensauce mit Rosmarin 130

J

Joghurt, Griechischer- mit Beeren und Nussmüsli 69

K

Käsepfannkuchen 169

Käse-Tarte mit Tammam-Salat 87

Kaffee mit Eiermilch 56

Karottenbrötchen, Ballaststoffreiche 176

Kebab, Hähnchen- mit Taboulé 120

Ketchup 163

Knäckebrot mit ganzen Körnern 173

Knoblauchhähnchen mit Blumenkohlreis-Salat mit Pinienkernen, Radieschen und Kräutern 122

Körnerbrot - Wannabe Roggenbrot 170

Krabbencocktail, Retro-mit selbst gemachtem Thousand Island-Dressing 78

Kräutercreme 157

Kräuterdressing 108

L

Lachs, Gebackener mit Zucchininudeln und Petersilienpesto 101

Lachs, In Limettensaft marinierter- mit roter Zwiebel und Kapern 84

Lachs mit Feta-Haube und griechischem Salat 105

Lachsröllchen mit Frischkäse und Kräutern 67

Lachssalat mit Meerrettich und Rohkost 81

Lasagne, Low Carb- 140

Lasagneplatten 140

Low Carb-Lasagne 140

Low Carbonara 136

M

Mango-Gelee 183

Mayonnaise, Chili- 157

Mayonnaise, Estragon- 157

Mayonnaise, Selbst gemachte 156

Mexikanische Quesadilla mit würzigem Hähnchen 125

Mexikanische Taco-Tarte mit Tomatensalsa und Guacamole 139

Minipizzen mit Käseboden 94

Mittagspfannkuchen mit asiatischer Füllung 90

Mousse, Beeren- 73
Mousse, Schokoladen- mit Orangenge-
    schmack 180
Müsli, Nuss- 69

N
Nudeln 140
»Nutella«, Gesundes 190
Nussmüsli 69

O
Omelett, Himbeer- mit Kokos 60
Omelett mit Tomate und Basilikum 56
Oopsies Himbeere 175
Oopsies Naan 175
Oopsies Natur 175
Oopsies Sesam 175
Oopsies Zimt 175
Ouzo ohne Schwips 204

P
Panna cotta mit Mango-Gelee 183
Pfannkuchen, Ballaststoffreicher Zimt-
    mit Kokos und Granatapfel 69
Pfannkuchen, Eiweißreiche Brunch- mit
    Beerenmousse 73
Pfannkuchen, Käse- 169
Pfannkuchen, Mittags- mit asiatischer
    Füllung 90
Petersilienpesto 158
Pesto, Petersilien- 158
Pikanter Erdnussdip 159
Pizza, Blumenkohl- 149
Pizza, Dessert- mit Äpfeln 186
Pizzen, Mini- mit Käseboden 94

Q
Quesadilla, mexikanische mit würzigem
    Hähnchen 125

R
Rahmspinat 102
Raita 159
Remoulade, Schnelle 158
Retro-Krabbencocktail mit selbst ge-
    machtem Thousand Island-Dres-
    sing 78
Rindfleischspieß mit gebratenem Thai-
    Gemüse 129
Rohkost 81
Roh gebratene Rote Bete 106
Rote Bete, roh gebraten 106

S
Saftiger Bacon-Cheeseburger mit Ge-
    müse-Fladenbrot 151
Salat
    Avocado- mit Frühstücksspeck und
        Walnüssen 83
    Blumenkohlreis- 122
    Eier- mit Avocado, Curry und
        Kresse 76
    Geflügel- mit Frühstücksspeck und
        Estragon 88
    Griechischer - 105
    Gurken- 112, 146
    Lachs- mit Meerrettich und Rohkost 81
    Sommer- 108
    Tammam- 87
    Tomaten- mit frischem Koriander 160
Sättigender Morgen-Greenie 205
Sättigender Smoothie 63
Salsa, Tomaten- mit frischem Korian-
    der 160
Salsa, Tomaten- mit Tabasco 59
Saucen
    Béchamel- 140
    Cremige Erdnuss- 119
    Curry- 110
    Erdnuss-, cremige 119
    Tomaten- mit Basilikum 126
    Tomaten- mit Butter 163
    Tomaten- mit Mascarpone 116
    Tomaten- mit Rosmarin 130
Scharfe Thaisuppe mit viel Gemüse 98
Scharfer Dip 112
Schellfisch in Curry mit Blumenkohl-
    reis 110
Schnelle Remoulade 158
Schokoladenmousse mit Orangenge-
    schmack 180
Schokoladen, Selbst gemachte mit ver-
    schiedenen Füllungen 200
Schokoladentrüffel mit Lakritz 195
Schollenpäckchen mit Rahmspinat und
    cremigem Blumenkohlmus 102
Shawarma-Chili 162
Selbst eingelegten Zwiebeln 146
Selbst gemachte Mayonnaise 156
Selbst gemachte Schokoladen mit ver-
    schiedenen Füllungen 200
Selbst gemachte Schokoladen mit Goji-
    beeren und Pistazien 200
Selbst gemachte Schokoladen mit Pfef-
    ferminz 200
Selbst gemachte Schokoladen mit Pe-
    kannüssen und Meersalz 200
Smoothie, Sättigender 63
»Snickers« 199
Sonnenblumenfisch mit Sommersalat
    und Kräuterdressing 108
Sommersalat 108

Spiegelei mit Käse und Tomatensalsa 59
Sündhaft gute Brownies mit
    Paranüssen 192
Suppe, Scharfe Thai- mit viel Gemüse 98

T
Taboulé 120
Taco-Füllung 139
Taco-Tarte, Mexikanische - mit Toma-
    tensalsa und Guacamole 139
Tammam-Salat 87
Tarte, Mexikanische Taco- mit Tomaten-
    salsa und Guacamole 139
Tarte, Käse- mit Tammam-Salat 87
Teufelseier mit Thunfischfüllung 63
Thai-Fischfrikadellen mit Gurkensalat
    und scharfem Dip 112
Thai-Blumenkohlreis, gebratener mit
    Schweinefleisch 145
Thai-Gemüse, gebratenes 129
Thaisuppe, Scharfe mit viel Gemüse 98
Thousand Island-Dressing 78
Tomatensalsa mit frischem Koriander
    160
Tomatensalsa mit Tabasco 59
Tomatensauce mit Basilikum 126
Tomatensauce mit Butter 163
Tomatensauce mit Mascarpone 116
Tomatensauce mit Rosmarin 130
Tortilla, Blumenkohl- 125
Trüffel, Schokoladen- mit Lakritz 195
Tsatsiki 158

W
Waffeln mit Zitrone und Mohn 71
Walnussfarce 83
Wraps mit Walnussfarce 83
Würziges Hähnchen 125

Z
Zimthrötchen 176
Zimtpfannkuchen, Ballaststoffreicher-
    mit Kokos und Granatapfel 69
Zucchininudeln 101
Zwiebeln, selbst eingelegte 146

Quellen

Astrup, Arne et al.:
The Relationship between Dietary Fat and Fatty Acid Intake and Body Weight, Diabetes, and the Metabolic Syndrome, Annals of Nutrition & Metabolism, Vol. 55, 2009

Braae, Karen:
Dansk husmoderleksikon, 1949

Burlinggame, B. et al.:
Fats and Fatty Acids in Human Nutrition: Introduction, Annals of Nutrition & Metabolism, Vol. 55, 2009

Daley, Cyntia A. et al.:
A review of fatty acid profiles and anti-oxidant content in grass-fed and grain-fed beef, Nutrition Journal, Vol 9, 2010

Deutsche Gesellschaft für Ernährung (DGE) e. V.
www.dge.de

Eenfeldt, Andreas:
Matrevolutionen – Ät dig frisk mit riktig mat, 2011

Fernholm, Ann:
Et sötare blod – om hälsoeffekterna av et sekel mit socker, 2012

Hjärtinfarkter 1987–2011, Socialstyrelsens Publikation, herausgegeben 2012

Meyer, Carla:
Nutidsmad und husførelse, 1940

Olesen, Anette Harbech:
Fedt for life – din guide til sundt fedt, 2010

Overgaard, Svend Skafte und Suhr's Seminarium:
Fra mangel til overflod – Ernæring und sundhed 1905-2005, 2005

Ravnskov, Uffe:
Hvorfor et højt kolesteroltal er nyttigt, 2010
Kolesterol – myter und realiteter, 2008

Sanders, T.A.B.:
Fat and Fatty Acid Intake and Metabolic Effects in the Human Body, Annals of Nutrition & Metabolism, Vol. 55, 2009

Skeaff, C. M. et al.:
Dietary Fat and Coronary Heart Disease: Summary of Evidence from Prospective Cohort and Randomised Controlled Trials, Annals of Nutrition & Metabolism, Vol. 55, 2009

Taube, Gary:
What if it's all been a big fat lie?, New York Times, 2002, (http://www.nytimes.com/2002/07/07/magazine/what-if-it-s-all-been-a-big-fat-lie.html)

Taubes, Gary:
Good calories, bad calories. Fats, carbs, and the controversial science of diet and health, 2007

Taubes, Gary:
The soft science of dietary fat, Science Magazine, Vol. 291, 2001

Taubes, Gary:
Why we get fat and what to do about it, 2010

Wikholm, Per et al.:
Ideologin, pengarna, kostråden, 2007

Produktmanagement: Franziska Sorgenfrei
Übersetzung aus dem Dänischen: Vera Bahlk
Textredaktion: Christina Wiedemann
Korrektur: Susanne Langer, MA
Satz: imprint, Zusmarshausen
Umschlaggestaltung: Susanne Topitsch, Nebe+Topitsch Design, www.nebe-topitsch.de

Gesamtherstellung Verlagshaus GeraNova Bruckmann GmbH

★ ★ ★ ★ ★

Sind Sie mit diesem Titel zufrieden? Dann würden wir uns über Ihre
Weiterempfehlung freuen. Erzählen Sie es im Freundeskreis, berichten Sie Ihrem
Buchhändler, oder bewerten Sie bei Onlinekauf. Und wenn Sie Kritik, Korrekturen,
Aktualisierungen haben, freuen wir uns über Ihre Nachricht an:
Christian Verlag, Postfach 40 02 09, D-80702 München oder
per E-Mail an lektorat@verlagshaus.de.

Unser komplettes Programm finden Sie unter   www.christian-verlag.de

Die Deutsche Nationalbibliothek verzeichnet diese Publikation in der
Deutschen Nationalbibliografie; detaillierte bibliografische Daten sind im Internet über
http://dnb.d-nb.de abrufbar.

3. Auflage 2016
Copyright © 2014 für die deutschsprachige Ausgabe: Christian Verlag GmbH, München

Die Originalausgabe mit dem Titel *LCHF – Spis dig mæt og glad* wurde erstmals
© 2013 im Verlag JP/Politikens Forlagshus A/S, Kobenhagen, Dänemark veröffentlicht.

Text und Rezepte: Jane Faerber

ISBN 978-3-86244-751-0